感情がつくられるものだとしたら世界はどうなるのか

バレットの構成主義的情動理論をめぐる、さまざまな領域からの考察

植野仙経
［京都大学医学部附属病院精神科神経科］
佐藤 弥
［理化学研究所ガーディアンロボットプロジェクト心理プロセス研究チーム］
鈴木貴之
［東京大学大学院総合文化研究科］
村井俊哉
［京都大学大学院医学研究科精神医学］
編

金芳堂

編者（五十音順）

植野仙経（京都大学医学部附属病院精神科神経科）
佐藤弥（理化学研究所ガーディアンロボットプロジェクト心理プロセス研究チーム）
鈴木貴之（東京大学大学院総合文化研究科）
村井俊哉（京都大学大学院医学研究科精神医学）

著者（五十音順）

浅田稔（大阪国際工科専門職大学／大阪大学先導的学際研究機構共生知能システム研究センター）
伊勢田哲治（京都大学文学研究科）
板倉昭二（立命館大学OIC総合研究機構）
植野仙経（京都大学医学部附属病院精神科神経科）
内田由紀子（京都大学人と社会の未来研究院）
大坪庸介（東京大学大学院人文社会系研究科）
大平英樹（名古屋大学大学院情報学研究科）
太田陽（名古屋大学大学院情報学研究科）
太田紘史（筑波大学人文社会系）
狩野文浩（コンスタンツ大学・集団行動先端研究センター）
国里愛彦（専修大学人間科学部）
熊谷誠慈（京都大学人と社会の未来研究院）
佐藤広大（筑波大学人文社会系）
佐藤弥（理化学研究所ガーディアンロボットプロジェクト心理プロセス研究チーム）
塩飽千丁（マランジェニー）
鈴木貴之（東京大学大学院総合文化研究科）
高田明（京都大学アジア・アフリカ地域研究研究科）
戸田山和久（独立行政法人大学改革支援・学位授与機構）
中山真孝（京都大学人と社会の未来研究院）
難波修史（広島大学大学院人間社会科学研究科）
松村良祐（藤女子大学文学部）
村松太郎（慶應義塾大学医学部精神・神経科）
吉田徹（同志社大学政策学部）

はじめに

本書のねらいは、感情（情動）に関する見方および実践について近年の認知科学・神経科学の知見を踏まえて考えるための着眼点や基本的な知識を、心理臨床や精神科臨床などの実践に関わる人々や、近年の科学的な心理学・神経科学の展開に関心をもつ読者に伝えることです。

私たち人間の心のあり方に関する見解には、人間の心である以上、そこには人類（ヒト）に普遍的な性質なり構造なりが備わっているという見方と、心が周囲の人々など環境との関わりのなかで展開してゆくものである以上、そこには個人や地域共同体に独特の性質なり構造なりがあるという見方があります。感情ないし情動のあり方に関していえば、個別的・環境的な要因、たとえばその地域独特の文化や風土といったものが影響を及ぼすという考えがあり、それはときに「細やかな四季の移ろいのない土地に育った西洋人に「もののあはれ」はわからない」などと、お互いの文化ないし民族の違いを際立たせるロジックとして、用いられてきました。しかしそれは、ある程度分化した複雑な感情にあてはまることであって、喜怒哀楽といった基本的な感情は文化や風土の違いを超えて人類一般に普遍的に備わるものであり、ヒトなど高等なサルないし哺乳類の「脳」にデフォルトとして生得的にインストールされたものである、という見方が一般的であるように思います。

たとえば、日本からアメリカ合衆国に渡ったコメディアンや野球選手の活躍に対する現地の人々の笑いや熱狂、あるいはオリンピックの舞台で表彰台を逃した海外の選手の悔し涙を、情動の表出として私たちは自然に理解します。基本的な感情のあり方と仕組みは文化や時代、さらにはもしかするとその一部は生物種の違いを超えて共通したものであり、21世紀の日本に生きる私たちの悲しみと古代ギリシアに生きた人々の悲しみ、さらに荒野を駆けるオオカミの抱く悲しみは、等しく「悲しみ」であり同様の身体（神経）的基盤によって成立する。およそ、このような前提のもとで私たちは生活しているといえるでしょう。

このような前提は、精神医学や臨床心理学の実践にもうかがわれます。たとえば臨床家は、過度の抑うつ（悲しみ）や不安（恐怖）がみられる患者さんに対して、DSMやICDなどの国際的な基準に基づいて「うつ病」や「不安症」といった診断を下し、治療においてはモデル動物によって効果を確かめながら開発された抗うつ薬や抗不安薬を用いるという実践を、とりたてて疑問を抱くことなく（あるいは漠然と疑念を抱いても立ち止まることなく）行っています。

感情（情動）に対するこのような私たちの暗黙の了解を学術的に裏付けるのが、情動には喜怒哀楽のような基本的かつ普遍的なカテゴリーがあるという見解です。基本的な情動は生物の脳にあらかじめインストールされており、ヒトはそうした情動を理性ないし認知の働きによって適切に制御しながら生きているというのです。感情（情動）についてのこの理論は、多くの実証研究によって支持されることによって、長い間、感情（情動）の理論の主流を占めてきました。

ところが、このような古典的情動理論に対して、最近、心理学者のリサ・フェルドマン・バレットは、それが情動についての本質主義であるとして非難し、古典的理論に代わりうる理論として「構成主義的情動理論」という見解を提唱しています（バレット『情動はこうしてつくられる』（Barret

2017=2019))。

バレットの見解は次のようなものです。(1) 怒りや嫌悪といった基本的とされる情動のカテゴリーには本質は必ずしも存在しない。すなわち、古典的理論に従えば同じ情動カテゴリーに分類されることになるその都度の情動表出に共通する性質や、その共通の土台となる神経基盤は必ずしも存在しない。(2) 人が経験・知覚する情動は、その情動概念が有意味かつ有用である特定の社会的文脈において、人が生きるなかで人の脳に組み込まれたものである。喜怒哀楽のような基本的な情動概念であってもその例外ではない。すなわち、基本情動を含む個別の情動は遺伝子(ひいてはヒトに共通する生物学的要因)によって確定されたものではない。(3) 人は(脳は)外部からのあるいは内部からの様々な感覚入力に、脳に組み込まれた諸概念を用いることで、情動を構成(構築)し、情動として知覚・体験する。

こうしたバレットの見解は書籍発売後、TEDなどにも取り上げられ、その著『情動はこうしてつくられる』は英語圏で14万部売り上げ、13カ国で発売されるなど異例の売れ行きを見せました。バレットの構成主義的情動理論は世界的に関心を集めたといえるでしょう。それはおそらく、生得的かつ普遍的な情動の基本的カテゴリーという見方への批判がもつインパクトに加え、情動に関する近年の心理学や脳科学(認知神経科学)の展開を踏まえている、ということによるでしょう。しかし、バレットの著作や見解は、精神医学や臨床心理の臨床実践に携わる人々において、必ずしも知られてはいません。基本的な感情ないし情動として怒り、嫌悪、恐怖、喜び、悲しみ、驚きの6つがカウントされるという、バレットが批判の対象としている学説そのものが、精神科医にとっては基本見解として共有されたものではありません。その一方で、心は社会や文化の影響を受けながら形づくられてゆく(いわば「社会的に構成されてゆく」)といった見解は、手垢がついたと言いたくなるほど馴染みのあるものです。編者の一人(植野)はバレットの著作を一読したときに、どこが新しいのかがわからず、したがって、どうして世界的に関心を集めるのかの理由もわからず困惑しました。バレットの構成主義的情動理論や、その背景にある情動に関する近年の認知神経科学の知見は、情動に関する私たちの基本的見解について再考をうながし、さらには感情ないし情動をめぐる精神医学や臨床心理学の実践にも影響をあたえうるものです。それだけに、バレットのような専門的研究者と、一般の臨床家との知識や問題意識の乖離は残念なことです。

構成主義的情動理論や『情動はこうしてつくられる』などで展開された見解は、バレットのオリジナルなもので、近年の情動に関する認知神経科学の知見に基づいています。しかし、そこで扱われている論点にはそれぞれ長い議論の歴史があります。たとえば情動は生物学的に規定されるのか、それとも社会・文化的要因によって規定されるのかという問題、情動と理性との関係をどのように捉えるかという問題——欲求や情動を理性でコントロールするところに人間性を見出すという見解や、道徳的な価値づけのように人間の認知には情動に導かれる面もあるという見解——です。情動をめぐるこれらの古典的な論争について改めて考えるために、バレットの著作はうってつけの素材です。さらにその際、近年の情動に関する認知神経科学の展開について知識をアップデートする効果も期待できます。そのようなわけで、編者らは本書「感情がつくられるものだとしたら世界はどうなるのか」を企画しました。

本書では、主な読者層として、次の2つを想定しています。

(1) 専門家（プロ）：精神科医や心理士、看護師といった「こころ」の臨床実践に関わる専門家、そしてまた、感情（情動）に関する心理学・認知科学的な研究に携わっている専門家など、「感情」について取り組む専門家など。感情を扱うトレーニングや実践を積み重ねた専門家、あるいは感情について系統だった知識と実験的な取り扱いを学んだ専門家の方々に手に取っていただき、それぞれの専門的な実践の前提となっている見解や知見を再考するための基本的な知識を提供する。

(2) 認知・神経科学の愛好家（アマチュア）：認知科学・神経科学系のサイエンス・ノンフィクションを愛好する方々。こうした方々に向けて、バレットの構成主義的情動理論やそれが批判のターゲットとしている古典的な情動理論、また情動に関する科学および哲学的な知見と議論の文脈について信頼性のある情報を提供する。

本書は大きく分けて、第1部「感情概念は変貌する　その科学と哲学」とそれに対する応答である第2部以降で構成されます。本書の前半である第1部では、構成主義的情動理論などの見解とその意義を理解するための基礎的な概念枠組み（感情と理性、社会的構成）や、心理学・神経科学的な知見・議論（基本的情動、いわゆる「三位一体脳」とそれに対する批判など）を、専門家に解説していただきます。本書の後半「応答編」では、バレットの構成主義的情動理論や、そこで参照されている感情（情動）の認知科学・神経科学の知見を手がかりに、「感情がつくられるものだとしたら世界はどうなるのか」という問いについて、感情・情動が関わる学問や実践領域の専門家に論じていただきます。

仮に、喜怒哀楽といった感情（情動）が、ヒトにとって生得的かつ普遍的なものではなく、文化や社会の影響のもとで構成されるものであると認めたならば、感情に関わる私たちの実践はどうなるのか、というのが本書の主題です。バレット自身、情動・感情に関する臨床的介入として情動概念を細やかにすることを推奨するなど、自らの理論の応用として臨床ないし実践上のレシピを提供しており、興味深いところです。また情動とそれをめぐる実践という主題は、倫理や司法の実践、心の哲学、感情の社会学、動物心理学といった分野にも関わる広い射程を備えており、それぞれが重要なものです。

「感情は社会の中でつくられる」ということを受け入れるとしたら、世界や社会に対する私たちの見方は変わるのだろうか。あるいは変わらないのだろうか。もし変わるとしたら、どのように変わるだろうか。そして、その変化によって、世界や社会に対する私たちの関与（コミットメント）はどのように変わるだろうか。このような問いについて考えるためのいくつかの着眼点、ならびに基本となるリテラシーを提供する。これが本書の目的です。

2025年2月

編者を代表して　植野 仙経

感情がつくられる
ものだとしたら

世界はどうなるのか

目次

第1部

感情概念は変貌する
その科学と哲学

第1部では、主に哲学と心理学の観点から、バレットの感情理論の意義を検討する。

まず第1章では、感情の哲学の観点から、バレットの構成主義的感情理論の意義が検討される。感情の哲学の中核をなす問題は、感情の本質とは何か、意思決定において感情はどのような役割を果たすか、感情と道徳はどのような関係にあるかという三つの問いである。バレットの感情理論は、コアアフェクトと概念化された感情の区別を導入することによって、これらの問いを論じるための枠組みそのものに再考を迫るものである。

第2章では、心理学の観点から、バレットの構成主義的感情理論と、バレットが批判の対象とする基本感情理論が比較検討される。特定の感情と特定の反応の一対一対応を想定する素朴な基本感情理論に対しては、バレットの批判は深刻なものとなる。しかし、基本感情理論の基本的な主張はこの一対一対応の想定にはないと考えられるため、基本感情理論をバレットの批判に耐えうるものに修正することは十分に可能である。

第3章では、心理学および認知神経科学の観点から、バレットの感情理論が、理性と感情を対置する従来の心理学理論や認知科学理論に対する代替案となりうるかどうかが検討される。バレットの感情理論は、バレット自身が近年展開している予測的処理の理論と結びつくことによって、脳と心に関するより包括的な理論となりうる。その理論は、過度の単純化を回避したものとなると同時に、心理臨床における応用可能性を有するものでもある。

第4章では、科学哲学の観点から、感情は自然種かという問題が検討される。バレットは、怒りや恐怖といった日常的な感情カテゴリーは自然種ではないが、コアアフェクトは自然種であると主張する。後者に関しては、バレットとスカランティーノの間に論争があるが、その背景には自然種を同定するための戦略の違いがある。しかし、自然種に対応する概念だけが科学において有用な概念ではないため、自然種をめぐる論争の重要性自体についても、再考が必要かもしれない。

以上の議論からわかることは、バレットの感情理論が、さまざまな分野のさまざまな文脈において議論を喚起する力をもつ、刺激と魅力に満ちた理論だということである。

感情の哲学から見たバレットの感情理論

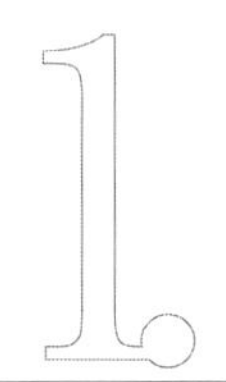

SUZUKI Takayuki

鈴木貴之

感情は、われわれの心を構成する重要な要素である。それゆえ、古代ギリシア時代より、哲学者は感情に大きな関心を抱いてきた。現在でも、感情の哲学は、心の哲学あるいは心理学の哲学の主要な主題の一つである。本章では、哲学者は感情についてどのようなことを論じてきたのかを概観し、リサ・フェルドマン・バレットの感情理論は感情の哲学にとってどのような意義をもつのかということを考察しよう。

I 感情の哲学：歴史と現状

1 西洋哲学における感情

通俗的なイメージによれば、西洋哲学は、人間の本質は理性にあり、感情は副次的なもの、あるいは理性の働きを妨げるものだと考えてきたとされがちである。このような通俗的なイメージには、いくつかの源泉があると考えられる。このようなイメージの主要な源泉の一つは、プラトンの哲学だろう。プラトンは、人間の魂は理性、感情（気概）、欲望という三つの要素からなるが、三者の関係は対等ではなく、よい生を実現するためには、理性が他の二つの要素を制御することが不可欠だと考えた。よく知られているように、プラトンは、『パイドロス』において二頭立て馬車の比喩を用いて三者の関係を論じている。

ローマ時代のストア派は、感情に関してより強く否定的な見解を有していた。彼らは、感情は物事の善悪に対する誤った判断をもたらすため、幸福な生を実現するためには感情を排除する必要があると考えていた。近代の哲学者スピノザにも、感情の制御が幸福につながるという、ストア派と類似した考えが見受けられる。もっとも、スピノザは、人間が感情を制御することは不可能であるとも考えていた。

カントの倫理学もまた、理性を重視するものだった。カントによれば、感情は人間の心に特有の働きかもしれないため、普遍的な道徳の基盤としては不適切である。彼によれば、すべての道徳的行為主体が共有する理性こそが道徳の基盤なのである。また、カントによれば、感情に従って行為することは、他人からの強制によって行為することなどと同様に、他律的であり、道徳的に望ましい自律的なあり方ではない。

理性と感情を対置し、前者を肯定的に、後者を否定的に評価するという通俗的なイメージは、これらの哲学者の著作に由来すると考えられる。しかし、すべての哲学者が、感情に関するこのような見方を共有していたわけではない。

アリストテレスは、『弁論術』などの著作において感情について論じている。彼によれば、感情には評価、感じ、動機、生理学的反応という四つの側面がある。次節で見るように、感情はいくつかの構成要素からなるというアリストテレスの見方は、現在の哲学者にも受け継がれている。また、アリストテレスは、教育によって感情的な評価を適切なものにすることができると考えた。このような考えは、彼の徳論の基礎となっている。アリストテレスを源流とする現代の徳倫理学では、徳は、ある状況に対して適切な感情を抱くことを通じて、適切な行為をする能力として理解されている。

デカルトは、感情は、誤りをもたらすこともあるが、人間が現実世界で生きていく上で有用な能力だと考えていた。デカルトによれば、さまざまな感情は固有の働きをもつ。知覚と同様、感情は、一定の条件の下では正しく機能するが、例外的な条件の下では正しく機能しない。このような見方は、現代の進化心理学の先駆とも言えるものである。

倫理学においても感情には重要な役割が与えられることがあった。たとえばヒュームは、感情（情念）なしには行為は成立しないと考えた。『人間本性論』における「理性は情念の奴隷」であるという言葉（第2巻第3章第3節、ヒューム 2011 : 163[1]）は、感情を重視する彼の立場を端的に表すものとして知られている。また、ヒュームは、道徳的善悪の源泉は感情だと考える、道徳的感情主義（moral sentimentalism）の代表的な支持者でもある。ヒュームによれば、感情はそれ自体が道徳的価値をもつものであり、さまざまな物事（やその考え）は、それが引き起こす感情によって道徳的価値を与えられるのである。

このように、西洋哲学の歴史においては、実際には、多くの哲学者が感情に一定の肯定的な意義を認めてきたのである。

2 現代の感情の哲学

現代の哲学、とくに分析哲学においては、感情は心の哲学あるいは心理学の哲学の重要な主題の一つとなっている。そこで具体的に論じられているのは、おもにつぎのような問いである。

第一の問いは、感情の本質とは何かというものである。ここで問題となっているのは、一つには、感情と、知覚、感覚、思考といった他の心的状態を区別するものは、感情のどのような特徴かということであり、もう一つには、怒り、恐怖、悲しみといった感情を相互に区別するのは、それぞれのどのような特徴かということである。感情一般の本質や、怒りや恐怖といった特定の種類の感情の本質を明らかにすることによって、これらの問いに対して答えを与えることが、ここでの目標である。

第二の問いは、感情は人間の心においてどのような役割を果たしているのかというものである。ここで問題となっているのは、より具体的には、感情は人間の意思決定に不可欠なものか、感情は意思決定の合理性を高めるものか、あるいは低めるものかといったことである。

第三の問いは、感情と道徳はどのような関係にあるかというものである。ここで問題となっているのは、道徳の基盤は理性と感情のいずれであるか、ある場面でわれわれが道徳判断を下す際に、感情はどのような役割を果たしているのかといったことである。

以下では、それぞれの問題に関してどのような議論がなされているかを概観しよう。

(1)……………感情の本質

第一の問いに対しては、おもに三つの理論が提案されてきた。

第一の理論は、感情の本質はその感情が生じるときに経験される感じ(feeling)にあると考える立場である。ここではこれを、感じ理論(feeling theory)と呼ぶことにしよう。この理論によれば、恐怖の本質は、身のすくみや心拍数の上昇といった身体的な変化の結果として感じられる独特の身体的な感じだということになる。

感じ理論の代表的な支持者は、ウィリアム・ジェームズである。われわれは、まず何らかの知覚や思考が生じ、その結果として感情が生じ、さらに感情によってさまざまな身体的変化が引き起こされると考えている。しかし、ジェームズによればこれは誤りで、実際には、知覚や思考が生じると、その結果として身体的変化が生じる。そしてそれが感じられたものが感情にほかならない。有名な言葉にあるように、ジェームズによれば、「身体的変化は事実の知覚からの直接の帰結である。そして、その生じた変化の感じこそが感情なのである」(James 1884: 189-190[2])。

怒りや恐怖といった感情は、それぞれ独特の感じをともなって経験される。感じ理論はこのことを捉えている。しかし、感じ理論にはいくつかの問題がある。第一に、身体的変化の感じによっては、感情と他の心的状態や、ある感情と他の感情をうまく区別できないように思われる[1]。第二に、感じ理論によっては、感情は多くの場合特定の対象に対するものであることや、感情が特定の行為を動機づける力をもつことが説明できない。

第二の理論は、感情の本質は主体が置かれた状況（やそこに含まれる事物）の価値を表すことにあるというものである。この立場によれば、恐怖の本質は、自分が置かれた状況が自分に脅威をもたらすものであることを表すことにある。ここでは、このような理論を評価理論（evaluation theory）と呼ぶことにしよう。

評価理論によれば、感情が何らかの対象をもつことや、感情の適切さを論じることができることがうまく説明できる。たとえば、毒のない小さなクモには危険がないため、そのクモに対する恐怖は不適切な感情だということになる。また、評価は行為と密接な関係にあると考えられるので、感情が行為を動機づける力をもつということも、評価説によって説明できるように思われる。

評価をどのような心的状態と考えるかに応じて、評価説にはいくつかのバリエーションがある。一つの立場は、評価を一種の思考（判断）と考える立場である。しかし、このような立場では、たんなる思考と感情をどう区別できるかが問題となる。また、われわれは、あるクモが無害だとわかっていながら、なおも恐怖をいだくことがある。しかし、この立場では、なぜこのようなことが生じるのかを説明できない。二つの思考が矛盾しているときには、われわれはどちらかを修正して矛盾を解消するからである。これらの理由から、評価を知覚の一種と考える立場もある。しかし、われわれは感情のための感覚器官をもつわけではないため、感情を文字通りの知覚と考えることはできないように思われる。他方で、感情が文字通りの知覚ではないとすれば、どのような点で知覚と類似した心的状態であるの

1　古典的な心理学研究（Schachter and Singer 1962[3]）によれば、同一の身体的変化は異なる感情として認識されうる。たとえば、アドレナリンによって引き起こされた身体的興奮は、ある状況では怒りとして、別の状況では楽しさとして認識される。

かをさらに明確化する必要がある[2]。

第三の理論は、感情の本質は、状況に対して適切な行動を動機づけることにあるというものである。この考え方によれば、恐怖の本質は、自分に脅威をもたらす状況から逃れるための逃避行動や隠遁行動を動機づけることにあるということになる。このような考え方を動機理論（motivation theory）と呼ぶことにしよう。

動機理論によれば、感情は、特定の行為（たとえば逃避行動）を促す仕方で主体の認知メカニズムのあり方が調整された状態、すなわち行為準備状態（action readiness）にほかならない。この理論は、さまざまな感情はそれぞれ異なる行為を動機づけるということを説明する。また、動機理論は、心に関する進化論的な見方とも親和性が高い。行為準備状態を生じさせるメカニズムは、さまざまな状況に対して適応的な行動を生み出すための進化の産物だと考えられるからである[3]。

しかし、動機理論にも問題がある。第一に、悲しみや後悔のような感情は、特定の行為を動機づけるものではないように思われる。第二に、感情が行為を動機づけるのは、何らかの評価の結果であるように思われる。そうだとすれば、動機理論は評価理論を前提としていることになる[4]。

恐怖の例を見てもわかるように、典型的な感情は、いずれの理論によっても説明可能である。他方で、いずれの理論にも、反例やうまく説明ができない感情の特徴が存在する。このような理由から、感情の本質をめぐる論争は現在も継続中である[5]。

以上の概観からは、感情理論にとっての根本的な課題も明らかになる。

2　評価理論としてはRoberts（2003）[4]やTappolet（2016）[5]を参照。

3　心理学における基本感情理論は、動機理論の一種と考えることができる。

4　動機理論としては、たとえばScarantino（2014）[6]を参照。

5　さまざまなハイブリッド理論も提案されている。たとえばジェシー・プリンツ（Prinz 2004[7]）は、感情は身体変化の感じであると同時に、それが何らかの事物の評価にもなっているという、感じ理論と評価理論のハイブリッド理論と見なすことのできる理論を提案している。

それは、感情という心的状態には、世界のあり方を表すという記述的側面と、何らかの行動を促すという指令的な側面の両方があるということである。知覚、信念、欲求といった心的状態は、これら二つの側面のうち、いずれか一方だけを有しているように思われる。感情理論は、感情においてはなぜこれら二つの側面が共存するのかということを説明しなければならないのである[6]。

(2)……………意思決定における感情の役割

第二の問いに関して、現代の哲学者のあいだでは、さまざまな経験的知見をふまえ、人間の認知メカニズムにおける感情の役割を肯定的に評価することが一般的となりつつある。そこでしばしば参照されるのは、以下のような知見である。

アントニオ・ダマシオの一連の研究は、感情は意思決定が生じるために不可欠な要因であることを明らかにしている。ダマシオらの研究によれば、脳の腹内側前頭前野を損傷した患者は、自分にとって重要な意味がある状況に置かれたときに、通常であれば生じるはずの感情が生じず、適切な意思決定を行うこともできない。そして、このような患者をさらに調べると、重要な意味のある状況において通常ならば生じる身体的変化も生じなくなっていたことがわかった。このような研究結果から、ダマシオは、感情は、状況の価値を身体状態によって表現する、身体的マーカー(somatic

---

6　ここで、感情はルース・ミリカン(Millikan 2004[8])がオシツオサレツ表象(pushmi-pullyu representations)と呼ぶものだと考えれば、このことは説明できるのではないかと思われるかもしれない。比較的単純な生物の認知システムにおいては、その内部状態は、世界のあり方を表すと同時に、何らかの行動を引き起こすというあり方をしていると考えられる。たとえば、カエルの視覚システムが引き起こす内部状態は、目の前に黒い小さい物体があるということを表すと同時に、それに対して舌を伸ばすという行動を引き起こす。ミリカンは、このような内部状態をオシツオサレツ表象と呼ぶ。しかし、このような考え方を感情にそのまま適用することはできない。ミリカンによれば、認知システムが複雑になると、オシツオサレツ表象は、記述的な表象と指令的な表象に分化するからである。感情は人間のような複雑な認知システムをもつ生物の状態であるため、感情を単純な生物のオシツオサレツ表象と類比的に考えることはできないのである。

marker）であるという説を提案している（Damasio 1994[9]）。

認知科学研究においても、感情が意思決定において重要な役割を果たすことが明らかになっている。認知科学における二重過程理論（cf. Evans 2010[10]）によれば、われわれの認知メカニズムは、無意識的・自動的で動作の速いシステム1と、意識的・熟慮的で動作の遅いシステム2という二つの要素から成り立っている。われわれの意思決定は、これら二つのシステムの出力の相互作用の最終結果なのである。二重過程理論において、感情はシステム1の重要な構成要素だと考えられている。たとえば、認知科学者のポール・スロヴィックら（Slovic et al. 2007[11]）は、さまざまな判断が好悪の感情にもとづいて決定される感情ヒューリスティック（affect heuristic）が、われわれの意思決定において重要な役割を果たしていることを指摘している。

感情は長期的な利益の促進にもつながりうる。経済学者のロバート・フランク（Frank 1988[12]）によれば、感情は、短期的な利益の追求によって長期的な利益を失うことを防ぐことに重要な役割を果たしている。たとえば、われわれが盗みの被害に遭ったときに、怒りに駆られて犯人を捜そうとすることは、短期的には無駄なコストにつながる。しかし、そのような行動をとらない人は、繰り返し盗みの標的となり、長期的には大きな害を被ることになる。怒りは、短期的には不合理な行動を促進することによって、長期的な合理性を実現しているのである[7]。

他方で、古代ギリシア時代から繰り返し指摘されてきたように、感情が最適な意思決定の妨げとなることがあるということも事実である。哲学において古代から感情が注目されてきた一つの理由は、感情が意志の弱さ（ア

7　類似の事例として、理性的な思考においてあることをすべきだという判断を下しながら、感情の影響でそれをできないが、そのことがよい結果をもたらすということもしばしばある。たとえば、マーク・トウェインの小説『ハックルベリー・フィンの冒険』において、ハックは逃亡奴隷のジムと知り合いになる。ハックはジムを警察に引き渡すべきだと考えるが、同情という感情からそれを実行に移さない。ここで、ハックは感情の影響によって結果的に正しい選択をしているように思われる。このような現象は、感情の哲学では逆アクラシア（inverse akrasia）と呼ばれている。

クラシア）を引き起こすということだった。また、怒りにまかせて人を殴ってしまう場合のように、強い感情はしばしば主体の利益を損なう行為を引き起こす。さらに、感情ヒューリスティックにもとづく判断は、しばしば不正確である。たとえば、異なる人種の人々に対する恐怖の感情は、その人々に対する差別や排斥の原因となる。

進化論的な観点からも、感情の有用性には一定の留保が必要である。進化心理学でしばしば問題になるように、ある感情が適応的であった状況と、現代社会でわれわれが直面する状況は、さまざまな点で異なるかもしれないからである[8]。たとえば、自分の資産への侵害に対して激しい怒りを抱き、暴力によって対応することは、現代社会では適応的ではないだろう。

このように、意思決定を考える上で、感情にはプラスとマイナスの両側面があることは確かであるように思われる。意思決定における感情の役割は、正確にはどのようなものだろうか。また、感情は、どのような場合に有益なものとなり、どのような場合に有害なものとなるのだろうか。これらの問題についても、哲学者の論争は続いている。

(3)……………感情と道徳の関係

つぎに、感情の哲学における第三の話題である、感情と道徳の関係について見てみよう。

前節でも見たように、哲学の歴史においては、アリストテレス、ヒューム、アダム・スミスといった人々が、道徳の基礎は感情だと考えてきた。現代の倫理学においても、アリストテレスの考えを受け継ぐ徳倫理学は、カント的な義務論、ベンサムやミルにはじまる功利主義と並ぶ第三の立場となっている。徳倫理学においては、道徳の基本となるのはさまざまな徳である。そして、徳とは、ある状況をしかるべき仕方で把握し、その結果しかるべき感情を抱き、それによってしかるべき行為をするという能力である。義務論や功利主義においては、物事の善悪は道徳の基本原則にもとづいて理性的に判断されるのに対して、徳倫理学においては、有徳な人の

8　これについては、たとえば長谷川ら（2022）[13]の第13章を参照。

感情に媒介された行為が善悪の指針を与えることになる。

近年の実証的な道徳心理学研究においても、道徳判断における感情の重要性が明らかになっている。

認知神経科学者ジョシュア・グリーンによれば、われわれの道徳判断には腹内側前頭前野と背外側前頭前野という二つの部位が関与している。おおまかには、前者は感情的な反応に、後者は論理的な思考に対応しており、両者の相互作用の結果として最終的な道徳判断が生成される。グリーンは、道徳判断に関するこのようなメカニズムを提案した上で、感情的な反応は道徳的問題にとって本質的でない要因に左右されることが多いため、感情的な反応にもとづく道徳判断は必ずしも信頼できるものではないと主張する。彼によれば、感情的な反応を基礎とする義務論は、規範倫理学理論として不適切なのである(Greene 2008[14])。

社会心理学者ジョナサン・ハイトは、グリーンとは異なる道徳判断のモデルを提案している。ハイトによれば、われわれの道徳判断は、いくつかの基本的な感情的反応によって生み出されるものである。われわれは、道徳判断に対してさまざまな理由づけを行う。しかし、ハイトによれば、このような理由づけは、感情的反応にもとづく道徳判断の後づけ的な正当化にすぎない。このようなモデルを前提として、ハイトは、リベラルと保守といった異なる集団は依拠する感情的反応の種類が異なるため、異なる集団間の道徳的な対立に決着をつけることは困難だと主張する(Haidt 2012[15])。

道徳と感情の密接な関係は、病理的な事例の研究によっても明らかになっている。サイコパスを対象とした神経科学研究は、サイコパスには自身の感情や他者の感情知覚に関する問題があり、それらが反社会的な傾向性の原因となっていることを明らかにしている。たとえば、サイコパスはみずからに害が生じる状況においても恐怖の反応を示さず(Birbaumer et al. 2005[16])、また、他者の表情から感情を正しく同定することもできない(Blair et al. 2004[17])。正常な仕方で恐怖が生じないことは罰による学習を困難にし、他者の感情を同定できないことは、他者への危害の認識を困難にしていると考えられる。

このように、現代の倫理学や道徳心理学においては、道徳判断において感情が重要な役割を果たすことが広く認められつつある。他方で、このような知見が、倫理学理論、とくに物事の善悪を判定するための基本原則を考える上でどのような意味をもつかということに関しては、さまざまな評価があり、これについても議論は継続中である。

II

バレットの感情理論

前節では、現代の感情の哲学における議論を概観した。バレットの感情理論は、これらの議論にとってどのような意味をもつだろうか。この問題を検討する前に、本節ではまず、バレットの感情理論そのものを概観し、その内容について検討しよう。

1

バレットの感情理論：概観

まず、バレットの著書『情動はこうしてつくられる』(Barrett 2017=2019[18])に依拠して、彼女の感情理論のおもな主張を確認しておこう。

バレットの感情理論は、否定的な研究成果を出発点としている。彼女のグループが行った一連の研究では、怒りや恐怖といった感情の行動的、生理学的、神経科学的な指標を特定しようとしたが、それらのいずれも発見できなかった。これが意味することは、怒りや恐怖といった感情カテゴリーに固有の(表情も含む)行動、生理的状態、脳活動などは存在しないということである。このような研究成果にもとづいて、バレットは、怒りや恐怖といった感情カテゴリーは自然種(natural kinds)ではないと主張する。すなわち、これらのカテゴリーは、人間の理論枠組みや利害関心とは独立に、人間の心そのもののあり方として客観的に存在するまとまりを捉えたものではないというのである。

このことからは、現在の心理学における有力な感情理論である基本感情理論(basic emotion theory)は誤りだということが帰結する。基本感情理論によれば、怒りや恐怖といった感情は、特定の刺激によって起動され、特定の行動パターンを引き起こす情報処理のユニット、すなわちモジュールである。基本感情理論によれば、さまざまな感情モジュールは進化の産物であり、文化を超えて普遍的に存在する。基本感情理論の支持者は、さまざまな実証研究にもとづいて、感情カテゴリーの普遍性を主張していた。バレットは、それらの実証研究には感情カテゴリーの普遍性の過大評価につながるさまざまな方法論的な問題が存在することを指摘し、また、バレット自身の一連の実証研究からも、感情カテゴリーの普遍性は疑わしいと主張する。

基本感情理論に代わって、バレットは、構成主義的な感情理論を提案する。彼女によれば、あるときにある人が経験する感情(感情インスタンス)は、コアアフェクト、外受容感覚、概念化、実行機能という四つの要素からなる。何らかの刺激に対して身体的な変化が生じ、それがコアアフェクトとして経験される。そして、外受容感覚(知覚)からの情報をふまえて、コアアフェクトの経験に怒りや恐怖といった感情概念が適用される。そしてそれが、主体のその後の行動の調整にさまざまな仕方で利用される。感情は、このような一連の過程から成り立っているというのである。ここで決定的に重要なことは、感情インスタンスは概念化を含むということである。ある身体的変化がどのような感情として経験されるかは、それが他のどのようなコアアフェクトの経験とともにグループ化されるかによって決まる。そして、グループ化のあり方は、どのような感情概念を有しているかによって、文化ごとに変化する。怒りや恐怖といった感情カテゴリーは、自然種ではなく構成物なのである。

バレットによれば、基本感情理論が広く受け入れられてきたのは、われわれが本質主義的な思考をしがちだからである。われわれは、怒りの感情には、何らかの本質、すなわち、すべての怒りインスタンスに共通の生理的状態や脳活動などがあるはずだと考える。これが本質主義的な思考である。しかし、感情に関する本質主義は誤りなのである。

バレットの構成主義の背景には、脳の働きに関するより一般的な見方がある。バレットによれば、脳の基本的な働きは予測にある。脳は世界のモデルを形成し、それを元に未来の世界のあり方を予測する。脳は外界からの刺激を受動的に処理するのではなく、絶えず能動的に予測を行っているのである。バレットによれば、われわれが経験するものは脳が生成する予測である。したがって、われわれの経験もまた構成物なのである。

2
バレットの感情理論：批判的検討

バレットの感情理論は、さまざまな要素を含む錯綜した理論である。ここでは、この理論を構成する要素を整理し、それらがどの程度説得的かを検討しよう。

まず、感情について論じる際には、感情一般、つまり、知覚や感覚などと対比される心的状態としての感情を問題にしているのか、怒りや恐怖といった個別の感情カテゴリーを問題にしているのか、あるいはある人があるときに経験する感情を問題にしているのかを明確にする必要がある。以下では、それぞれを、類(genus)としての感情、感情カテゴリー、感情インスタンスと呼ぶことにしよう。では、バレットはいずれを問題にしているのだろうか。

バレットが感情は自然種ではないと主張するときには、怒りや恐怖といった感情カテゴリーを問題にしていると思われる。バレットのおもな主張は、感情カテゴリーは自然種ではなく構成物だということだと考えるのが自然だろう。

つぎに、自然種概念についても確認すべき点がある。自然種概念をめぐっては、次元の異なる二つの問題が存在する。一つは、そもそも自然種なるものは存在するのかという問題である。ここで問題となるのは、自然種なるものはそもそも存在しない、すべての分類は概念枠組みや利害関心に相対的である、というラディカルな考え方である。もう一つの問題はより限定されたもので、ある特定のカテゴリーは自然種かという問題である。

これら二つの問いを区別したとき、バレットの主張は、自然種なるものは存在しないという強い主張ではなく、怒りや恐怖といった感情カテゴリーは自然種ではないという、より限定された主張だと考えるのが自然だろう。

バレットの感情理論を評価する上では、もう一つ確認すべき点がある。バレットの理論に従えば、感情に関してはすくなくとも三つの要素を区別する必要があると思われる。感情の基盤となる身体状態、身体状態に関する経験、身体状態に関する経験が概念化されたものの三つである。では、バレットが感情やコアアフェクトと呼ぶものは、これらのいずれに相当するのだろうか。

感情は概念化の産物だという考えに従えば、バレットが感情と呼ぶものは、身体状態に関する経験が概念化されたものだと考えるべきだろう。ではコアアフェクトはどうだろうか。バレットがコアアフェクトについて論じる際には、身体状態そのものと身体状態の経験が明確に区別されていないように思われる。しかしここでは、コアアフェクトは身体状態の経験だと考えておくことにしよう。

以上の整理をふまえて、バレットの主張を具体的に検討していこう。

バレットの基本的な主張の一つは、感情は自然種ではないということである。上の整理をふまえれば、これは、概念化された感情の分類はコアアフェクトのあり方を反映したものになっていない、概念化された感情とコアアフェクトのあいだには体系的な対応関係が見られないという主張だと理解できる。コアアフェクトについて論じる際に、バレットは、心理学者ジェームズ・ラッセルの理論に依拠して、さまざまなコアアフェクトは感情価(valence)と覚醒(arousal)という二つの軸によって二次元的に分類できるという見方を示唆している。この分類においては、さまざまなコアアフェクトは連続的に配置され、それらをいくつかの独立したグループに分けることができない。この点で、コアアフェクトのあり方は、概念カテゴリーとは対応していないのである。

したがって、バレットは、概念化された感情はカテゴリカルなあり方、すなわち、事例をいくつかの不連続なグループにまとめることが可能なあり方をしているのに対して、コアアフェクトはディメンジョナルなあり方、すなわち、いくつかの次元に沿って連続的に事例が分布しているあり方をしていると考えているように思われる。バレットによれば、概念化された感情は、ディメンジョナルなあり方をしたコアアフェクトに、概念を適用し、それをカテゴリカルなあり方に変換したものであり、両者のあいだには同型性は見出せないのである[9]。このように考えれば、バレットの立場を(概念化された感情に関する)構成主義と呼ぶことは、それほど不自然ではないだろう[10]。

以上のような整理によって、バレットの理論がどのような理論と対立するのかに関しては、注意深い検討が必要だということがわかる。第一に、バレットによれば、概念化された感情のあり方は、用いられる概念に応じて、言い換えれば文化に応じて異なることになる。しかし、コアアフェクトがディメンジョナルなあり方をしているということは、文化を超えて普遍的に成り立つことだと考えられる。コアアフェクトに自然種を見出すことはできないが、コアアフェクトのあり方には客観的な事の真相は存在するのである。これがバレットの見方だとすれば、コアアフェクトに関するバレットの立場は、構成主義ではなく、ディメンジョナルな実在論だということになる[11]。

第二に、感情カテゴリーに関する議論と類としての感情に関する議論は区別する必要がある。知覚、感覚、感情といった類としての心的状態カテゴリーに関しても、これらは心の実態を正しく捉えた分類ではなく、

9 実際には、話はそれほど単純ではない。コアアフェクトがディメンジョナルなパラメータをもつとしても、何らかの理由から、実際に生物が有するコアアフェクトは、連続的な空間のなかで離散的に分布しているかもしれないからである。また、概念化された感情とコアアフェクトに対応関係がないかどうかに関しても議論の余地がある。ある感情カテゴリーに対応するコアアフェクトに高次の不変項を発見しようという試みは続けられているからである。

10 バレットの理論をこのように解釈するならば、スカランティーノら(Scarantino and de Sousa 2018[19])も指摘しているように、バレットの感情理論は古典的なラベリング理論と類似したもの、あるいはその延長線上にあるものと考えることができるように思われる。

11 一般に、ある現象に関しては、カテゴリカルな実在論、ディメンジョナルな実在論、構成主義的な反実在論という三つの選択肢があり、カテゴリカルな実在論が否定されるとしても、構成主義的な反実在論はただちに帰結しないのである。

自然種ではないと主張することは可能である。実際、一部の哲学者(e.g. Churchland 1981[20])は、いわゆる命題的態度(propositional attitudes)に関して、そのような立場を支持している。しかしバレットは、類としての感情に関する消去主義を支持しているわけではないように思われる。

第三に、バレットの主張するように感情カテゴリーが構成物だとしても、感情カテゴリーが科学的心理学から消えるわけではない。バレットに従えば、コアアフェクトのあり方を適切に記述するためには、素朴心理学的な感情カテゴリーではなく、コアアフェクトのディメンジョナルな構造を正しく反映した概念を用いる必要があるだろう。他方で、コアアフェクトの概念化もまた人間の心的過程なので、そのあり方を科学的に探求することは可能である。怒りや恐怖といった感情の生理学的基盤を発見しようとする営みは誤りだとしても、ディメンジョナルなコアアフェクトをカテゴリカルに解釈する人間の営み自体は、科学的研究の対象となるのである。

バレットは、脳の基本的な働きは予測だということも繰り返し強調している。このような考え方は、近年哲学においても注目されている(e.g. Hohwy 2013[21])。しかし、感情を論じる上では、これは本質的な論点ではないように思われる。このような見方によれば、われわれの経験は脳内にある世界のモデルから生成された予測だということになる[12]。このような意味で経験が構成物だとすれば、コアアフェクト、すなわち身体状態の経験も構成物だということになる。したがって、バレットの主張が、コアアフェクトは構成物ではないが、概念化された感情は構成物だということだとすれば、脳による予測という見方を持ち出すことは、むしろ不都合だと考えられる。このような理由から、以下ではこの論点は無視することにしよう。

---

12 ただし、予測そのものが経験されるのか、予測と感覚入力の誤差が経験されるのかには議論の余地がある。

III

バレットの感情理論：哲学的意義

本節では、前節の検討をふまえて、バレットの感情理論が感情の哲学にとってどのような意義をもつかを検討しよう。

前節の検討をふまえれば、バレットの感情理論における核心的な主張は、以下の三点にまとめることができるだろう。

1. 感情には、身体的基盤のレベル（コアアフェクト）と概念化のレベル（概念化された感情）がある。
2. 身体的基盤のレベルは、ディメンジョナルなあり方をしており、そのあり方は社会や文化の影響を受けない。
3. 概念化のレベルは、社会や文化の影響を受けたカテゴリカルなあり方をしている。

このような考え方が正しいとすれば、感情の哲学における議論にはどのような変化が生じることになるだろうか。

まず、もっとも重要な意義を確認しておこう。感情の哲学における議論は、類としての感情に関しても、怒りや恐怖といった感情カテゴリーに関しても、それが適切なものであることを暗黙の前提としてきた[13]。バレットの議論は、この暗黙の前提を問い直すものである。感情の哲学においては、怒りや恐怖といった感情カテゴリーの実在性を前提とした上で、それらの本質は何かということがしばしば議論される。しかし、バレットによれば、これらの感情カテゴリーは構成物にすぎない。そうだとすれば、そこに（われわれが怒りや恐怖に分類するということ以上の）本質を見出すこと自体が誤りだということになる。

13　すべての哲学者がそうだという訳ではない。たとえばポール・グリフィス（Griffiths 1997[22]）は、バレットとは異なる論拠から、素朴心理学的な感情カテゴリーは心的状態を正しく分類しているものではなく、科学的心理学においては消去されるべきだと主張している。

このような議論からは、バレットの感情理論は感情に関する消去主義の一種であるように思われるかもしれない。しかし、バレットの立場は消去主義とはやや異なるものであるように思われる。バレットは、コアアフェクトと概念化された感情を区別しているからである。すでに見たように、感情カテゴリーはコアアフェクトのあり方を正確に反映したものではない。したがって、コアアフェクトに関する科学的心理学において、素朴心理学的な感情カテゴリーを用いるのは不適切である。他方で、われわれの感情には概念化されたレベルが存在し、それもまた人間の行動にさまざまな仕方で影響を与えているはずである。そして、そのあり方を科学的に記述するためには、素朴心理学的な感情カテゴリーが必要だと考えられるのである。

このように考えると、バレットの感情理論の一般的な教訓は、以下のようなことになるだろう。バレットによれば、感情は身体的基盤とその概念化という二つのレベルからなる。それゆえ、感情に関する哲学的分析は、感情に関する科学的研究と同様に、これら二つのレベルの両方を明確に区別しなければならない。従来の感情の哲学においては、このような感情の多層性は考慮されていなかった。この点で､感情の哲学の理論枠組みには、根本的な修正が必要かもしれないのである[14]。

感情の哲学の具体的な問題に対しては、バレットの感情理論はどのような意義をもつだろうか。

まず、感情の本質をめぐる論争について考えてみよう。バレットの感情理論が正しいとすれば、三つの感情理論のいずれが説得的だということになるだろうか。

バレットの理論が正しいとすれば、感情について語るときには、コアアフェクトの話と、それが概念化されたものの話を区別する必要がある。し

---

14 このような考察によれば、進化心理学的な感情理論も不十分だということになるだろう。進化がコアアフェクトのあり方を規定しているとしても、それがどのように概念化されるかには、社会的な要因が関与しているからである。より一般的に言えば、人間の心を理解する際には、進化的・生物学的なレベルと社会的なレベルの両者を考慮しなければならないのである。

かし、従来の哲学的な感情理論においては、感情が二つのレベルからなるということはそもそも考慮されていない。この点で、感情の本質をめぐる論争も、根本的な枠組みの修正が必要となるだろう。

とはいえ、バレットの理論からは、この論争に対するいくつかの含意を読み取ることが可能である。第一に、感じ理論は、概念化された感情の理論としては有望ではないが、コアアフェクトの理論としては説得的であるように思われる。第二に、バレットの理論ともっとも親和性が高いのは、感じ理論と評価理論のハイブリッド理論かもしれない。感じ理論はコアアフェクト経験に関する理論として理解可能であり、評価理論はコアアフェクト経験の概念化に関する理論として有望であるように思われるからである。第三に、より一般的な話として、感情に二つのレベルを認めることは、より説得的な感情の理論の手がかりとなるかもしれない。第2節で見たように、感情の理論にとっての根本問題の一つは、感情の記述的性格と指令的性格はいかにして両立しうるのかということだった。感情そのものに複数のレベルを認めることは、このように相反する性質を両立させる手がかりとなるかもしれない。

つぎに、意思決定における感情の役割について考えてみよう。

バレットの理論を受け入れるならば、意思決定における感情の役割に関する議論も、議論の枠組みの根本的な見直しが必要となるだろう。感情の役割をめぐる近年の議論では、感情は進化の産物であり、それゆえ基本的に適応的なものであるという見方が広く受け入れられている。しかし、バレットの見方が正しいとすれば、怒りや恐怖といった概念化された感情は構成物であり、そこに生物学的な機能を見出すことはできないだろう。バレット的な見方によれば、感情の役割を論じる際には、コアアフェクトに関する生物学的・進化心理学的な分析と、概念化された感情に関する社会的・文化的な分析の両者が必要となるだろう。そして、このような分析は、感情の評価をより複雑なものとすることになると考えられる。同じコアアフェクトに対して複数の異なる概念化が可能だとすれば、概念化されたレベルにおいては、感情を一律に合理的あるいは非合理的と論じることはできず、あるコアアフェクトのある概念化は合理的かというように、より細分化した形で問いを立てる必要があるからである。

このような分析を進める上では、コアアフェクトの役割と概念化された感情の役割をさらに明確化する必要もあるだろう。両者はどちらも意思決定や行動に対して因果的な影響力をもつのだろうか。あるいは、コアアフェクトは、概念化を介してのみ意思決定や行動に影響するのだろうか。また、コアアフェクトのあり方は、概念化をどの程度制約するのだろうか。たとえば、コアアフェクトとしてまったく異なる二つの状態を、同じ感情として概念化することは可能なのだろうか。こういった問いに答えることによって、意思決定における感情の働きを具体的に明らかにすることが可能になるだろう。

感情と道徳の関係に関しても同様である。道徳における感情の役割が論じられる際には、多くの場合、感情カテゴリーは普遍的であるということが前提とされている。しかし、バレットの理論が正しいとすれば、道徳と感情の関係についても、コアアフェクトのレベルと概念化のレベルを区別することが重要となる。そして、コアアフェクトのレベルでは道徳の感情的基盤は普遍的だが、概念化のレベルにおいては文化相対的だということになる。このような見方においては、感情が道徳の基盤となるということ自体は普遍的だとしても、文化によって感情カテゴリーが異なることで、道徳カテゴリーや道徳規範も異なるという可能性が生まれる[15]。道徳と感情の関係に関しても、その実態は従来考えられていたよりも、より複雑なあり方をしているかもしれないのである。

道徳と感情の関係に関する分析をさらに進めるためには、やはり道徳判断におけるコアアフェクトのレベルと概念化のレベルの関係を明確化する必要があるだろう。道徳判断にはこれら二つのレベルの両者が影響するのだろうか。そうだとしたら、より強い影響力をもつのはどちらだろうか。概念化によって道徳判断はどの程度変化するのだろうか。道徳判断における感情の役割や、それが倫理学理論に与える影響を明らかにするためには、

15 これは、道徳に関するジェシー・プリンツの理論（Prinz 2007[23]）と親和性がある考え方かもしれない。

これらの問いの検討を通じて、バレット的な感情理論の下での道徳心理学がどのようなものとなるかを、より明確化する必要があるだろう。

以上の検討によれば、バレットの感情理論は、これまで感情の哲学が論じてきた問題に対して、直接的な答えを与えるものではないということになる。しかし、バレットの理論は、感情の哲学がこれまで暗黙の前提としてきた枠組みそのものに根本的な修正を迫ることによって、感情の哲学の議論の枠組みを大きく変えるインパクトをもちうる。そのような根本的な修正が必要であるかどうかを明らかにするためには、バレットの感情理論そのもののさらなる検討が不可欠だろう。

文献

[1] ヒューム, デイヴィッド.（石川徹, 中釜浩一, 伊勢俊彦訳.）（2011）. 人間本性論 第2巻：情念について. 東京: 法政大学出版局.

[2] James, William.（1884）. What is an Emotion? Mind 9（34）: 188-205.

[3] Schachter, Stanley and Singer, Jcromc.（1962）. Cognitive, Social, and Physiological Determinants of Emotional States. Psychological Review 69（5）: 379-399.

[4] Roberts, Robert C.（2003）. Emotions: An Essay in Aid of Moral Psychology. New York: Cambridge University Press.

[5] Tappolet, Christine.（2016）. Emotions, Values, and Agency. Oxford: Oxford University Press.

[6] Scarantino, Andrea.（2014）. "The Motivational Theory of Emotions", Justin D'Arms and Daniel Jacobson（eds.）. Moral Psychology and Human Agency. Oxford: Oxford University Press, 156-185.

[7] Prinz, Jesse J.（2004）. Gut Reactions: A Perceptual Theory of Emotion. Oxford: Oxford University Press.（源河亨訳. 2016. はらわたが煮えくりかえる―情動の身体知覚説. 東京: 勁草書房.）

[8] Millikan, Ruth Garrett.（2004）. Varieties of Meaning: The 2002 Jean Nicod Lectures. Cambridge, MA: MIT Press.（信原幸弘訳. 2007. 意味と目的の世界―生物学の哲学から. 東京: 勁草書房.）

[9] Damasio, Antonio R.（1994）. Descartes' Error: Emotion, Reason,

and the Human Brain. New York: G. P. Putnam's Sons.(田中三彦訳. 2010. デカルトの誤り—情動, 理性, 人間の脳. 東京: 筑摩書房.)
[10] Evans, Jonathan St B.T.(2010). Thinking Twice: Two Minds in One Brain. Oxford: Oxford University Press.
[11] Slovic, P., Finucane, M. L., Peters, E. and MacGregor, D. G.(2007). The Affect Heuristic. European Journal of Operational Research 177(3): 1333-1352.
[12] Frank, Robert H.(1988). Passions within Reason: The Strategic Role of the Emotions. New York: W. W. Norton.(山岸俊男監訳. 1995. オデッセウスの鎖—適応プログラムとしての感情. 東京：サイエンス社.)
[13] 長谷川寿一, 長谷川眞理子, 大槻久.(2022). 進化と人間行動(第2版). 東京: 東京大学出版会.
[14] Greene, Joshua.(2008). "The Secret Joke of Kant's Soul", Walter Sinnott-Armstrong(ed.). Moral Psychology Volume 3: The Neuroscience of Morality: Emotion, Brain Disorders, and Development. Cambridge, MA: MIT Press, 35-79.
[15] Haidt, Johnathan.(2012). The Righteous Mind: Why Good People Are Divided by Politics and Religion. New York: Pantheon Books.(高橋洋訳. 2014. 社会はなぜ左と右にわかれるのか—対立を超えるための道徳心理学. 東京: 紀伊國屋書店.)
[16] Birbaumer, N., Veit, R., Lotze, M., Erb, M., Hermann, C., Grodd, W. and Flor, H.(2005). Deficient Fear Conditioning in Psychopathy: A Functional Magnetic Resonance Imaging Study. Archives of General Psychiatry 62(7): 799-805.
[17] Blair, R. J. B., Mitchell, D. G. V., Peschardt, K. S., Colledge, E., Leonard, R. A., Shine, J. H., Murray, L. K. and Perrett, D. I.(2004). Reduced Sensitivity to Others' Fearful Expressions in Psychopathic Individuals. Personality and Individual Differences 37(6): 1111-1122.
[18] Barrett, Lisa Feldman.(2017). How Emotions Are Made: The Secret Life of the Brain. New York: Houghton Mifflin Harcourt.(高橋洋訳. 2019. 情動はこうしてつくられる—脳の隠れた働きと構成主義的情動理論. 東京: 紀伊國屋書店.)
[19] Scarantino, Andrea and de Sousa, Ronald.(2018). Emotion. Stanford Encyclopedia of Philosophy.(https://plato.stanford.edu/entries/emotion/)(最終確認2023年9月30日)
[20] Churchland, Paul M.(1981). Eliminative Materialism and Propositional Attitudes. Journal of Philosophy 78(2): 67-90.(関森隆

史訳. 2004. 消去的唯物論と命題的態度. 信原幸弘編. シリーズ心の哲学III 翻訳篇. 東京: 勁草書房.)
[21] Hohwy, Jacob (2013). The Predictive Mind. Oxford: Oxford University Press. (佐藤亮司, 太田陽ほか訳. 2021. 予測する心. 東京: 勁草書房.)
[22] Griffiths, Paul E. (1997). What Emotions Really Are: The Problem of Psychological Categories. Chicago, IL: University of Chicago Press.
[23] Prinz, Jesse J. (2007). The Emotional Construction of Morals. Oxford: Oxford University Press.

心理学における感情の理論
——構成主義理論による批判と基本感情理論による応答

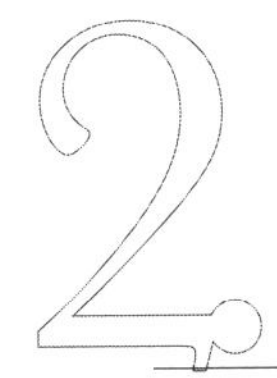

NAMBA Shushi, OTA Akira, SATO Wataru

難波修史、太田 陽、佐藤 弥

I

はじめに

感情についての伝統的な立場として、基本感情理論(あるいは基本感情説:basic emotion theory)がある。この理論は、アメリカの心理学者であるポール・エクマンがその師であるシルヴァン・トムキンスとともに1960年代以降、さまざまなデータに基づいて主張してきた理論が主流とされている。この理論において、感情とは固有の反応を生じさせる生物学的プログラムだと理解されてきた(中村 2021[1])。これに対して近年勢いを増しつつある、本書の中核をなす感情の捉え方がリサ・フェルドマン・バレットらのグループによって提案されている構成主義理論である。この理論では、感情とは汎用的な心理プロセスの相互作用をとおして構成される現象であると主張されている。

本章ではまず、Ⅱ節で基本感情理論、Ⅲ節で構成主義理論それぞれについて概観する。そのうえで、Ⅳ節では構成主義理論の支持者から基本感情理論に向けられてきた批判を定式化し、V節ではその批判の有効性を検討する。結論として、基本感情理論が批判を退けることのできる道筋をしめす。最後に、あらためて構成主義理論の意義を確認する。

II

基本感情理論

まずは基本感情理論の詳細についてみていこう。本章では基本感情理論の主要論者である、ポール・エクマンによるバージョンを紹介する(Ekman 1992[2];Ekman 1999[3])。彼が提唱した基本感情理論における基本感情(basic emotion)とは、特定の入力刺激に対して自動的な評価を下し、表情や主観的経験といった独特な反応のパッケージを引き起こす心理的なメカニズムのことを指す。基本感情は、以下のリストに掲げた13種類の特徴を持つという点で、気分や抑うつなどの心的状態とは区別される(Ekman and Cordaro 2011[4])16:

1. 識別可能な普遍信号(Distinctive universal signals)
2. 識別可能な生理反応(Distinctive physiology)
3. 自動評価(Automatic appraisal)
4. 先行出来事における識別可能な普遍性(Distinctive universals in antecedent events)
5. 他霊長類にも存在すること(Presence in other primates)
6. 急速な立ち上がり可能性(Capable of quick onset)
7. 短い持続時間でありうる(Can be of brief duration)
8. 自発的発生(Unbidden occurrence)
9. 識別可能な思考、記憶、イメージ(Distinctive thoughts memories, and images)

---

16 ちなみにEkman(1999)[3]では11個であった。12、13は新たに追加された特徴であるほか、1999年版でQuick onset(急速な立ち上がり)だったのが、2011年版ではCapable of quick onset(急速な立ち上がり可能性)になっているなど、研究の蓄積により少し穏当な表現となっている。

10. 識別可能な主観的経験 (Distinctive subjective experience)
11. 感情に利用可能なフィルタリングを行う不応期 (Refractory period filters information available to what supports the emotions)
12. 対象の制約はなし (Target of emotion unconstrained)
13. 建設的にも破壊的にもなりうる (Can be enacted in either a constructive or destructive fashion)

リスト1および4などからも、基本感情が生まれつき備わっている普遍的かつ生物学的なプロセスであることを強調していることがわかる。「基本」という単語には、各感情が環境に対して特定の生存上の課題解決のために適応的に生じたものであることを強調する意図があった (Ekman and Cordaro 2011:364[4])。基本感情の例として、怒りをとりあげてみよう。怒りというのは、主体者の目的に関する障害が先行し (リスト4:普遍的な先行出来事)、その出来事に対して急速かつ自動的な評価が生じる (リスト3および6:自動評価および急速な立ち上がり) ことで、しかめっ面 (リスト1:信号)、血圧上昇 (リスト2:生理反応)、攻撃衝動 (リスト9、10:思考、主観的経験)、などが生じる。これら一連のメカニズムが怒りという基本感情を構成する。基本感情の種類は限られており、怒り・恐れ・驚き・悲しみ・嫌悪・幸福という6種類が主に基本六感情として想定されている[17]。

基本感情理論のリストでは、少なくともその第一項目において「識別可能な普遍信号」が存在することを想定している。そうであれば、基本感情理論の妥当性を経験的に検討する方法は、識別可能な普遍信号を同定することとなる。また、基本感情とは既に述べたように単なる識別可能な普遍信号のみで構成されるわけではない。複数のリストを同時に満たすものであると想定されるため、リスト1の普遍信号 (例えば、表情) が生じる際には生理反応 (リスト2) や主観的経験 (リスト10) など、なんらかの形で反応パッケージ同士の共起性が見られると期待できる。そのため、以降ではまず最初に「識別可能な普遍信号 (エクマンでは表情がメイン)」に関するエビデ

17　7つ目として軽蔑を含む場合もある。

ンスを評価し、リスト2やリスト10などのその他のリストに関してエクマンらがどのような研究を展開してきたかを概観していく。

では、基本感情理論を支持する研究として、エクマンがけん引し展開してきた科学的エビデンスをみていく。基本感情理論を支持する証拠として、基本感情のリストを満たすとされるデータを提出する必要がある。感情に関する研究においてエクマンが最初に着目していたのは、表情という出力だ。そこでエクマンがリストの定義を満たしているとした、過去の研究についてみていこう。

エクマンらは自身が特定感情と対応すると判断した表情を、西洋にとどまらない世界中の参加者に呈示して、それに対する感情識別が文化間の違いに関わらず同一の結果となるかどうかを調べた。具体的には、実験者がある感情と対応すると想定した表情を実験参加者に呈示し、実験参加者がその表情と対応すると考える感情用語あるいは感情場面を選択する課題を行った。その正答率は、特定の表情に対して実験者の想定と一致した感情用語あるいは感情場面を実験参加者が正しく選択できた比率となる。基本感情論者はこの課題によって普遍性を示す強い証拠を提供するべく、日本を含むアジア諸国に加えて、西洋文化との接触が当時ほぼない（ゆえに西洋の感情表現に関する学習可能性が低い）と考えられたパプアニューギニアのフォレ族を対象とする実験を行った。エクマンら（Ekman et al. 1969[5]；Ekman and Friesen 1971[6]）によれば、フォレ族の人たちが西洋人の意図表情に対して正しく感情識別をすることができたとともに、エクマンらが調査に赴いた際に撮影したフォレ族の人たちによる表情をも西洋人が正しく感情識別できたことを明らかにした[18]。

しかし、そもそもこの感情と対応するとされる表情形態はどのように作られたのか。特定の感情と対応する表情形態が、「識別可能な普遍信号」

18 なお、このとき共同研究者であった文化人類学者であるソレンソンは独自に別の民族を対象とした実験を行い、エクマンの方法論に関する問題点の指摘と共に、表情の普遍性ではなく文化差を支持する証拠を提出している（Sorenson 1975[7]）。この感情識別課題に関する再現性を含む近年の議論については、Crivelli et al. 2016a[8]やCrivelli et al. 2016b[9]を参照。

であることを示すためには、まずもって広い意味での文化的学習の影響を受けていない特定感情と対応する表情形態を同定する必要がある。このとき、エクマンとその師であるトムキンスは、俳優によって意図的に作成された表情写真3000枚以上のなかから、感情識別課題において特定感情を高い確率で伝達すると判断できる写真を特定感情と対応する普遍信号として同定した（Ekman et al. 1971[10]）。感情カテゴリーの数と種類（i.e. 基本感情）については事前にエクマンらが規定し、それらをエクマンらなどによる感情識別課題[5]の成績に基づいて、感情と対応する普遍信号としての表情形態を主張している。すなわち、エクマンの主張は控えめにいって再帰的な構成で作られているのだ（Leys 2010[11]）。実験で用いた表情は、普遍的に感情識別課題において正答率が高かったから文化的学習の影響を免れており、それと同時に、文化的学習の影響を免れているから感情識別課題において正答率が高くなったと主張しているのである。そもそも基本感情として提案された表情の形態は、実験者の指示に従ってモデルが意図的に複数の表情運動パターンを作成し、それに対して観察者が一定の識別課題成績を収めた表情をアドホックに特定したものであり、その選別手法の根幹は「まさにそれが普遍信号である」とする根拠としては不十分である。というのもその表情が、実際の感情生成時に生じる表情であるのか、という問いに十全な回答を提供できるものでないためである。ゆえに、そこで提案された表情形態が基本感情と対応するのかについては多くの研究者が疑義を呈していた（e.g. Russell 1995[12]）。それに対する反論として、エクマンらは意図表情が「強度が非常に高く、意識的な調整が加えられていない自発表情と見た目が似ている（most posed behavior is similar in appearance to that spontaneous facial behavior which is of extreme intensity and unmodulated）[6]」という記述により反論している[19]。ともあれ、この感情識別課題に基づいた証拠

19　意図的に作成された表情は当然自発的に生じた表情と形態が異なる（Namba et al. 2017[13]）。意図表情と自発表情が異なる形態を有することはのちにエクマン自身認めるが（そしてそれを認めることは彼が築き上げてきた経験的証拠にとって致命的な帰結を引き起こすのだが）、この議論に関する詳細はLeys（2010[11]；2017[14]）を参照。

から、エクマンはリスト1を満たす表情を特定できたとすることで基本感情の存在を示唆できたとされている。

次に生理反応（リスト2）や主観的経験（リスト10）など、普遍信号（リスト1）以外のリストに関する証拠をみていこう。エクマンは、ここで反応パッケージ同士の共起性に着目した。先にも述べたように、基本感情のリストはその性質上同時に満たされうるものであると想定されるため、表情（リスト1）が生じる際には生理反応（リスト2）や主観的経験（リスト10）など、なんらかの形で反応パッケージ同士の共起性が見られると期待できる。そこで作成される表情それ自体は先行出来事に対する自動評価を介した感情（リスト3、4）ではないため、なんらかの意味で関連性（感情喚起出来事に伴う共起関係よりも弱いリスト間の相関関係）があることを期待するのみではあるが、ともかく例えば感情と対応する表情（リスト1）の作成とそれに付随する自律神経反応（リスト2）や主観的経験（リスト10）の関連性を実証することで、反応パッケージ同士の関連性をとおして基本感情理論の正当性を主張することを目指した。1983年Science誌に出版された報告によると、エクマンが感情識別課題でその普遍性を明らかにしたとする表情形態と同一の表情運動を、10人の実験参加者に意図的な操作を介して作らせた。その結果、各感情と対応するような自律神経反応が実験参加者に生じた（Ekman et al. 1983[15]）。例えば、幸福の場合であれば心拍数が低く、怒りであれば心拍数と皮膚温度が高くなった。1990年には4つの実験をとおして、意図的な表情作成と特異的な自律神経反応パターンおよび対応する主観的経験（怒り表情を作成した際の主観的怒り経験）の報告も得られた（Levenson et al. 1990[16]）。さらに文化的学習の可能性に関する批判に対応するべく、レヴェンソンとエクマンたちは西スマトラ州のミナンカバウ人を対象に表情と自律神経との対応に関する研究を展開し、同様の結果が得られたことを1992年に報告している（Levenson et al. 1992[17]）。

エクマンらは、感情識別課題により世界中のヒトが識別できる表情の形態を同定することで、基本感情理論の中核となる基本六感情と対応する表情を同定した。さらに表情操作課題により、「識別課題で明らかにした表情の形態」と自律神経反応や主観経験との関連性を示すことで、基本感情と対応するパッケージの起源（適応的な必要性に応じて各反応が結びついたこと）を間接的に証明することができたと主張している。かくして、エクマンらの研究チームは基本六感情の存在を示唆することができたとして、高い評価を与えられることとなる。では、別の立場である構成主義理論の主張および基本感情理論に向けられた批判をみていこう。

III

構成主義理論

本節では、本書の主役である構成主義理論[20]を紹介しよう。ここでは近年心理学者・認知神経科学者のリサ・フェルドマン・バレットらのグループが提案するバージョンに注目する。感情についての構成主義理論の根本にある考え方をひとことで述べるならば、「喜び」や「悲しみ」あるいは「感情」と呼ばれる現象は、コアアフェクト・外受容感覚・概念化・実行機能といった、汎用的な心理プロセスの相互作用をとおして構成されるということである（Barrett 2017a[18]; Barrett 2017b[19]; Barrett et al. 2015[20]; Lindquist et al. 2012[21]）。

各プロセスについて簡単に説明しよう。まず、構成主義理論の中心となるコアアフェクト（内受容感覚）は、身体状態についての知覚である。内臓感覚・心拍・発汗など、私たちは常にコアアフェクトを経験しており、それにともなう主観的な感じは、快不快（valance）と、覚醒の強さ（arousal）という2つの次元にそって表現できる[21]。外受容感覚は、外界の知覚である。例えば、眼の前にヘビがいるという知覚もまた感情の経験に欠くことがで

20 バレットらは自分たちの立場を「構成感情理論（theory of constructed emotion）」[18][19]、「心理構成主義（psychological constructionism）」、「概念行為理論（conceptual act theory）」[20][21]など、さまざまな名前で呼んでいる。本章ではたんに「構成主義理論（constructionist theory）」と呼ぶ。以下では太田（2020）[22]によるまとめをふまえてこの立場を概説する。

21 バレットらの構成主義理論は、ラッセルらが円環モデル（e.g. Russell 2003[23]）において提案してきたコアアフェクトの具現化の試みとみなせる。

きない。概念化は、コアアフェクトと外受容感覚の組み合わせを、状況に応じて過去の知覚経験の記憶と比較することで自動的にカテゴリー化するプロセスである（Barsalou 1999[24]; Wilson-Mendenhall et al. 2011[25]）。実行機能は、これらプロセスを制御し、統一的な意識経験をつくり出す。例えば、感覚入力をカテゴリー化する際に、特定の入力刺激に注意をむけさせたり、特定の過去の経験の記憶を選択したりする（Lindquist and Barrett 2012[26]; Lindquist et al. 2012[21]）。

これらプロセスの中でも構成主義理論に特徴的な要素のひとつが概念化である[22]。ここでバレットらは認知心理学者ローレンス・W・バーサロウによる概念についての理論（知覚記号システム理論; perceptual symbol systems theory）[24]に依拠している。バーサロウの理論では、概念は「シミュレータ」とも呼ばれ、視覚・聴覚・運動・感情をはじめとした、さまざまな様相の（multimodal）知覚経験の記憶の集まりとみなされる。例えば、〈自動車〉の概念（シミュレータ）は、（過去に出くわした）自動車がどう見えたか・どんな音を出していたか・（概念の持ち主が）自動車に関してどんな行為をおこなったか・自動車がどんな感情を引き起こしたか、といった記憶を含む。このような概念の持ち主は、自動車が眼の前にないときにも、これらの記憶を再活性化することによって、自動車についての経験のシミュレーションをおこなう（概念化する）ことができると考えられている。そして、バレットらはこのバーサロウの概念理論を感情に応用する。その結果、例えば、〈恐怖〉概念は、恐怖経験に関連する知覚・運動・感情といったさまざまな感覚様相の記憶を統合したものとみなされる（Wilson-Mendenhall et al. 2011[25]; Scarantino 2015[30]）。さらに、恐怖の感情を抱くことは、自身のコアアフェ

22 バレットらは、感情は概念（すなわち、過去の経験にもとづく事前の知識）にもとづく予測から生じるとも述べている[19]。このように人間の知覚あるいは心の働き全般をベイズ的な予測に訴えて説明する、予測符号化理論（e.g. Friston 2010[27]; Hohwy 2013[28]）については本書所収の大平の論考（→78頁）を参照のこと。予測符号化にもとづく感情の説明は、バレットの他にアニル・セスらによっても試みられている（e.g. Seth and Friston 2016[29]）。

クトと自身のおかれている世界の状況とを、〈恐怖〉概念として保持されている過去の知覚経験の記憶と照合することで、〈恐怖〉概念の実例とみなす(すなわち、概念化する)ことと同一視される。

例えば、夜間のジョギング中に森の中で迷子になったとする。ランナーには森の中の暗闇が見えており、正体のわからない動物の鳴き声が聞こえているかもしれない。急に動悸がし始めて喉が渇いていることに気がつくかもしれない。このとき、ランナーの外受容感覚・コアアフェクトは、森・夜・動物・渇き・混乱など、それぞれと関連する過去の感覚経験の記憶と照合されて、〈恐怖〉として概念化される。その結果、ランナーは自分自身が恐怖しているということを意識する。構成主義によれば、これが「恐怖」の感情を経験あるいは知覚していると人が報告するときに、実際に起こっていることである(Wilson-Mendenhall et al. 2011: 1107-1108[25])。まとめると、「恐怖」や「喜び」といった素朴なカテゴリーであらわされるような感情を自身で経験したり他者の表情の中に知覚したりする現象は、コアアフェクトと外受容感覚を概念化すること、すなわち、先行する感覚経験の記憶にもとづいてカテゴリー化することによって生じる、というのが構成主義理論の考え方である。

エクマンらが表情に関する人類学的データを出発点として基本感情理論を組み立てていたのに対して、バレットらは構成主義理論のおもな証拠として認知神経科学のデータに依拠している。バレットらは、fMRIなどを用いて人間の認知機能と相関する脳領域の活動を探ろうとする脳画像研究の蓄積をふまえて、感情に関連する多数の脳画像研究の結果を二次的に分析している。構成主義者によれば、このようなメタ分析の結果が示すのは、任意の基本感情カテゴリーの自己報告と「特異的に・一貫して」相関して活動する、個別の脳領域[21]も、脳領域のネットワークも(Barrett and Satpute 2013[31]; Touroutoglou et al. 2015[32])存在しないということである。これを「喜び」の例で説明するなら、「喜び」というカテゴリーの感情の自己報告の多くの実例と相関し(一貫性をもち)、かつ、「喜び」の実例とは相関するが、例えば「悲しみ」の実例とは相関しないような(特異性をもつ)、個別の脳領域も、ネットワークも存在しないということである。

IV

バレットから基本感情理論への批判

構成主義理論はその登場以来、基本感情理論に対する激しい攻撃を続けてきた(Barrett 2017a[18]; Barrett 2017b[19]; Lindquist et al. 2012[21]; Barrett 2006[33])。その攻撃に一貫しているのは、感情の可変性に関する批判である[30]。この批判は、ひとことで言えば、一般の人々が「喜び」や「悲しみ」といったカテゴリーを使ってひとまとめにする現象(自身の心的状態や他者の表情)の実例は、ひとつひとつ大きく異なった性質をもっており、基本感情理論にはそのような感情カテゴリー内の可変性を説明することができない、ということである23。

ここでは科学哲学者アンドレア・スカランティーノの整理に沿ってバレットの批判を見ていこう。スカランティーノによれば、基本感情理論からは以下の2つの予測が導かれる[30]24。これが構成主義者による批判のターゲットである。

〈基本感情理論の予測〉

- 予測1:怒り・恐怖・幸福・悲しみ・嫌悪などと一対一対応する、ハードワイアードな神経ネットワークがあるはずである。
- 予測2:怒り・恐怖・幸福・悲しみ・嫌悪などと一対一対応する、諸反応の調和したパッケージがあるはずである。

---

23 バレットらの批判は感情が自然種(natural kind)かどうかを問題にしているとみなすこともできる(Griffiths 1997[34]; Barrett 2006[33]; Scarantino 2009[35])。感情の自然種性に関する論争の整理は本書所収の戸田山(→102頁)、あるいは戸田山(2021[36])を参照のこと。

24 スカランティーノ(2015)は伝統的な基本感情理論の支持者たちが持つ典型的な予測を定式化している[30]。このためスカランティーノの見立てはエクマン個人の理論にはあてはまらない場合がある。例えば、エクマンはかなり初期の段階で感情と神経基盤の一対一対応の想定を放棄している[16]。

予測1の例は、恐怖が扁桃体という固有の神経基盤によって実現されているということである(e.g. Sprengelmeyer et al. 1999[37])。また、予測2が述べているのは、例えば恐怖には恐怖独特の反応パターンが生理反応・表情・行動などにおいて存在し、人が恐怖の経験や知覚を報告するとき、それらの諸反応が同時にまとまって生じるということである。基本感情論者の想定では、人が恐怖を感じるときには、目を大きく見開きあえぐように口を開いて、しかめっ面の表情がつくられる。さらに、脈拍が上昇し発汗が生じ呼吸が速まる。そして、それら諸反応が組み合わさった結果、身がすくみ上がり(すなわち、一定の場所にとどまったり)、眼の前の脅威から逃げ出したりという行動が引き起される。そして、このような感情のタイプと(脳活動を含む)諸々の反応パターンとのあいだの一対一対応の関係がすべての基本感情に関して成り立つというのが基本感情理論の予測である。

これに対して、構成主義者たちはさまざまな研究領域におけるメタ分析を積み重ねてこれらの予測を繰り返し否定してきた。バレットらのグループによれば、これまでの先行研究が示しているのは、脳活動(Lindquist et al. 2012[21]; Clark-Polner et al. 2017[38])、生理反応(Siegel et al. 2018[39])、表情(Barrett et al. 2019[40])など、いずれの特徴によっても基本感情を区別することはできないということである。言い換えれば、悲しみや喜びそれぞれに独特な脳活動・生理反応・表情いずれも存在しないということである。現在の経験的証拠が支持していると構成主義者が考える2つのテーゼをスカランティーノは以下のようにまとめている[30]。

〈構成主義者の批判:経験的証拠が支持するテーゼ〉

◦非一対一対応(NOC)テーゼ:怒り・恐怖・幸福・悲しみ・嫌悪などと、何らかの神経生物学的・生理学的・表出的・行動的・現象学的な諸反応とのあいだに、一対一対応はない。

◦低調和(LC)テーゼ:怒り・恐怖・幸福・悲しみ・嫌悪などの諸事例にみられる、神経生物学的・生理学的・表出的・行動的・現象学的な諸反応のあいだの調和は低い。

バレットらによれば、怒りの感情の主観報告と一対一対応して活動する脳領域もなければ、恐怖の感情の知覚と一対一対応してあらわれる表情もない(NOCテーゼ)。また、幸福の感情が報告されるときそれにともなって決まった脳活動や身体反応のパターンが必ずしも同じ時間幅のあいだに一緒に生じるとは限らない(LCテーゼ)。II節で確認したように、基本感情理論では、基本感情は進化的適応であると考えられていた。その結果、基本感情は特定の神経基盤によって実現される心的な計算モジュールであるとみなされており、そのモジュールは、特定の刺激/先行する出来事を入力として受け取って、自動的な評価を下し、特定の反応のセットを出力すると考えられている。このような基本感情理論が措定するモジュールとしての基本感情を使って、喜びや悲しみといった素朴な感情カテゴリーの実例の可変性を説明することができない、というのが構成主義者からの批判である。

V

バレットの批判を検討する

それではバレットら構成主義者による批判は基本感情理論にとってどれほど深刻なものなのだろうか。まず、スカランティーノが整理したように[30]、バレットの見立てにもとづく基本感情理論(これを「古典的基本感情理論」と呼ぼう)をターゲットとするなら、バレットの批判はクリティカルなものと言えるだろう。このタイプの古典的基本感情理論のコミットメントからは、前述の2つの予測が導かれるが、この2つの予測は明らかに構成主義者の提示する経験的証拠と対立する。仮に構成主義者の訴える証拠が盤石であるとすると、これらの予測の前提となる古典的基本感情理論は偽ということになる。

しかし、スカランティーノやバレットの描く批判対象の姿は、現在の基本感情理論の実態と一致しているのだろうか。実はエクマンとコルダロは、可変性を説明する仕掛けを用意している。いわく、怒りや嫌悪といった基本感情は、関連する複数の心理状態をメンバーとして含む家族(感情家族;

emotion family）である（Ekman and Cordaro 2011: 364-365[4]）。怒りと嫌悪といった異なる感情家族のあいだでは、II節で示した13項目のリストに挙げた性質は異なる値をとり、この性質にもとづいて感情家族を区別できる（e.g. 怒りのリスト1＝眉をひそめる；嫌悪のリスト1＝鼻に皺を作る）。これらの性質がそれぞれの感情家族を定義する主題（theme）であり、この主題は系統発生的に決定される。他方で、ある感情家族のメンバーはひとつひとつ異なっており、主題にもとづく変奏（variations on the emotional theme）をなす。例えば、怒りという家族は、個人の環境や文化的慣習によって少しずつ変異した怒りAや怒りBというメンバーによって構成されるのである。このような感情家族というアイデア25は「喜び」や「悲しみ」といった素朴な感情カテゴリー内の可変性を説明することを意図しているようにも思われる。このため、スカランティーノやバレットの描く批判対象は、厳密にはエクマンらの理論と一致しているとは言えない。

さらに、基本感情理論は必ずしもスカランティーノやバレットが戯画的に描いた形態にこだわり続ける必要はない。実際、スカランティーノは基本感情理論の「ハードコア」（Lakatos 1970[44]）を維持しつつ、可変性を説明できるよう補助仮説に修正を加えた「新基本感情理論」を提案している[30]。スカランティーノによれば、結局のところ基本感情理論のハードコア、つまりこの理論が譲ることのできない不可欠なコミットメントは次の3つのテーゼである。

〈基本感情理論のハードコア〉
◦基本感情は進化的適応である。

25　この仕掛けの導入により、普遍的な信号が存在しないというデータを根拠にして、基本感情理論は妥当でないと経験的に指摘することは難しくなる。なぜなら基本感情論者は「個人の学習過程を経て基本感情の変異種が観察されたまでであり、根っこには普遍的な信号および基本感情が存在している」という反論をできてしまうからだ。他方で、エクマンが主張する基本感情理論を経験的に支持するためには、種を超えた比較（Kret et al. 2020[41]; Zych and Gogolla 2021[42]; Kavanagh et al. 2022[43]）や感情識別課題とは異なる方法をとおして普遍的な信号を同定する必要があり、それについては未解決課題のままである。

◦基本感情は何らかのプログラムおよびハードワイアードな神経回路と相関する。
◦基本感情は汎文化的で、種をまたいで存在し、発達の初期にあらわれる。

基本感情理論にとって、各基本感情は生存上の課題の解決にとって有利であったために進化した適応であり、それら感情は何らかの計算プロセスである。そのようなプロセスは何らかの神経基盤の上に実現されており、文化や種の違いを越えて存在し、大人だけでなく幼い子どもも持っている。スカランティーノは、基本感情理論が基本感情理論であり続けるためにはこれらのハードコアだけを維持できればよく、伝統的な基本感情理論に対して次のような修正を加えることができると主張している。

〈基本感情理論に対する修正案〉
◦基本感情プログラムが、ひとまとまりの反応のパッケージを強制的に出力するのは、刺激が、注目されており・強力で・突然あたえられ・典型的な先行条件と近密に適合するときに限る。
◦素朴心理学的な用語法は理論にもとづく用語法に置き換える。神経回路と素朴感情カテゴリーとの一対一対応を放棄する。

まず、スカランティーノは素朴な感情カテゴリーごとに決まった反応のパッケージが生じる条件を限定することを提案する。スカランティーノによれば、感情プログラムには、刺激のもつ特徴に応じて2つの動作モードがあると考えることができる。1つ目のモードは、出力厳格な賦活（output-rigid activations）と呼ばれる。刺激が、「注目されており・強力で・突然あたえられ・典型的である」ときには（Levenson 2011: 382[45]）、伝統的な基本感情理論が想定していたような、感情カテゴリーごとに定まった厳格な反応のパッケージを出力する。しかし、このような刺激があたえられる状況は例外的であり、多くのケースでは感情プログラムは2つ目のモードで動作する。それが出力柔軟な賦活（output-flexible activations）である。このモードは、刺激が、「マイルドで・漸次的に始まり・冗漫で・典型的でない」ときに生じ(Levenson 2011: 382[45])、このとき出力される表情・行動・自律反応・主観的な感覚などは文脈・状況に応じてさまざまに変化する。この結果、素朴な感情カテゴリーに含まれる実例は雑多なものになりうる。

つぎに、スカランティーノは感情を分類する用語法の置き換えを提案する。伝統的な基本感情理論において基本感情を指示するために採用されている用語法は、「怒り」や「嫌悪」といった一般の人々が感情を分類するのに用いる言葉づかい(素朴心理学的な感情カテゴリー)をそのまま流用していた。スカランティーノはその代わりに先行研究の知見にもとづいたよりきめの細かい用語法を提案する。例えば、「怒り」は「防御のための怒り」や「捕食のための怒り」に、「嫌悪」は「身体境界の侵犯に対する嫌悪」や「食物に対する嫌悪」に分割することで、一般化や説明に耐えうる感情の科学的研究にとって有用なカテゴリーを維持できるというのがスカランティーノの修正提案である(第1部4章 戸田山の論考も参照)。また、この修正の一環として、「喜び」「悲しみ」といった素朴心理学的な感情カテゴリーと一対一対応するハードワイアードな神経回路が存在する、という伝統的基本感情理論の(多くの支持者がおいている)想定も撤回されることになる。その代わりに前述の「防御のための怒り」や「捕食のための怒り」といった細分化されたカテゴリーと対応する神経基盤の探求が基本感情理論陣営の仕事となる(Scarantino 2015: 338[30])。

スカランティーノによれば、これらの修正を加えれば、基本感情理論はそのハードコアを維持したまま、バレットが突きつけた可変性の問題に答えることができるようになる。そして、実際のところこの修正はうまくいっているように思われる。また、仮にスカランティーノの新基本感情理論そのものがうまくいっていないとしても、基本感情理論の陣営はまた別のやり方でハードコアを傷つけることなく補助仮説だけを修正することができるだろう。

そうすると、仮にバレットの主張を鵜呑みにして、感情の実例に大きな可変性があることを認めたとしても、可変性に関する証拠だけでは構成主義理論あるいは基本感情理論のどちらが正しいかという問題には決着がつかないことになる。さらにやっかいなことに感情の可変性に関する研究だけにしぼっても現在のところ得られている証拠は決定的なものではない。構成主義理論および基本感情理論の両陣営から自説を支持するとされる証拠が提出され続けているというのが、感情についての心理学的研究の現状である(太田 2020[22])。

VI

おわりに

最後に、このような両理論の対立の状況をふまえて、あらためて構成主義理論の意義を振り返っておこう。バレットの批判は、彼女が想定した古典的な基本感情理論に対しては有効だった。しかし、ここまで見てきた通り、バレットが批判の中で描いたような基本感情理論は藁人形になりつつある。バレットら自身もそれを認めており、自身らの批判のターゲットを「基本感情理論」ではなく「古典的理論」や「一般的見解」と呼んでいる。例えば、バレットらは表情の生成・知覚に関する研究領域で自分たちが批判しているのは、「特定の顔面筋運動の配置によって、特定の感情カテゴリーが信頼できる仕方で、伝達される」という考え方であると述べている(Barrett et al. 2019: 2[40])。そして、このような極端な考え方を支持する者は感情を研究する科学者の中には存在しないとも述べている(Barrett et al. 2019: 3[40])。一見奇妙にみえるこの物言いの中にこそ、構成主義理論が提示する批判の意義(そして、本書の意義)があらわれているように思われる。つまり、構成主義のおこなってきた批判は、感情研究の知見を他分野へ応用する際にこそ重く受け止められなければならないのである。初期エクマンの理論は我々の素朴な感情に対する理解にも合致するため、その影響は現在もきわめて強力である。感情を直接のターゲットとする心理学や神経科学の研究者、あるいは感情理論家のあいだではある程度受け入れられつつあるバレットらの見解も、感情研究の成果を応用するさまざまな分野の研究者や、一般の人々にはいまだ届いていない。感情に関心をもつすべての人に向けてあらためて言おう。基本感情理論、構成主義理論、いずれの理論に立脚したとしても、特定の感情と特定の反応との一対一対応を安易に前提してはならない。感情は文化的慣習や個人の学習さらには個別の文脈によってさまざまな性質をともなう複雑な心的現象として捉えるべきなのだ。

文献

[1] 中村真.(2021).“感情”, 子安増生, 丹野義彦, 箱田裕司監修. 有斐閣現代心理学辞典. 東京: 有斐閣, 127.

[2] Ekman, P.(1992). An Argument for Basic Emotions. Cognition and Emotion 6(3-4): 169-200.

[3] Ekman, P.(1999).“Basic Emotions”, Dalgleish, T. and Power, M. J.(eds.). Handbook of Cognition and Emotion. Chichester, UK: John Wiley & Sons, 45-60.

[4] Ekman, P. and Cordaro, D.(2011). What is meant by calling emotions basic. Emotion Review 3(4): 364-370.

[5] Ekman, P., Sorenson, E. R. and Friesen, W. V.(1969). Pan-cultural elements in facial displays of emotion. Science 164(3875): 86-88.

[6] Ekman, P. and Friesen, W. V.(1971). Constants across cultures in the face and emotion. Journal of Personality and Social Psychology 17(2): 124-129.

[7] Sorenson, E. R.(1975).“Culture and the expression of emotion”, Williams, T. R.(ed.). Psychological Anthropology. Berlin: Walter de Gruyter, 361-371.

[8] Crivelli, C., Jarillo, S. and Fridlund, A. J.(2016a). A multidisciplinary approach to research in small-scale societies: Studying emotions and facial expressions in the field. Frontiers in Psychology 7: 1073.

[9] Crivelli, C., Russell, J. A., Jarillo, S. and Fernández-Dols, J. M.(2016b). The fear gasping face as a threat display in a Melanesian society. Proceedings of the National Academy of Sciences 113(44): 12403-12407.

[10] Ekman, P., Friesen, W. V. and Tomkins, S. S.(1971). Facial Affect Scoring Technique: A First Validity Study. Semiotica 3: 37-58.

[11] Leys, R.(2010). How did fear become a scientific object and what

kind of object is it? Representations 110 (1) : 66-104.

[12] Russell, J. A. (1995) . Facial expressions of emotion: What lies beyond minimal universality? Psychological Bulletin 118 (3) : 379-391.

[13] Namba, S., Makihara, S., Kabir, R. S., Miyatani, M. and Nakao, T. (2017) . Spontaneous facial expressions are different from posed facial expressions: Morphological properties and dynamic sequences. Current Psychology 36 (3) : 593-605.

[14] Leys, R. (2017) . The Ascent of Affect: Genealogy and Critique. Chicago, IL: University of Chicago Press.

[15] Ekman, P., Levenson, R. W. and Friesen, W. V. (1983) . Autonomic nervous system activity distinguishes among emotions. Science 221 (4616) : 1208-1210.

[16] Levenson, R. W., Ekman, P. and Friesen, W. V. (1990) . Voluntary facial action generates emotion—specific autonomic nervous system activity. Psychophysiology 27 (4) : 363-384.

[17] Levenson, R. W., Ekman, P., Heider, K. and Friesen, W. V. (1992) . Emotion and autonomic nervous system activity in the Minangkabau of west Sumatra. Journal of Personality and Social Psychology 62 (6) : 972-988.

[18] Barrett, L. F. (2017a) . How Emotions Are Made: The Secret Life of the Brain. New York: Houghton Mifflin Harcourt. (高 橋 洋 訳 . 2019. 情動はこうしてつくられる―脳の隠れた働きと構成主義的情動理論 . 東京 : 紀伊國屋書店 .)

[19] Barrett, L. F. (2017b) . The Theory of Constructed Emotion: an Active Inference Account of Interoception and Categorization. Social Cognitive and Affective Neuroscience 12 (1) : 1-23.

[20] Barrett, L. F., Wilson-Mendenhall, C. D. and Barsalou, L. W. (2015) . "The Conceptual Act Theory: A Roadmap", Barrett, L. F. and Russell, J. A. (eds.) . The Psychological Construction of Emotion. New York: The Guilford Press, 83-110.

[21] Lindquist, K. A., Wager, T. D., Kober, H., Bliss-Moreau, E. and Barrett, L. F. (2012) . The Brain Basis of Emotion: A Meta-analytic Review. Behavioral and Brain Sciences 35 (3) : 121-143.

[22] 太田陽 . (2020) . 基本情動説と心理構成主義 . Contemporary and Applied Philosophy 11: 23-57.

[23] Russell, J. A. (2003) . Core Affect and the Psychological Construction of Emotion. Psychological Review 110 (1) : 145-172.

[24] Barsalou, L. W. (1999) . Perceptual Symbol Systems. Behavioral

and Brain Sciences 22 (4) : 637-660.
[25] Wilson-Mendenhall, C. D., Barrett, L. F., Simmons, W. K. and Barsalou, L. W. (2011) . Grounding Emotion in Situated Conceptualization. Neuropsychologia 49 (5) : 1105-1127.
[26] Lindquist, K. A. and Barrett, L. F. (2012) . A Functional Architecture of the Human Brain: Emerging Insights from the Science of Emotion. Trends in Cognitive Sciences 16 (11) : 533-540.
[27] Friston, K. J. (2010) . The Free-Energy Principle: A Unified Brain Theory? Nature Reviews Neuroscience 11 (2) : 127-138.
[28] Hohwy, J. (2013) . The Predictive Mind. Oxford: Oxford University Press. (佐藤亮司監訳 . 2021. 予測する心 . 東京 : 勁草書房 .)
[29] Seth, A. K. and Friston, K. J. (2016) . Active Interoceptive Inference and the Emotional Brain. Philosophical Transactions of the Royal Society B: Biological Sciences 371 (1708) : 20160007.
[30] Scarantino, A. (2015) . "Basic Emotions, Psychological Construction and the Problem of Variability", Barrett, L. F. and Russell, J. A. (eds.) . The Psychological Construction of Emotion. New York: The Guilford Press, 334-376.
[31] Barrett, L. F. and Satpute, A. B. (2013) . Large-scale Brain Networks in Affective and Social Neuroscience: Towards an Integrative Functional Architecture of the Brain. Current Opinion in Neurobiology 23 (3) : 361-372.
[32] Touroutoglou, A., Lindquist, K. A., Dickerson, B. C. and Barrett, L. F. (2015) . Intrinsic Connectivity in the Human Brain Does Not Reveal Networks for 'Basic' Emotions. Social Cognitive and Affective Neuroscience 10 (9) : 1257-1265.
[33] Barrett, L. F. (2006) . Are Emotions Natural Kinds? Perspectives on Psychological Science 1 (1) : 28-58.
[34] Griffiths, P. E. (1997) . What Emotions Really Are: The Problem of Psychological Categories. Chicago, IL: University of Chicago Press.
[35] Scarantino, A. (2009) . Core Affect and Natural Affective Kinds. Philosophy of Science 76 (5) : 940-957.
[36] 戸田山和久 . (2021) . 感情って科学の概念なんだろうか . エモーション・スタディーズ 6 (1) : 91-104.
[37] Sprengelmeyer, R., Young, A. W., Schroeder, U., Grossenbacher, P. G., Federlein, J., Buttner, T. and Przuntek, H. (1999) . Knowing No Fear. Proceedings of the Royal Society B: Biological Sciences 266 (1437) : 2451-2456.

[38] Clark-Polner, E., Johnson, T. D. and Barrett, L. F. (2017). Multivoxel Pattern Analysis Does Not Provide Evidence to Support the Existence of Basic Emotions. Cerebral Cortex 27 (3): 1944-1948.
[39] Siegel, E. H., Sands, M. K., Van den Noortgate, W., Condon, P., Chang, Y., Dy, J., Quigley, K. S. and Barrett, L. F. (2018). Emotion fingerprints or emotion populations? A meta-analytic investigation of autonomic features of emotion categories. Psychological Bulletin 144 (4): 343-393.
[40] Barrett, L. F., Adolphs, R., Marsella, S., Martinez, A. M. and Pollak, S. D. (2019). Emotional Expressions Reconsidered: Challenges to Inferring Emotion from Human Facial Movements. Psychological Science in the Public Interest 20 (1): 1-68.
[41] Kret, M. E., Prochazkova, E., Sterck, E. H. and Clay, Z. (2020). Emotional expressions in human and non-human great apes. Neuroscience & Biobehavioral Reviews 115: 378-395.
[42] Zych, A. D. and Gogolla, N. (2021). Expressions of emotions across species. Current Opinion in Neurobiology 68: 57-66.
[43] Kavanagh, E., Kimock, C., Whitehouse, J., Micheletta, J. and Waller, B. M. (2022). Revisiting Darwin's comparisons between human and non-human primate facial signals. Evolutionary Human Sciences 4: e27.
[44] Lakatos, I. (1970). "Falsification and the Methodology of Scientific Research Programmes", Lakatos, I. and Musgrave, A. (eds.). Criticism and the Growth of Knowledge. Cambridge: Cambridge University Press, 91-195.
[45] Levenson, R. W. (2011). Basic Emotion Questions. Emotion Review 3 (4): 379-386.

脳は感情と理性を対立させているか

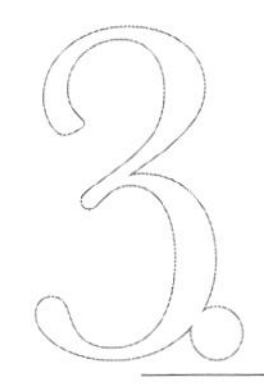

OHIRA Hideki

大平英樹

I

はじめに

感情(affect)や情動(emotion)[26]は辺縁系(limbic system)などの原始的な脳部位で生じ、前頭前皮質(prefrontal cortex)をはじめとする高次な脳部位がその感情を制御するという考え方は、心理学や認知神経科学において広く受け入れられてきた。この感情制御(emotion regulation)の過程やその神経基盤に関する研究は、これまでに膨大な蓄積があり、現在も盛んに行われている。また、心理学や認知神経科学では二重過程理論(dual-process theory)と総称される立場が長年にわたって影響力を保持している。この立場は、

26　感情の定義や分類については、現在でも心理学において統一的な合意が得られていない(日本感情心理学会 2019[1])。バレットの心理構成主義では、身体状態に由来する原初的な内的状態を感情(affect)、それが意識を伴って経験され言語により表現されたものを情動(emotion)と呼ぶ。また、感情(affect)は、気分、フィーリング、などの関連する精神現象を総称する際にも広く用いられる。

感情的で直感的な過程と、理性的で熟慮的な過程の2つが存在し、それらの過程の相互作用が、知覚、認知、あるいは意思決定などのさまざまなこころの働きを成立させると主張する。

これらの考え方では、感情を担う進化的に古い脳部位と理性を担う進化的に新しい脳部位が存在し、それらはしばしば拮抗的に働くことを前提としている。バレットが主張する心理構成主義(psychological constructivism)は、こうした二分法を批判する(Barrett 2017a[2])。彼女は、こうした二分法は基本情動理論(basic emotion theory)のような従来の感情観に根差しており、あまりに単純であって、近年の神経科学的知見には整合しないと主張している(Barrett 2017b[3])。バレットらは、感情だけに特化した機能を持つ脳部位、ましてや怒りや恐怖など特定の基本情動を担う脳部位は存在せず、知覚、認知、感情などすべてのこころの働きは、共通の脳全体にわたる大規模神経ネットワーク群により創発されると主張する(Barrett and Satpute 2013[4])。

筆者が初めてバレットと会い、感情についての意見を交わしたのは2003年のことであった。この年ハーバード大学において、感情をテーマとした日米合同のワークショップが開催され、筆者は感情制御の神経基盤に関する研究発表を行った。それに対してバレットが心理構成主義(当時は、まだこの名称は用いておらず、師匠であるラッセルの核心感情理論(core affect theory)(Russell and Barrett 1999[5])を引用していた)の観点からコメントをしてくれたのだが、その主張は鋭く論理的であり魅力的に思えた。それ以来筆者はバレットとは緩やかな連絡を保ち、彼女の主張には大枠としては共感してきた。二重過程理論の問題に関してもバレットらの批判にはそれなりの根拠があり、その主張は傾聴に値すると思われる。しかしながら、彼女たちが提唱する心理構成主義が、従来の二重過程理論などに替わって、感情、その制御、認知、意思決定などの心理的な諸現象について新たな具体的な説明を示しているかというと、客観的に評価するならば、未だその域には到達していないように思える。

そこで本章では、このトピックにまつわる論点を整理し、感情と理性という問題をどのように統合的に捉えるべきであるかを考える。そのためにまず、バレットらが批判の対象としている二重過程理論に代表される感情と理性を対置させるような従来の考え方を確認する。次に、そうした考え方に対する、バレットらの心理構成主義からの批判の要点を整理する。さらに、心理構成主義にも弱点や課題があることを指摘し、こうした論争を止揚して人間のこころの統合的な理解に向かうためのひとつの方向性を提示する。最後に、こうした問題を検討することが、臨床的実践においてどのように有益であるのかについて考えたい。

II

2つのこころ：感情と理性

1

感情とその制御

心理学では、基本情動理論が長い間優勢であった。この理論は、①少数の基本情動が存在し、②基本情動は進化の過程を通じて形成され、③基本情動は特定の神経生理学的基盤を持つ、と主張する（Ekman 1999[6]）。エクマンらは、人類に共通して、幸福、悲しみ、怒り、驚き、嫌悪、恐れという6種類の基本情動が存在し、それらは遺伝により生得的に実装されていると主張した。また動物研究における、恐れや嫌悪に関連する偏桃体（amygdala）や島（insula）などの脳部位の研究（LeDoux 1996[7]）や、側坐核（nucleus accumbens）などのいわゆる報酬系の研究（Fibiger and Phillips 1988[8]）から、基本情動にはそれぞれ固有の神経生理学的基盤があると主張されるようになった。

一般に、これらの基本情動は動物においては適応的に機能すると考えられてきた。なわばりに侵入した同種の他個体に対して怒りを惹起することは、その他個体を攻撃して追い払いなわばりを保持することに役立つ。捕食者に対する恐怖は、いち早くその存在を検知し逃走することで生き残り確率を上げる。しかし、社会環境に生きている人間には、そうした原始的な感情は時として非適応的であると考えられている。怒りにより暴力を振るうことは犯罪である。悲しいからといって人目を憚らずに泣くことは恥ずかしい。そこで、人間は自身の感情を適切にコントロールする必要が生じ、そのための心理的仕組みとそれを可能にする脳メカニズムが進化したと考えられてきた。このように、自身の感情を意識的に認識した上で、意志の力により主体的に感情を変容させようとすることを感情制御(emotion regulation)と呼ぶ(Gross 1998[9])。

感情制御の研究を主導してきたグロスらは、感情制御には再評価(reappraisal)と抑制(suppression)という2つの認知的方略があると主張している(Ochsner and Gross 2005[10])。再評価は、感情的な刺激に対して、肯定的解釈や認知的再構成を行うことで、より適応的な感情状態を促進することを目指す方略である。抑制は、感情の表出を弱めることで感情的反応を減少させることを目指す方略である。いずれの方略の発動も、人間の感情が、状況の認識、注意、評価、それによる反応という継時的な段階により生じることを前提にしており、自動的に惹起される感情を、理性的な主体がモニターしつつ制御を行うというイメージで理論が記述されている。最近では、これらの段階のそれぞれが、目標の活性化と手段・方略の選択という複雑な過程から成ると主張する拡張版モデルも提唱されているが(Ford et al. 2019[11])、自動的な感情と主体的なその制御という基本的な図式は変わらない。一方、感情制御の脳メカニズムの研究もこれまでに多く行われており、いわゆる理性の座と考えられてきた前頭前皮質(prefrontal cortex)、前頭眼窩皮質(orbitofrontal cortex)、前部帯状皮質(anterior cingulate cortex)が、再評価や抑制などの感情制御方略に関与することが示されてきた(Goldin et al. 2008[12]; Ochsner and Gross 2007[13]; Ohira et al. 2006[14])27。これらの脳部位の活動により扁桃体などの感情関連部位の活動を抑制することで感情をコントロールすることが可能になると考えられている。さらに、こう

27 筆者もかつて、陽電子断層撮影法(positron emission tomography: PET)による神経画像研究によって、抑制による感情制御の自己努力が背外側前頭前皮質と前頭眼窩皮質の活動上昇を導き、これにより扁桃体の活動が抑制されることによって、嫌悪的な写真によって惹起された不快感情を低減することを示した[14]。ハーバード大学でのワークショップにおいてこの研究を発表したところ、バレットから鋭い批判を浴びた。それ以来、自身ではこのテーマの研究は行っていない。

した理性に関わる脳部位の機能不全がうつ病などの精神疾患、特に気分症群の原因であると考えられるようになった(Sheppes and Gross 2012[15])。この考え方に基づき、感情制御を促進する訓練を行うことで精神疾患を治療しようとする認知行動療法的技法も開発されている(Plate and Aldao 2017[16])。

こうした考え方はまさに、「古い脳＝感情」「新しい脳＝理性」という2つのこころを想定する典型的な二分法である。この考え方は、感情を理性によって調整しバランスを保つことが重要だというアリストテレスの主張に見られるように、西欧社会において古くから共有されてきた人間観に根差しているのであろう。

2
「速いこころ」と「遅いこころ」

2020年に生じた新型コロナウイルスのパンデミックにおいて、「このウイルスは生物兵器として人工的に作られたものだ」「ワクチンを打つと遺伝子が書き換えられる」などの、科学的とは思えない噂が流布した。また、このパンデミックが見えない権力や地下組織により意図的に引き起こされたという、いわゆる陰謀論を信じる人も続出した。未知のウイルスへの恐怖や不安から、これらの言説をよく考えたり情報を求めたりすることなしに、そのまま鵜呑みにした人も多くいたと思われる。このように人間のこころには、感情や直感に駆動されてバイアスのかかった考え方をしてしまう側面と、冷静な思考や吟味をしようとする側面が併存しており、それが私たちの日常生活のさまざまな場面で顕わになるように感じられる。

このような現象を説明するために心理学では、人間の思考や判断が、自動的で直感的な過程と、より努力的で分析的な過程によって制御されていると考えられてきた。こうした考え方を総称して二重過程理論と呼ぶ。前者の過程は、外部の刺激に基づいて自動的に反応することを可能とし、よく経験された日常的な行動では有効であるが、複雑な問題に対してはしばしば不十分である。一方、後者の過程は、課題への集中を誘導し、複雑な問題を解決するために必要な分析力を提供する。しかしこの過程は、時間や認知的資源を必要とし、その遂行はストレスを引き起こすこともある。

この2つの過程は拮抗的に働くこともあれば、協調的に働くこともある。この2つの過程の重みづけにより、人間の思考や行動は、冷静で合理的な様相から感情的で非合理的な様相まで、さまざまなグラデーションを見せることになる。この理論は、判断や意思決定、思考、行動など、多くの人間の心理的現象を説明するために用いられている。

二重過程理論には多くの種類があり、説明する現象の範囲や主張にも違いがある(金子2014[17]; De Neys 2021[18])。その中で最も知られたものは、トロント大学の心理学者であるスタノビッチにより提唱された、「システム1」「システム2」という概念であろう(Stanovich 1999[19])。この概念はノーベル経済学賞を受賞したカーネマンが援用したことでさらに有名になった。カーネマンは、自動的過程を「システム1:速いこころ」と呼び、意識的過程を「システム2:遅いこころ」と呼んでいる(Kahneman 2011[20])。

3
意思決定を規定する2つのこころ

経済的意思決定に関する研究では、自動的で直感的な過程が、個人の消費や投資行動に強い影響を与え、その結果意思決定が合理性から逸脱することが示されている。例えば、個人は自分の所有物に対して過剰な価値をつける「譲渡効果」が報告されている(Kahneman and Tversky 1991[21])。ある物の価値はその特性、性能、希少性などの物自体の属性によって決まるべきであるとの考えが合理的であるとするならば、それが誰の所有であるかによって価値が影響を受けるのは非合理的である。人間は誰しも自尊心や自己中心性のような、自己を重視する傾向を持っているので、それが物の価値にも影響するのである。また、情報の提示方法によって異なる意思決定が導かれる「フレーミング効果」が知られている。例えば、「50%の確率で勝つ」という表現と、「50%の確率で負ける」という表現を用いると、前者では同調の、後者では忌避の確率が高まる(Thaler and Sunstein 2008[22])。本来両者は同一の確率的事象を記述しているはずであるが、負けることへの心理的抵抗、恐れや悔しさなどの不快感情が、後者の表現への忌避傾向を強めるのだと考えられる。

また、二重過程理論は道徳性の判断のような、社会的でより高次な意思決定にも示唆を与えている。ハイトは、「感情的な犬とその合理的な尻尾—道徳性判断への社会直感的アプローチ」という挑発的なタイトルの論文を発表している（Haidt 2001[23]）。ここでは、ある行為が容認されるべきであるか否かという道徳的な判断は、感情的な直感や社会的な価値観に基づいて行われ、熟慮的で合理的な推論は、その後付け的に行われるに過ぎないと主張されている。この説によれば、「なぜ人を殺してはいけないのか？」という問いに対して合理的で論理的な普遍的な回答を求めても無駄であり、単に自分が殺されたくないとか、他者を殺すことへの恐れなどの感情がそうした道徳的信念の基盤にあることになる。

こうした研究では、感情的で直感的な過程の優位性が主張され、我々人間の判断や意思決定は、いわゆる自由意志とは無関係に勝手に行われてしまう、という主張が強い。実際、カーネマンは、システム1により生じる認知バイアスを、システム2により修正する可能性については悲観的な見解を示している[20]。こうした発想の背景にはもちろん、カーネマンが、「経済活動において人間は常に合理的で自己の利益を最大化するように振舞う」という従来の経済学の伝統的立場を覆し、感情的・直感的・非合理的なこころの働きが経済的意思決定に重要な影響を与えていることを明らかにし、それがノーベル経済学賞に繋がったという経緯があるだろう。しかしそれのみならず、いくつかの要因が感情や無意識の力を強調することの背景にあるように思える。

こうした考え方は、人間のこころには意識がアクセスできない領域があり、その力はときとして意識を凌駕する程大きいという精神医学における「無意識の発見」（Ellenberger 1970[24]）に端を発していると指摘することができる。19世紀末、パリのサルペトリエール病院でヒステリーや解離の治療にあたっていたジャネは、意識下固着観念や意識野の狭窄などの概念を提唱し、精神症状の出現に意識の後退と無意識の発露があることを主張した。さらにフロイトは、ジャネの理論にも触発されつつ、無意識と意識の構造と機能により精神症状を説明し、治療における無意識の重要性を強調する精神分析理論を展開した。現代の心理学における二重過程理論は、西欧の精神医学におけるこうした思想的枠組みを暗黙に基盤としており、だからこそ心理学者のみならず一般にも広く受け入れられたとも考えることができるだろう。さらに、上の節で述べた基本情動理論に基づく脳メカニズムに関する信念があるように思える。すなわち、自動的で直感的な過程は扁桃体や線条体などの感情を担う「古い脳」によって実行されるため非常に強力であり、前頭前皮質などの「新しい脳」により担われる意識的で熟慮的な過程には、それを修正したり否定したりする能力はないか、あっても非常に限定的だと考えられるようになったのだろう。

4 自己コントロールとその生物学的基盤

これらの感情的で直感的なシステム1の優位性を強調する立場とは別に、システム2により実現される理性に焦点を当て、たとえ限定的であるとしても、それがどのような条件下で働くのかを検討しようとする立場も存在する。そうしたこころの働きを、心理学では自己コントロール（self-control）と呼ぶ。確かに私たちは、不正により自己利益を諮ろうとする誘惑を良心と呼ばれる理性により抑制することができる。スポーツの厳しく辛い練習に、辞めてしまおうという誘惑に打ち勝って耐え、栄冠を掴むこともできる。上の節で紹介した感情制御も、自己コントロールの一種と考えることができる。

こうした自己コントロールの検討として有名なのが、「マシュマロテスト」と呼ばれる研究である（Mischel et al. 1972[25]; Mischel 2014[26]）[28]。4歳の幼稚園児186人が実験に参加し、1個のマシュマロが与えられた上で、20分食

28 近年、心理学における研究の再現性が低いことが指摘され、過去の有名な研究の見直しが行われるようになった。「マシュマロテスト」の研究も、参加者となった子どもの家庭環境や世帯収入により結果のほとんどが説明され、自己コントロールのような心理的要因の効果は小さいという批判がなされている（Watts et al. 2018[27]）。しかし、本章では、「マシュマロテスト」研究の妥当性自体を論じることを目的とはしていない。ここでは、自己コントロール研究の考え方を示す代表的な例として紹介する。

べずに我慢することができたらもう1個あげると言われた。大人の実験者が部屋を出て1人残された環境で、我慢を完遂できた子どもは約3分の1であった。彼らが20歳、30歳になった時点での追跡調査により、幼児期に自己コントロールの力があった子ども(食べるのを我慢できた子ども)は、大学進学適性試験の成績がよく(Mischel et al. 1988[28])、成人後に学歴が高く、肥満の割合が小さく、社会的に成功していたことが報告されている(Ayduk et al. 2000[29]; Schlam et al. 2013[30])。さらに、参加した子どもたちが中年期になった頃、何割かの参加者を対象として、Go/NoGo課題と呼ばれる認知的課題を行っている際の脳活動が機能的磁気共鳴画像法(functional magnetic resonance imaging; fMRI)により検討された(Casey et al. 2011[31])。この実験では幸福や恐怖を表す表情が提示され、指定された表情にはボタンを押し(Go)、別の表情には押すことを抑制する(NoGo)ことが求められた。その結果NoGo時に、子どもの時に衝動を我慢できた参加者では衝動の抑制に関連すると考えられている下前頭回の活動が高く、子どもの時に我慢できなかった参加者では衝動を生成する、いわゆる報酬系と呼ばれる腹側線条体の活動が高かった。これは、幼児期の自己コントロールの力が、人生のかなり長い期間にわたって保存され、実際に個人の人生に影響すること、また衝動の発現とその抑制は異なる脳部位が担っていることを示唆している。

自己コントロールを可能にする「意志の力(will power)」は、こうした個人差だけでなく、同一個人の中でも変動する。バウマイスターは、意志の力を発揮するシステム2の資源は有限であり、使い続けると消耗すると考え、これを自我消耗(ego depletion)と呼んでいる。例えば、感情を喚起させる映画を見せつつ、敢えて感情を抑えるように求められると(感情制御)、その後に行ったアナグラム課題に取り組む意欲が低下することが報告されている(Baumeister et al. 1998[32])。この結果は、感情制御のためにシステム2を使い資源が消耗したために、困難な認知課題に我慢して取り組む資源が無くなってしまったのだと解釈されている。

さらにバウマイスターらは、このシステム2を機能させる重要な資源は脳が利用できる血中のブドウ糖(glucose)だと主張している。ブドウ糖は脳にとって必須のエネルギー源であるが、自己コントロールを必要とする課題を行うとブドウ糖が減少することが示された(Gailliot and Baumeister 2007[33])。さらにこの研究では、ブドウ糖を加えたレモネードを飲むことで、カロリーのない人口甘味料入りのレモネードを飲んだ場合と比べて、システム2の資源が必要な認知課題の成績が低下することを防げたことも報告している。システム1、システム2という情報処理の過程、またそこで用いられる資源というのは、人間の心理的現象や行動を説明するために考えられた仮説的な概念である。これを心理学では仮説的構成概念という。ところがバウマイスターらは、ブドウ糖とその代謝という生理的過程と結びつけることで、これらの仮説的構成概念を生物的実体であると主張しようとしている。ただし、単にブドウ糖入りの飲料を口に含むだけでも資源消耗の影響を抑えることができたという報告もある(Hagger and Chatzisarantis 2013[34]; Sanders et al. 2012[35])。これが事実だとすれば、経口接種したブドウ糖が直ちに代謝されてシステム2の資源として利用されるという考え方は単純すぎることになる。

一方、fMRIなどの神経画像研究によって各システムに対応した脳部位や神経ネットワークを同定しようとする試みが行われている。例えばリャンらは、これまでに発表されたシステム1、2に関連するfMRI研究の32の論文を集めてメタ解析を行うことにより、各システムに関連する神経ネットワークを探索した(Liang et al. 2020[36])。その結果、前部帯状皮質、楔前部(precuneus)、扁桃体、後部帯状皮質(posterior cingulate cortex)、島、中前頭回(middle frontal gyrus)などの感情に関連の深い部位をハブとする神経ネットワークが、システム1が担う機能と深く関連していることが示された。一方、システム2の機能と関連するのは、背外側前頭前皮質(dorsolateral prefrontal cortex)、中前頭回、前部帯状皮質、下前頭回(inferior frontal gyrus)など、前頭部の理性を担うと考えられる脳部位をハブとする神経ネットワークであることが明らかになった。そして、前部帯状皮質と中前頭回が、システム1とシステム2を繋ぐ働きをしていることが示された。

III

心理構成主義

次に、二重過程理論を批判する心理構成主義について見ていこう。

1

基本情動理論と心理構成主義

エクマンらは、アメリカ人の俳優が演技した表情の写真がどのような感情を表しているかを答える課題において、世界中のさまざまな文化や民族の人たちが、白人と会ったことがない人たちでさえ、極めて高い正確さで正答することができたと報告した（Ekman and Friesen 1971[37]）。長い間、この知見が基本情動理論の主要な根拠であるとされてきた。しかし、世界中の多くの地域と国で実施された表情の認識に関する研究のメタ分析の結果は、基本情動理論の主張に反して、表情の認識には文化間で大きな違いがあることを示している（Gendron et al. 2018[38]）。さらに、感情、知覚、認知に関する神経画像研究のメタ分析によると、知覚、認知、感情に1対1で対応する特定の脳領域は存在せず、感情を含むほとんどの心理的機能は、脳内の一般的な大規模ネットワークによって実現されていることが示唆されている（Lindquist et al. 2012[39]）。この知見は、特定の情動に対応する特定の神経回路を仮定する基本情動理論の主張に反している。

ラッセルやバレットは、こうした具体的な反証のみから基本情動理論を批判しているだけでなく、より存在論的な議論を喚起している。彼らによれば、基本情動理論は本質主義（essentialism）の典型である。本質主義とは、人間のこころの機能に、脳や遺伝子などが1対1で対応しており、こころがそれらの生物学的実体に還元できるとする考え方を意味する。ラッセルらは早くから、怒りや悲しみなどの基本情動を、生得的に与えられた特異的な脳の回路の働きとする考え方を否定し、そのようなカテゴリーは人間が主観的に構成したものであると主張してきた[5]。しかし、ラッセルらは、人間が「白紙（タブラ・ラサ）」の状態で生まれてきて、こころの働きのすべてが社会的に獲得されたものであり文化依存的であるとする社会構成主義

(social constructionism) のような考え方を取っているわけではない。彼らの心理構成主義では、人間は生物の1種であり、遺伝により規定された生得的な仕組みを持って生まれてくると主張されている[2]。

心理構成主義は、感情的な経験が生じるためには、①コアアフェクト (core affect) の形成、②コアアフェクトの主観的なカテゴリー化による情動経験の創発、という2つの過程が必要であると主張する。コアアフェクトは、心地よい－不快な、興奮－落ち着きなどのいくつかの次元の組み合わせによって記述される原初的な精神状態であるとされている。コアアフェクトの形成において重要なのは、内臓や体液など身体内部の感覚を意味する内受容感覚 (interoception) である。内受容感覚は、生命を維持するために恒常性を保つことを目的として、身体状態をモニタリングする仕組みである。心理構成主義では、快－不快のようなコアアフェクトは、恒常性維持がうまくいっているか、何らかの不調があるかを示すバロメータのような機能があると考えられている。これは、私たちが、体調が良いとか悪いとかの自覚を持つことができ、それに応じて対処行動を取ることを想起すると理解しやすいであろう。このコアアフェクトは生得的であり、人間がみな共通に持っているメカニズムであると考えられている。しかし、それがどのような対象に、どのような重みづけをもって働くかについては相当な個人差があり、それは後天的な経験や学習によって形成されるとされている。

こうしたコアアフェクトは、記憶中にある概念と文脈の情報を用いてカテゴリー化されると考えられている。人間は、あらゆる事物についてカテゴリーを形成する能力に優れている。大きさや体色がさまざまに異なっても、毛に覆われており、四つ足で歩き、嬉しいと尻尾を振り、「ワン」と吠える動物のグループは、「犬」というカテゴリーとして認識されている。このカテゴリーは、生物学における分類法や遺伝子などの科学的概念が生まれるはるか以前から成立してきた。人間は、このカテゴリー化の能力を自分自身の内的状態についても適用できる。このカテゴリー化の過程を通して、情動の主観的経験が創発されると主張されている。したがって、たとえ同一のコアアフェクトの状態があったとしても、カテゴリー化次第では全く異なる情動として経験されうる。また、カテゴリー化の仕方は、言語、文化、および時代ごとに異なる言語や概念に依存している。この考え方により、感情のさまざまな要素が個人、状況、社会、言語、文化などにより大きな違いがあることが説明される。

2
心理構成主義からの二重過程理論への批判

こうした心理構成主義は、基本情動理論そのものというよりも、感情の、そしてこころの本質主義を批判のターゲットとしている。そのため、二重過程理論の主張が本質主義的である限り、それは批判の対象となる[2]。バレットは、感情は「こころと体の状態の構成物であり、個人の文化的背景や経験に基づく解釈によって形成される」と述べている。つまり、感情は認知的な判断や解釈と不可分であると考えている。そのため、感情を単なる自動的な反応として捉えることは適切でないと主張する。またバレットは、一般に二重過程理論が、認知的な過程に不当な優位性を与えていると指摘する。彼女によれば、感情的な過程は認知的な過程と同様に重要であり、むしろ感情的な過程が認知的な過程を導いている場合さえあると主張する。さらに彼女は、先に述べた神経画像研究のメタ解析結果などに基づいて、感情的過程と認知的過程が、辺縁系と前頭領域のような異なる脳領域で担われているという主張には全く根拠がないと主張している。

同様にバレットは、システム1、2をそれぞれ特定の脳部位や神経ネットワークの機能に還元しようとする考え方を痛烈に批判している。この考え方は本質主義の最たるものだからである。ただし、カーネマンは、必ずしもシステム1、2の機能は特定の脳部位の働きに還元できるものではないと慎重に述べており[20]、バレットも認めている。バレットはむしろ、仮説的構成概念であるシステム1、2を、単純に具体的に存在する実体であるとしてその根拠を脳の中に求めようとする態度、あるいは上記のシステム2を駆動するエネルギーがブドウ糖であるとする説のように身体の生理的作用の中に求めようとする態度、を批判しているのである。

ただし近年では、こうした心理構成主義の主張に対して、基本情動理論の陣営からの再反論も行われている(Scarantino 2017[40])。そこでは、心理構成主義では感情が経験されるために、内受容感覚からコアアフェクトが生じる過程、コアアフェクトがカテゴリー化されて意識される情動が生じる過程、があると主張するが、そのいずれについても説明が抽象的であり、そのメカニズムが明らかにされていないと主張されている。この批判は確かに正当であり、これまでの心理構成主義の主張はかなり抽象的、概念的であり、その妥当性を実証的に検討することは困難であった。

バレットは、こうした自説の弱点や自説への再反論を踏まえた上で、こころの活動を「予測する脳(predictive brain)」という枠組みで理解し、感情や認知を包括的に説明するような理論的枠組みを提唱しつつある(Barrett and Simmons 2015[41]; Hoemann et al. 2017[42]; Quigley et al. 2021[43])。以下の節では、この心理構成主義の新しい潮流を紹介すると共に、そこで提唱される視点が、二重過程理論についてどのような洞察をもたらすかを考えたい。

IV

予測する脳とこころ

1

予測的処理

心理構成主義は、認知神経科学において優勢になりつつある予測的処理(predictive processing)と呼ばれる理論に接続することによって、こうした批判を克服しようとしている(Friston 2010[44])。この理論では、脳は、感覚器官から入力される刺激に受動的に反応するのではなく、将来入力される刺激を予測する内的モデル(inner model)を構築し、その予測と入力された感覚信号の差異(予測誤差:prediction error)の計算に基づいて、知覚を能動的に創発していると主張される(図1)(Friston 2010[44]; Rao and Ballard 1999[45])。すなわち脳は、予測誤差を最小化することにより、自己や世界の安定した像を形成していると考えられている。ここでいう内的モデルとは、自分の身体と周りの環境の振る舞いを、脳内の神経ネットワークの活動パターンで表現し保持することを意味する。それゆえ、ここでいう予測とは、感覚刺激の処理に先立って自発的に生じる神経活動のパターンのことであり、意識され言語的に表現される将来の推測を意味するわけではないので注意が必要である。この理論を記述する文献においてはしばしば、脳は感覚刺激を、予想する、推測する、解釈する、などの表現が採られるが、それらは皆、アナロジーである。

このような、脳の機能において予測を重視する発想は解剖学的知見に基づいて生まれた。視覚などの知覚を担う脳領域には明瞭な層構造があるが、低次と高次の階層の間に双方向的な神経連絡があることが知られている(Felleman and Essen 1991[46]; Huang and Rao 2011[47])。もし脳が、感覚信号を受動的に処理するだけの器官であるのなら、低次階層から高次階層へ向かう経路だけで事足りるように思える。しかし高次階層から低次階層への経路が存在することから、感覚信号の処理に対して何らかのトップダウン的な制御が行われていると考えられるようになった[45]。

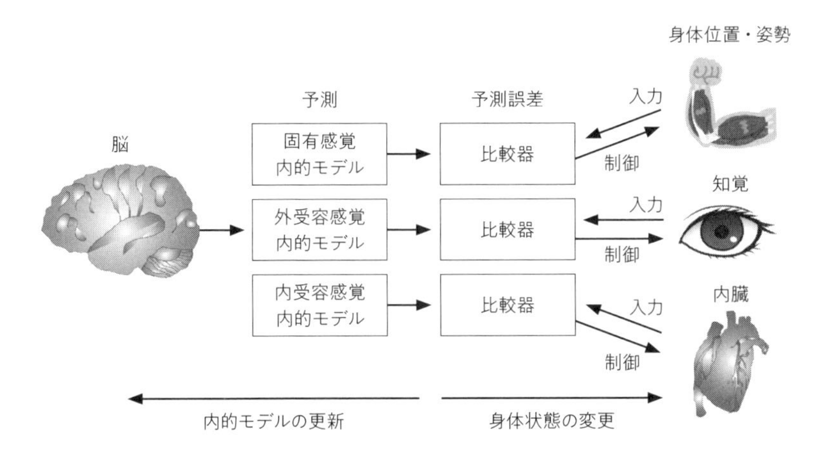

図1　脳の予測的処理

脳は、身体の位置や姿勢に関する固有感覚、視覚などの外受容感覚、内臓などの内受容感覚について内的モデルを持ち、予測を出力している。それぞれの感覚信号が入力されると、予測との差分、つまり予測誤差が計算される。この予測誤差の総和を最小化するように、内的モデルの更新や身体状態の変化が行われ、それにより知覚が成立し適応的な行動が可能となる。

知覚における予測的処理の妥当性を示す例として、錯視がよく挙げられる（Seth 2021[48]）。例えば、心理学で有名なチェッカーボード錯視という現象がある。濃いグレーと薄いグレーの格子が互い違いに配置されたチェッカーボードを想像して欲しい。全く同じ色、同じ濃さの格子であっても、それが円柱の影の中にある場合、実際よりも明るく見える。これは、影の中の物体は暗く見えることを私たちは経験から知っているので、言い換えれば、脳はそのような神経活動パターンを保存しているので、網膜上の視覚刺激を補正してより明るく感じさせているのである。

厳密に統制された実験的研究においても、予測的処理の理論を支持する知見が蓄積されている。例えば、仮現運動を利用して予測を生成させ、それに合致する位置、あるいはそこから逸脱した位置にターゲット刺激を提示する手続きを用いた研究がある。仮現運動とは、コンピュータ画面上に2つの光点を適切な時間感覚で経時的に提示すると、光点が最初の提示位置から次の提示位置まで動いて見える現象である。この仮現運動の軌道上のある点に、そこを運動が通ると感じられるタイミングでターゲット刺激を提示する。この場合にはターゲット刺激の出現は予測に合致している。一方、その軌道から離れた位置にターゲット刺激が提示されたならば、予測誤差が生じる。この実験において、惹起された予測誤差が小さい程、脳のV1とMT野の活動量が小さい、つまりより効率的な処理が行われたという結果が報告されている（Alink et al. 2010[49]）。V1は初期視覚野であり、MT野はV1より高次な視覚領域であって運動視を担うと考えられている。この2つの視覚領域において同様な予測誤差に依存した脳活動が観測されたということは、脳の予測的処理が複数の階層で並列的に遂行されていることを示唆している。

この予測的処理の理論が意味するのは、私たちは外界の生の姿に直接接することは決してできず、経験によるある種のフィルターを介して、外界の姿を主観的に構成して認識しているということである。この考え方は、自己の内面である感情も同様に主観的に構成されるのだと主張する感情の心理構成主義と相性がよいのである。

2 内受容感覚の予測的処理

上記のように、心理構成主義では感情の形成において内受容感覚が重要であると主張されている。予測的処理の理論によれば、内受容感覚は単に受動的に身体状態を知ることではなく、恒常性を維持して生命を保つために、脳内の内的モデルによる予測と身体信号との差、つまり身体状態の予測誤差を検出し、それを縮小することで身体活動を制御する能動的な過程だと考えられている(Seth and Friston 2016[50])。バレットはこの過程を、「身体予算の管理(body-budget management)」と呼んでいる(Barrett 2020[51])。国家財政や家計と同様に、生物学的エネルギーも行き当たりばったりで消費していては破綻してしまう。そこで脳は予測(予算)に基づいた管理をしているという意味である。内受容感覚において予測が重要であるのは、身体状態の監視や制御には、必ず大きな時間遅れがあるためである。例えば動物が、実際に血糖値が低下し、身体予算が枯渇してから空腹を感じて餌を探し始めるとすれば、高い確率で餓死してしまうであろう。そこで脳は、身体予算がわずかに低下したところで先回りして予測を立て、食餌行動を促すために能動的に空腹感を創発しているのだと考えられる。このように考えれば、内受容感覚とは内的モデルに基づいて自己の身体状態を予測し、それにより適切な行動を選択、つまり意思決定(decision-making)を行う機能であると考えることができる[43]。こうした機能をアロスタシス(allostasis: 予測による恒常性の維持)とも呼ぶ。

この考え方を拡張し、内受容感覚から意思決定が生起する過程を説明するモデルが提案されている(図2)(Keramati and Gutkin 2014[52])。身体状態は極めて多次元的であるが、ここでは例として体温と血糖値を考える。これらの望ましい値が予測として出力され、これをこの2次元平面Hの一点H^*と表すことにする。一方、ある時点tにおける身体状態の脳における表象をH_tとする。H_tは目標と離れているので(予測誤差)、H^*に向けてこれを動かそうとする動因$d(H_t)$が生じる。この動因はH^*に対応する地点を頂点とする上方の曲面で表現されている。この生体がある行動を選択し(意思決定)、その結果次の時点で身体状態がH_{t+1}に遷移したとすれば、目標H^*に

K_tだけ近づいたことになるので動因が$d(H_{t+1})$まで低下し、その差分が報酬$r(H_t, K_t)$として評価される。この報酬の信号が脳に伝えられ、現在の状態と行動の価値を強化学習（reinforcement learning）の原理により更新するのに利用される。

強化学習とは、刺激や行動の価値（value）を表象し、その価値を、それらを選択する度に得られた報酬により更新し、そうした価値に基づいて意思決定を行うアルゴリズムである。つまり報酬とは、ある事物、事象、行動が、身体状態をどの程度、望ましい目標へ動かすことができるかの度合いにより規定される。身体状態の予測誤差が生じた際、ある行動を選択することで身体状態が予測に近づけば、それが報酬となりその行動の価値は上がる。

一方、行動が予測する価値と選択の結果得られた状態の差異、つまり報酬予測誤差（reward prediction error）が生じる際には、強化学習により選択肢の価値が更新されると共に、対処行動のためにエネルギーを高めるべく身体状態の予測が上方修正される。逆に報酬予測誤差が減少する場合には、対処のための学習が成立しつつあるとみなし、それ以上のエネルギーの浪費を抑えるために身体状態の予測が下方修正されると考えられる（Ohira 2023[54]）。このように意思決定とは、恒常性を維持するために行われる、身体状態を基盤にした価値に基づく行動の選択であると考えることができる。このモデルは、内受容感覚、報酬、意思決定、学習、などの人間や動物の行動のさまざまな側面を、統合的に説明するのに都合がよい。

内受容感覚が予測的処理の原理によって制御されているという考えは、これまでのところ全くの仮説であったが、最近になってこの考え方を支持する証拠が得られつつある。一例として、マウスの島（insula）におけるニューロン活動の計測データを人工知能技法により解析した研究がある（Livneh et al. 2020[55]）。島は、身体からの信号が最終的に投射される脳部位であり、内受容感覚の重要な中枢である。マウスの島ニューロンは、普段は現在の餓えや渇きの状態を反映する活動パターンを示す。ところが飢餓あるいは渇水状態のときに食物あるいは水を連想する手がかり刺激を提示すると、それらを摂取して満足した状態の活動パターンに変化した。この時点では、まだ餓えや渇きが癒えてはいないことに注意して欲しい。島のニューロンは、それらの状態を予測するように活動したのであり、こうした機能が、生存に必要な餌や水を摂取するための行動を動機づけるのであろう。筆者たちはこの問題について動物とヒトを対象とした統合的研究を行うため、2021年度よりJST-CRESTの研究費により「多様な迷走神経情報から創発する内受容感覚の脳統合」と題するプロジェクトを進めてい

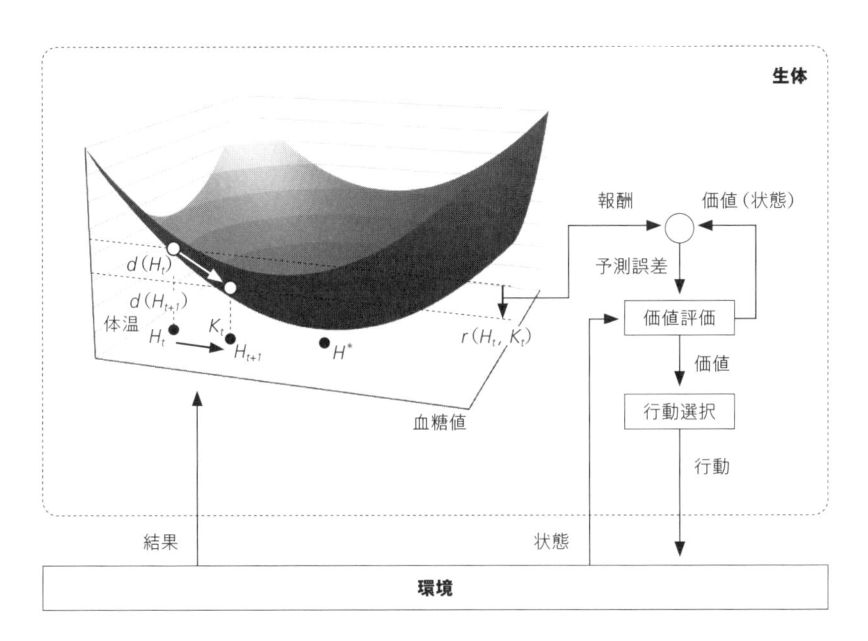

図2　内受容感覚により規定される意思決定

Keramati and Gutkin（2014[52]）に基づき筆者が作成（大平 2019[53]）。体温と血糖値の目標（セットポイント）をH^*と表す。時点tにおける身体状態の脳における表象H_tは目標と離れているので、H^*に向けてこれを動かそうとする動因$d(H_t)$が生じる。この生体がある行為を選択し（意思決定）、その結果次の時点で身体状態がH_{t+1}に遷移したとすれば、目標H^*にK_tだけ近づいたことになるので動因が$d(H_{t+1})$まで低下し、その差分が報酬$r(H_t, K_t)$として評価される。この報酬の信号が脳に伝えられ、現在の状態と行為の価値更新に利用される。
この際、得られた報酬と現在の価値の差分が報酬予測誤差として計算され、価値更新に利用される一方、身体状態の目標の変更にも用いられる。報酬予測誤差が拡大する場面では対処が必要なので、身体状態の目標値は上方修正される。一方、報酬予測誤差の減少は学習の成立や状況への適応を意味するので、それ以上のエネルギー投入は不要と判断して身体状態の目標値は下方修正される。

る。その代表である東北大学の佐々木は、ラットの島ニューロンの活動が、10秒後の心拍や10分後の血糖値を先取りするように活動することを示した(Kinoshita et al. 2022[56])。さらにムシモールという薬剤によりラットの島を一過性に不活性にすると、心拍や血糖値が大きな振動を起こし不安定化することが見出された(Sasaki 2023[57])。これらの知見は、島が実際に内受容感覚の予測を出力し、フィードフォワード的な身体の機能制御を実現していることを示唆している。

3

予測的処理の脳メカニズム

さらに近年では、こうした内受容感覚を中心とした予測的処理の脳メカニズムも明らかにされつつある(図3)。上述の島皮質をはじめとして、これと密接な神経連絡を有する前部帯状皮質(anterior cingulate cortex)、前頭眼窩皮質(orbitofrontal cortex)が予測的処理の重要なハブ部位として機能している[41]。さらに、従来感情や報酬の中枢であると考えられてきた扁桃体、線条体、さらには脳における身体への直接のアクセス点である中脳なども、予測的処理のハブ部位として機能していることが示されつつある[51]。重要なことは、これらの脳部位は、内受容感覚だけの特定の機能に特化してはいないことである。また、図3に視覚などの感覚を担う皮質部位、身体の運動を担う部位、などが含まれていることからも伺えるように、予測的処理の理論においては、内受容感覚、外受容感覚、固有感覚などの機能には区別はなく、共通の神経ネットワークによって統合的に制御されていると考えられている。こうした知見は、感情と理性を二分し、それを別々の脳部位や神経ネットワークに対応づけようとする従来の理論的枠組みよりも、予測的処理に裏打ちされた心理構成主義が、人間や動物の行動について、より包括的な説明を提唱しうる可能性を示唆している。

上述したように、もともと予測的処理は、脳の感覚皮質に階層性があり、各階層間で双方向の神経連絡があるという解剖学的構造から発想されたものである。図3に示した予測的処理の脳メカニズムも、身体内部から中脳、中脳から扁桃体や線条体、それらの皮質下部位から島をはじめとする皮質部位、という予測誤差に基づく制御の階層性を前提としている。これに対してバレットらは最近、そのような処理の階層性も構成されたもの、つまり脳や行動の現象を研究者が見た際に一種の解釈として創り出されたものであり、脳そのものは階層性がない単一的で連続的なシステムであるという主張をするようになった。バレットらは、安静状態の脳活動をfMRIで撮像した大量のデータを分析し、脳の活動パターンは極めて複雑で多次元的であるが、主成分分析のような統計的手法を用いることによって、連合－感覚運動（Association-Sensorimotor）、表象－調整（Representation-Modulation）

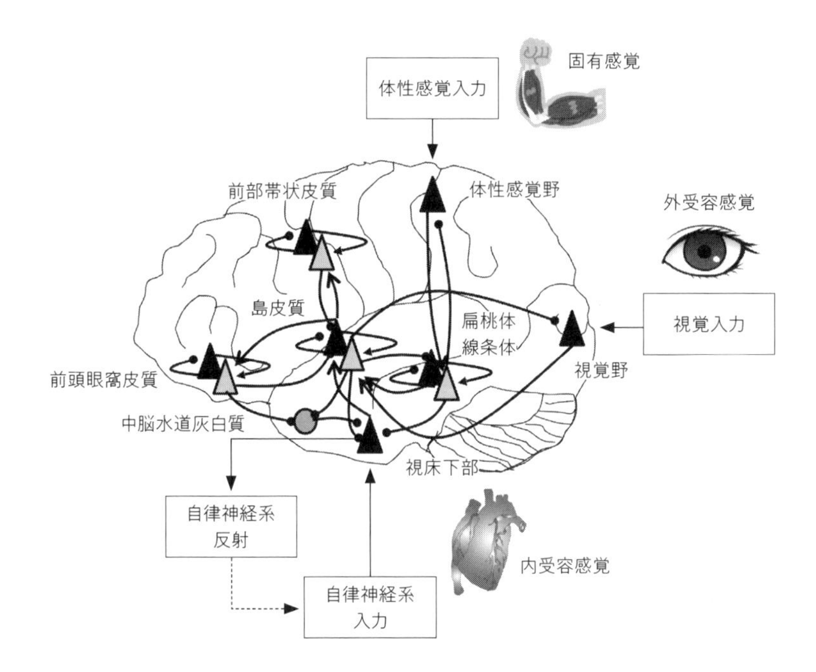

図3　予測的符号化の神経メカニズム

Seth and Friston（2016[50]）に基づき筆者が作成。図中のグレーの三角形は予測を計算する細胞群、黒の三角形は予測誤差を計算する細胞群を意味する。島皮質、前頭眼窩皮質、前部帯状皮質は、予測的符号化のハブ領域であり、それらの領域中に予測を計算する細胞群と予測誤差を計算する細胞群を含む。扁桃体では各神経核がそれらの役割を果たす。視覚野や体性感覚野などは感覚入力の処理と予測誤差の計算を担う。中脳水道灰白質を中心とする領域は内受容感覚信号の精度を調整する。

という2次元に縮約して表せることを報告している（Katsumi et al. 2022[58]）。前者は、図1に示した予測的処理の縦方向、つまり運動、外受容感覚、内受容感覚の個別の処理とその統合に対応すると考えることができ、後者は、図1の横方向、つまり感覚信号の入力と予測の出力に対応すると考えることができる。ここで重要なのは、こうして2つの次元で表現できる神経活動のパターンは、皮質領域だけでなく、海馬や小脳など、一般的には比較的低次と考えられている脳領域においても同じように生じていたという知見である。すなわちバレットらは、現実に存在しているのは、こうした空間と時間にシームレスに広がった脳全体の活動パターンのみなのであり、そこから、本章で論じている感情と認知と私たちが呼ぶさまざまな精神現象が構成されると考えていると思われる。

4 コアアフェクトはどのように創発されるのか

ここまで説明してきた脳の予測的処理の理論によって、心理構成主義が主張する内受容感覚からのコアアフェクトの創発はどのように説明できるのであろうか？　内受容感覚の予測的処理の観点からは、身体状態が望ましい方向に変化している状態は快、そのような方向へ変化しない、あるいは逆方向に変化してしまう状態は不快という主観的経験を創り出すのだと考えられる。生物にとって、恒常性を維持し生命を保つことが究極の目的なのであり、それに資することは良いこと＝快であり、それに反することは悪いこと＝不快として経験されるであろうからである。例えば、血糖値が適正な値として出力される予測に近づいている場合には満足感とそれに伴う快が、血糖値が予測と逸脱して低下してしまうような場合には空腹感とそれに伴う主観的な不快が経験される。

もちろん人間の場合には、直接に身体状態や内受容感覚と結びつく報酬だけでなく、お金や他者からの評判のような高次で社会的な報酬によっても行動が規定される。しかしそれも、お金があったり、評判が良く他者からの支援が得られたりすることで、身体の恒常性を維持するのに有利な資源を獲得しやすいと考えれば、最終的には内受容感覚に基礎づけられるのではないかと考えられる。

一方、報酬予測誤差の変化が快－不快という気分の源泉であるとする考え方も存在する。エルダーらは、直近の報酬経験によって快－不快の気分が規定されると主張している(Eldar et al. 2016[59])。正の報酬予測誤差(予測より大きな報酬)が拡大している際には幸福のような気分を経験し、負の報酬予測誤差(予測より小さな報酬)が拡大すれば落胆のような負の気分を経験すると考えられる。また彼らは、こうした経験された気分は学習の過程を調整するように働くと主張している。幸福な気分の際には柔軟で速やかな学習が進行するが、これは一方では学習が不安定になるというデメリットもある。落胆の気分の際には学習率が小さくなり、安定して慎重な学習が行われる。このようにして、学習と感情の相互作用が生じ、それは結果として適応に役立っていると主張されている。

V

感情と理性の対立を止揚する

本章では、心理学や認知神経科学において長い間優勢であった感情と理性を対置する立場に対する、バレットらの心理構成主義からの批判について考察することを目的としていた。そこで、特に感情制御の研究や二重過程理論を対象として、まず、感情と理性を対置する立場について脳機能の観点を含めて概観した上で、心理構成主義からの批判の論点を検討した。その結果、心理構成主義は、素朴な直感に基づいて感情と理性を単純に二分し、あたかもそれぞれに対応する脳神経ネットワークなどの生物学的な実体があるかのように論ずることを批判していることが明らかになった。つまり、心理構成主義が批判しようとしているのは、感情や理性などの人間のこころの働きに1対1で対応する生物学的な裏付けがあると主張する本質主義なのである。

こうした本質主義の実例のひとつとして、自己コントロール力の背景にあるシステム2を機能させる重要な資源は血中のブドウ糖だとするバウマイスターらの主張を再考したい。この問題について、血中ブドウ糖がさまざまな意思決定に及ぼす効果に関するメタ解析の結果を報告した研究がある (Orquin and Kurzban 2016[60])。もしブドウ糖がシステム2の資源であるならば、ブドウ糖が枯渇した状態ではシステム2が機能せず、どんな領域における意思決定においても合理的な熟慮ができず、直感的で感情的なバイアスのかかったものになるはずである。メタ解析の結果、ブドウ糖が枯渇した状態においては、食物に関連する意思決定ではリスクを好んだり衝動的な傾向が強まったりするなど、確かに非合理的なバイアスが強くなることが示された。しかし食物以外の金銭などの報酬に関連する意思決定では、これとは逆に、ブドウ糖が枯渇した状態の方が、リスクが回避され衝動的傾向が抑制されるなど、むしろシステム2の関与が強くなるように見えることが明らかになった。

この結果は、単純にブドウ糖をシステム2により実現される理性的思考の資源とする考え方では説明できず、むしろ本章で紹介した、内受容感覚の予測的処理の考え方(図2)を支持していると思われる。ブドウ糖が枯渇した状態では、その予測との間に大きな予測誤差が生じているはずなので、それを低減する可能性がある行動に大きな価値が与えられる。そこで、リスクを冒してでもすぐに食物が得られる行動が選択される可能性が高くなる。一方、それ以外の意思決定は優先度が低くなり、資源の浪費を防ぐために、不要不急の行動への動因は抑制されるのだと考えられる。さらに予測的処理の考え方は、単にブドウ糖入りの飲料を口に含むだけでも資源消耗の影響を抑えることができたという知見[34][35]をも説明することができる。ブドウ糖を経口摂取したとしても、それが消化吸収されて代謝され、実際に資源として使用可能になるには相当な時間がかかる。脳は、そのように実際に資源の増加を待って機能を回復させるのではなく、ブドウ糖の甘味のような手がかりから近い将来資源が上昇することを予測し、先回りして脳機能を回復させたのだと考えることができるだろう。これらの例は、脳機能やその結果実現されるこころの機能を直感に基づいて単純に捉えるのではなく、生理学的知見に基づいて精緻にメカニズムを考察することの重要性を示唆している。

ここで注意したいのは、心理構成主義は、必ずしも、脳システムの機能から私たちが感情や理性と呼ぶようなこころの働きが生じてくることを否定しているわけではない、ということである。筆者はこの問題について、2023年9月にオンラインで、また2024年3月にイギリスのブライトンで開催されたアメリカ心身医学会において、バレットと議論する機会を持った。そこで彼女が述べたのは、感情や理性などのこころの働きもまた、研究者やその主張を受け入れる一般の人たちによって「構成された概念」であるということであった。それらは現実に存在する、哲学でいうところの「自然種(natural kind)」ではない。彼女は、現実に存在するのはあくまで、時間的にも空間的にも切れ目なく単一の実体として機能する脳と身体のシステムのみであり、研究者がその働きを観測した際に、その結果を解釈し、理解し、説明するために、感情と理性、あるいはそれを実現する脳の階層的な仕組み、などの概念を「構成」するのだと主張した。

これは心理学・認知神経科学の極北とも呼ぶべき考え方であり、多くの人の理解とはかけ離れた考え方かもしれない。心理構成主義が批判する、感情と理性の二分法、基本感情理論、二重過程理論などが、何故これ程までに心理学や認知神経科学において受け入れられてきたのか。それはおそらく、そうした考え方が私たちの直感によく符号するからであろう。しかし、もし私たちが、その直感の根拠を深く考えることなしにそうした考え方を受け入れているとしたら、それは一種の素朴心理学(folk psychology)のようなものかもしれない。ここでいう素朴心理学とは、学問としての心理学研究ではなく、一般の人たちが人間のこころについて持つ直感的な理解を意味する。哲学者の戸田山(2021)[61]は、学問としての心理学、特に感情の研究が、こうした素朴心理学を無批判に基盤としていることに警鐘を鳴らしている。

感情と理性の単純な二分法への心理構成主義の批判に妥当性があるとして、それでは心理構成主義は従来の考え方に替わる、人間のこころについてのより適切な理解や説明をもたらすのであろうか？　客観的に評価すれば、それはまだ判断することはできない。本章で述べたように、心理構成主義は完成された理論体系ではなく、現時点ではメタ理論のようなものであり、その詳細については検討すべき課題を多く含むからである。それでも、心理構成主義には、いくつかのメリットがあると思われる。

まず、この考え方は、感情と理性は必ずしも対立するものではなく、同じシステムから生じる機能の異なる側面であるという理解を提示する。それだけに留まらず、この考え方は、知覚、認知、感情、学習、意思決定など、これまで別個に研究されてきた人間の心理的現象のほぼすべてを統一的に説明する可能性を提示しうる。この考え方のもうひとつのメリットは、感情をはじめとする人間の精神現象を生み出す過程を表現する数理的な記述を提供できることである。筆者は、これらの理論に基づく感情と意思決定の数理モデルを提案し、シミュレーションを行って、内受容感覚の予測的処理からどのように意思決定が行われるか、またその結果によりどのようにコアアフェクトが生成されて身体内部の状態がどのように制御されるのかを検討している(大平 2019[53]; Ohira 2020[62]; Ohira 2023[54])。

本章では、コアアフェクトがカテゴリー化されて主観的に経験される情動が構成される過程については、詳しく取り上げることができなかった。注意したいのは、ここでいうカテゴリー化とは、自己のような主体が自覚的に行う過程ではないということである。そのように考えるならば、低次な感情的現象であるコアアフェクトを、高次な理性が認識するという図式と変わらなくなってしまう。そうではなく、このカテゴリー化とは、例えば機械学習における教師無し学習のように、人間が持っている統計学習(事象の生起確率や連結確率の学習)の能力により、無自覚的・自動的に発動され進行する過程と捉えるべきである。その過程の一部が、何らかのメカニズムにより意識化され主観的な情動として経験されるのである。こうしたカテゴリー化の過程を表現するために、部分観測マルコフ決定過程と呼ばれるアルゴリズムを使用した数理モデルが提案されている(Smith et al. 2019 [63])。このモデルは、悲しみ、怒り、幸福などの情動の概念が、身体信号の処理に基づくコアアフェクトからどのように形成されるのかを説明している。最近になりバレットらはさらに論を進め、感情の主観的経験にコアアフェクトは必ずしも必要ではなく、内受容感覚が直接カテゴリー化されることで主観的経験が創発されると主張している(Barrett and Lida 2024 [64])。この点は、今後の感情理論の研究において焦点のひとつになっていくだろう。こうした理論化は、単純な二分法を越えて、精神現象のメカニズムをより詳細に記述し理解することに繋がると期待される。

VI

結論

1

臨床実践への示唆

予測的処理に基づく心理構成主義の枠組みは、精神疾患や心身症などの理解や治療の実践にも有効である。すなわち、本稿で述べた感情が構成される過程のどこかに不全があるために、多様な臨床症状が形成されると考えられる。例えば、内受容感覚の予測誤差が慢性的に収束しないことが不安を生み、予測誤差の低減が快感情として経験されないことがうつ病などにおけるアンヘドニア（失感情症）の症状を作ると考えられる（Kube et al. 2020[65]）。また、アレキシサイミアはコアアフェクトが適切にカテゴリー化されず、言語により記述される主観的感情経験が正常に構成されない症状であると理解できよう。こうした症状を、上述した数理モデルのパラメータを極端な値にすることで再現し、そのメカニズムをシミュレーションにより検討しようとする研究も行われている（Smith et al. 2021[66]）。このような研究動向は、計算論的精神医学・計算論的心身医学（Computational psychiatry/psychosomatics）という新しい研究領域の形成に繋がっている（Petzschner et al. 2017[67]）。今後、感情の基礎的研究と、その知見の臨床への応用がさらに発展することが期待される。

二重過程理論に基づく臨床実践は、感情か理性かという一次元的な発想になりがちである。例えば、うつ病患者は否定的感情が過剰であるから、それを制御する前頭機能を促進するような介入を行えばよい、というような考え方である。しかし、予測的処理の理論的枠組みは、感情を制御するためには、いくつもの経路があることを示唆する。それらどの経路に、どの程度の重みで介入するかは無限の組み合わせがあるだろう。それを精緻化することにより、患者の個人的な特性や状況に応じた、オーダーメイド的な治療介入に繋がる可能性も考えられるだろう。

2
今後の課題

これまでのところ、心理構成主義が主張する2つめの過程、すなわち、コアアフェクトのカテゴリー化による情動の主観的経験の創発については、理論的な精緻化が進んでいないし、実証的研究がほとんど行われていない。これは、心理学や認知神経科学が、僅かな例外を除いては言語とその機能に積極的にアプローチしてこず、そのため言語の問題を不得手にしていることに原因があると思われる。しかし幸いなことに、近年では言語の機能を認知科学的に取り扱い、さらには身体性と接合しようとする研究も開始されている（佐治 2022[68]）。こうした研究が進展することにより、カテゴリー化による情動経験の創発が、認知や意思決定にどのような役割を果たしているのかについての理解も進むと期待される。

個々の事象、それに対処する行動、脳や身体の反応、それに伴う主観的な経験、などがカテゴリー化され統合されることのひとつのメリットは、末端におけるひとつの現象が生じた場合に、トップダウン的にすべての領域における表象を活性化し、起動することができることである。例えば、他者と会話する場面において、不意に心拍が上昇したとすれば、それは何らかの葛藤が生じたことを意味し、不安などの不快感情を惹起することで、その場を回避する行動を起こすことができる。しかしながら、このような制御は諸刃の剣であり、それが行き過ぎれば、わずかな反応によりすべての対人的交渉を回避するような非適応的な行動を固定しかねない。こうしたシステムをいかに適応的に制御していくかを考えるには、まずもってそのメカニズムを解明する必要がある。

3
おわりに

感情か理性か、というような二分法は分かりやすく、だからこそ心理学や認知神経科学において長年受け入れられ、多くの研究を生み出してきた。その貢献は否定されるべきではない。しかし一方で、シンプルすぎる概念化は現象を過度に単純化し、人間のこころに関する多くの事実や情報を捨て去ってきたこともまた事実であろう。バレットらによる心理構成主義は、そうした研究のあり方へのアンチテーゼであると理解できる。心理構成主義は、予測的処理の理論と結びつくことにより、その妥当性を増し、人間の心理的現象を説明する有力な理論的枠組みになりつつある。しかし、未だ解明されていない課題も抱えており、新たな人間観を提唱し、心理臨床など実践的な場面へ有効な示唆を提供しうるグランド・セオリーになるためには、なお遠い道のりが必要であると思われる。

文献

[1] 日本感情心理学会企画.(2019). 感情心理学ハンドブック. 京都: 北大路書房.

[2] Barrett, L. F. (2017a). How Emotions Are Made: The Secret Life of the Brain. New York: Houghton Mifflin Harcourt.(高橋洋訳. 2019. 情動はこうしてつくられる―脳の隠れた働きと構成主義的情動理論. 東京: 紀伊國屋書店.)

[3] Barrett, L. F. (2017b). The theory of constructed emotion: an active inference account of interoception and categorization. Social Cognitive and Affective Neuroscience 12(1): 1-23.

[4] Barrett, L. F. and Satpute, A. B. (2013). Large-scale brain networks in affective and social neuroscience: towards an integrative functional architecture of the brain. Current Opinion in Neurobiology 23(3): 361-372.

[5] Russell, J. A. and Barrett, L. F. (1999). Core affect, prototypical emotional episodes, and other things called emotion: dissecting the elephant. Journal of Personality and Social Psychology 76(5): 805-819.

[6] Ekman, P. (1999). "Basic Emotions", Dalgleish, T. and Power, M. J. (eds.). Handbook of Cognition and Emotion. Chichester, UK: John Wiley & Sons, 45-60.

[7] LeDoux, J. (1996). The Emotional Brain: The Mysterious Underpinnings of Emotional Life. New York: Simon and Schuster. (松本元, 小幡邦彦, 湯浅茂樹, 川村光毅, 石塚典生訳. 2003. エモーショナル・ブレイン―情動の脳科学. 東京: 東京大学出版会.)
[8] Fibiger, H. C. and Phillips, A. G. (1988). Mesocorticolimbic dopamine systems and reward. Annals of the New York Academy of Sciences 537: 206-215.
[9] Gross, J. J. (1998). The emerging field of emotion regulation: An integrative review. Review of General Psychology 2 (3): 271-299.
[10] Ochsner, K. N. and Gross, J. J. (2005). The cognitive control of emotion. Trends in Cognitive Sciences 9 (5): 242-249.
[11] Ford, B. Q., Gross, J. J. and Gruber, J. (2019). Broadening our field of view: The role of emotion polyregulation. Emotion Review 11 (3): 197-208.
[12] Goldin, P. R., McRae, K., Ramel, W. and Gross, J. J. (2008). The neural bases of emotion regulation: reappraisal and suppression of negative emotion. Biological Psychiatry 63 (6): 577-586.
[13] Ochsner, K. N. and Gross, J. J. (2007). "The neural architecture of emotion regulation", Gross, J. J. (ed.). Handbook of Emotion Regulation. New York: Guilford, 87-109.
[14] Ohira, H., Nomura, M., Ichikawa, N., Isowa, T., Iidaka, T., Sato, A., Furuyama, S., Nakajima, T. and Yamada, J. (2006). Association of neural and physiological responses during voluntary emotion suppression. Neuroimage 29 (3): 721-733.
[15] Sheppes, G. and Gross, J. J. (2012). "Emotion regulation effectiveness: What works when", van Lange, P. A. M. A., Kruglanski, W. and Higgins, E. T. (eds.). Handbook of Theories of Social Psychology. London: Sage Publications, 276-295.
[16] Plate, A. J. and Aldao, A. (2017). "Emotion regulation in cognitive-behavioral therapy: Bridging the gap between treatment studies and laboratory experiments", Hofmann, S. G. and Asmundson, G. J. G. (eds.). The Science of Cognitive Behavioral Therapy. Cambridge, MA: Academic Press, 107-127.
[17] 金子充. (2014). 二重過程理論. マーケティングジャーナル 33 (3): 163-175.
[18] De Neys, W. (2021). On dual- and single-process models of thinking. Perspectives on Psychological Science 16 (6): 1412-1427.
[19] Stanovich, K. E. (1999). Who Is Rational? Studies of Individual

Differences in Reasoning. Mahwah, NJ: Elrbaum.
[20] Kahneman, D. (2011). Thinking, Fast and Slow. New York: Farrar, Straus and Giroux. (村井章子訳. 2014. ファスト＆スロー（上）あなたの意思はどのように決まるか? 東京: 早川書房.)
[21] Kahneman, D. and Tversky, A. (1991). Anomalies: The endowment effect, loss aversion, and status quo bias. Journal of Economic Perspectives 5 (1): 193-206.
[22] Thaler, R. H. and Sunstein, C. R. (2008). Nudge: Improving Decisions About Health, Wealth, and Happiness. New Haven, CT: Yale University Press.
[23] Haidt, J. (2001). The emotional dog and its rational tail: A social intuitionist approach to moral judgment. Psychological Review 108 (4): 814–834.
[24] Ellenberger, H. F. (1970). The Discovery of the Unconscious: The History and Evolution of Dynamic Psychiatry. New York: Basic Books. (木村敏, 中井久夫監訳. 1980. 無意識の発見 上－力動精神医学発達史. 東京：弘文堂.)
[25] Mischel, W., Ebbesen, E. B. and Zeiss, A. R. (1972). Cognitive and attentional mechanisms in delay of gratification. Journal of Personality and Social Psychology 21 (2): 204-218.
[26] Mischel, W. (2014). The Marshmallow Test: Mastering Self-Control. New York: Little, Brown and Company.
[27] Watts, T. W., Duncan, G. J. and Quan, H. (2018). Revisiting the marshmallow test: A conceptual replication investigating links between early delay of gratification and later outcomes. Psychological Science 29 (7): 1159-1177.
[28] Mischel, W., Shoda, Y. and Peake, P. K. (1988). The nature of adolescent competencies predicted by preschool delay of gratification. Journal of Personality and Social Psychology 54 (4): 687-696.
[29] Ayduk, O., Mendoza-Denton, R., Mischel, W., Downey, G., Peake, P. K. and Rodriguez, M. (2000). Regulating the interpersonal self: strategic self-regulation for coping with rejection sensitivity. Journal of Personality and Social Psychology 79 (5): 776-792.
[30] Schlam, T. R., Wilson, N. L., Shoda, Y., Mischel, W. and Ayduk, O. (2013). Preschoolers' delay of gratification predicts their body mass 30 years later. Journal of Pediatrics 162 (1): 90-93.
[31] Casey, B. J., Somerville, L. H., Gotlib, I. H., Ayduk, O., Franklin, N. T., Askren, M. K., Jonides, J., Berman, M. G., Wilson, N. L, Glover,

G., Zayas, V., Mischel, W. and Shoda, Y. (2011). Behavioral and neural correlates of delay of gratification 40 years later. Proceedings of the National Academy of Sciences 108 (36): 14998-15003.
[32] Baumeister, R. F., Bratslavsky, E., Muraven, M. and Tice, D. M. (1998). Ego depletion: Is the active self a limited resource? Journal of Personality and Social Psychology 74 (5): 1252-1265.
[33] Gailliot, M. T. and Baumeister, R. F. (2007). The physiology of willpower: Linking blood glucose to self-control. Personality and Social Psychology Review 11 (4): 303-327.
[34] Hagger, M. S. and Chatzisarantis, N. L. (2013). The sweet taste of success: The presence of glucose in the oral cavity moderates the depletion of self-control resources. Personality and Social Psychology Bulletin 39 (1): 28-42.
[35] Sanders, M. A., Shirk, S. D., Burgin, C. J. and Martin, L. L. (2012). The gargle effect: Rinsing the mouth with glucose enhances self-control. Psychological Science 23 (12): 1470-1472.
[36] Liang, T. P., Chou, Y. C. and Liu, C. H. (2020). "Neural Correlates of Dual Decision Processes: A Network-Based Meta-analysis", Davis, F., Riedl, R., vom Brocke, J., Léger, P.-M., Randolph, A. B. and Fischer, T. (eds.). Information Systems and Neuroscience. Lecture Notes in Information Systems and Organisation, vol. 32. Springer. (https://doi.org/10.1007/978-3-030-28144-1_22)
[37] Ekman, P. and Friesen, W. V. (1971). Constants across cultures in the face and emotion. Journal of Personality and Social Psychology 17 (2): 124-129.
[38] Gendron, M., Crivelli, C. and Barrett, L. F. (2018). Universality reconsidered: Diversity in making meaning of facial expressions. Current Direction of Psychological Science 27 (4): 211-219.
[39] Lindquist, K. A., Wager, T. D., Kober, H., Bliss-Moreau, E. and Barrett, L. F. (2012). The Brain Basis of Emotion: A Meta-analytic Review. Behavioral and Brain Sciences 35 (3): 121-143.
[40] Scarantino, A. (2017). Do emotions cause actions, and if so how? Emotion Review 9 (4): 326-334.
[41] Barrett, L. F. and Simmons, W. K. (2015). Interoceptive predictions in the brain. Nature Review Neuroscience 16 (7): 419-429.
[42] Hoemann, K., Gendron, M. and Barrett, L. F. (2017). Mixed emotions in the predictive brain. Current Opinion in Behavioral

Sciences 15, 51-57.
[43] Quigley, K. S., Kanoski, S., Grill, W. M., Barrett, L. F. and Tsakiris, M. (2021). Functions of interoception: From energy regulation to experience of the self. Trends in Neurosciences 44 (1): 29-38.
[44] Friston, K. (2010). The free-energy principle: a unified brain theory? Nature Review Neuroscience 11 (2): 127-138.
[45] Rao, R. P. N. and Ballard, D. H. (1999). Predictive coding in the visual cortex: a functional interpretation of some extra-classical receptive-field effects. Nature Neuroscience 2 (1): 79-87.
[46] Felleman, D. J. and Van Essen, D. C. (1991). Distributed hierarchical processing in the primate cerebral cortex. Cerebral Cortex 1 (1): 1-47.
[47] Huang, Y. and Rao, R. P. N. (2011). Predictive coding. Wiley Interdisciplinary Reviews: Cognitive Science 2 (5): 580-593.
[48] Seth, A. (2021). Being You: A New Science of Consciousness. London: Faber & Faber. (岸本寛史訳. 2022. なぜ私は私であるのか: 神経科学が解き明かした意識の謎. 東京: 青土社.)
[49] Alink, A., Schwiedrzik, C. M., Kohler, A., Singer, W. and Muckli, L. (2010). Stimulus predictability reduces responses in primary visual cortex. Journal of Neuroscience 30 (8): 2960-2966.
[50] Seth, A. K. and Friston, K. J. (2016). Active Interoceptive Inference and the Emotional Brain. Philosophical Transactions of the Royal Society B: Biological Sciences 371 (1708): 20160007.
[51] Barrett, L. F. (2020). Seven and a Half Lessons about the Brain. Boston: Mariner Books. (高橋洋訳. 2021. バレット博士の脳科学教室 7½章. 東京: 紀伊國屋書店.)
[52] Keramati, M. and Gutkin, B. (2014). Homeostatic reinforcement learning for integrating reward collection and physiological stability. eLife 3: e04811.
[53] 大平英樹. (2019). 脳と身体の予測的符号化とその不全—守谷・国里・杉浦論文へのコメント—. 心理学評論 62 (1): 132-141.
[54] Ohira, H. (2023). Predictive processing and emergence of the human mind. Psychologia 65 (2): 134-159.
[55] Livneh, Y., Sugden, A. U., Madara, J. C., Essner, R. A., Flores, V. I., Sugden, L. A., Resch, J. M., Lowell, B. B. and Andermann, M. L. (2020). Estimation of current and future physiological states in insular cortex. Neuron 105 (6): 1094-1111.
[56] Kinoshita, K., Kuga, N. and Sasaki, T. (2022). Correlational

changes in insular cortical neuronal activity and cardiac signals. Proceedings for the 96th Annual Meeting of the Japanese Pharmacological Society.
[57] Sasaki, T. (2023). Physiological mechanisms to process interoceptive information from peripheral organs in rodents. The International Symposium on Predictive Brain and Cognitive Feelings, Tokyo.
[58] Katsumi, Y., Theriault, J. E., Quigley, K. S. and Barrett, L. F. (2022). Allostasis as a core feature of hierarchical gradients in the human brain. Network Neuroscience 6 (4): 1010-1031.
[59] Eldar, E., Rutledge, R. B., Dolan, R. J. and Niv, Y. (2016). Mood as representation of momentum. Trends in Cognitive Sciences 20 (1): 15-24.
[60] Orquin, J. L. and Kurzban, R. (2016). A meta-analysis of blood glucose effects on human decision making. Psychological Bulletin 142 (5): 546-567.
[61] 戸田山和久. (2021). 感情って科学の概念なんだろうか. エモーション・スタディーズ 6 (1): 91-104.
[62] Ohira, H. (2020). Predictive processing of interoception, decision-making, and allostasis: A computational framework and implications for emotional intelligence. Psychological Topics 29 (1): 1-16.
[63] Smith, R., Parr, T. and Friston, K. J. (2019). Simulating emotions: An active inference model of emotional state inference and emotion concept learning. Frontiers in Psychology 10: 2844.
[64] Barrett, L. F. and Lida, T. (2024). "Constructionist theories of emotions in psychology and neuroscience", Scarantino, A. (ed.). Emotion Theory: The Routledge Comprehensive Guide. Volume I: History, Contemporary Theories, and Key Elements. London: Routledge.
[65] Kube, T., Schwarting, R., Rozenkrantz, L., Glombiewski, J. A. and Rief, W. (2020). Distorted cognitive processes in major depression: A predictive processing perspective. Biological Psychiatry 87 (5): 388-398.
[66] Smith, R., Badcock, P. and Friston, K. J. (2021). Recent advances in the application of predictive coding and active inference models within clinical neuroscience. Psychiatry and Clinical Neuroscience 75 (1): 3-13.
[67] Petzschner, F. H., Weber, L. A., Gard, T. and Stephan, K. E. (2017).

Computational psychosomatics and computational psychiatry: toward a joint framework for differential diagnosis. Biological Psychiatry 82 (6): 421-430.

[68] 佐治伸郎. (2022). "身体性認知科学における言語研究の射程", 嶋田総太郎編. 認知科学講座1 心と身体. 東京: 東京大学出版会, 31-60.

感情は科学の概念なのだろうか

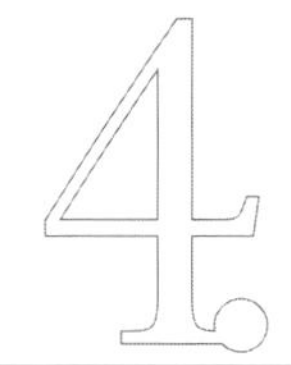

TODAYAMA Kazuhisa
戸田山和久

I

心理学・精神医学における概念使用の特異性

心理学および精神医学における「感情」概念の科学的概念としての身分を検討する、というのが本稿の目的である。そのために、まずはいかなる問題意識のもとに、このような問いを問おうとしているのかを説明しておこう。

科学哲学的観点から見た、心理学と精神医学(以下では両者を「心の科学」と総称する)の特質のひとつに、民間理論(folk theory)由来の概念をほぼそのまま科学的概念としても多用するということがある。まず、これがいかなることなのか、それが問題となるとしてどのような問題を引き起こすのかについて、述べておく。

民間理論とは何か。例を挙げて説明しよう。主として高等教育機関で然るべきトレーニングを受けたいわゆる職業的「物理学者」が行う、物理学という営みがある。他方、こうした学問領域としての物理学に対するものとして、民間物理学（folk physics）が考えられる。これは、物理学の修練を積んだことのないごく普通の人（非物理学者）が、多様な物体とうまく相互作用して暮らしていくために日常的に用いている、物理的な概念や知識の総体を意味している。たとえば、何か物体が飛んでくると、通常、私たちはそれを避けることができる。どのようなタイミングでどのくらい身体を動かせばよいかは、飛来する物体の大きさ、重量、速度などによって異なるが、私たちはそれを瞬時に計算して適切な回避行動を選択できる（多くの場合において、ではあるが）。また、ポタージュスープをスプーンではなくフォークで飲もうとする人はあまりいない。ここで用いられている、しばしば暗黙的な知識、あるいは原理論（proto-theory）を民間物理学と呼ぶ。物理学者だって、日常生活においては民間物理学のユーザーである。

民間物理学は常に暗黙知にとどまるとは限らない。ときには明示的に言語化されコミュニケーションにも用いられる。薬缶を満タンにして火にかけようとしている子どもに「そうするとお湯が吹き出すから、少し水を捨てなさい」と命じるような場合がそれだ。このように、私たちは、物体の運動というのはおおよそどのようなものか、液体と個体のふるまいの違い、液体の温度と体積の関係はおおよそどのようなものかなどについて、暗黙的か明示的かによらず、生まれながらにしてか学習の結果としてかにもよらず、たくさんのことを知っており、それを用いて適切に行為し生きている。

同様に、私たちが生存のために日常的に用いている、物質同士の反応や人間への作用、生きものの分類、構造、生態、人間との関係（毒である、敵である、飼育可能である、美味である等々）に関する、学問化されていない知識の総体として、民間化学（folk chemistry）や民間生物学（folk biology）も考えられるだろう。これらを総称して民間理論と呼ぶ。

民間理論について、注意すべきことがふたつある。第一に、民間理論は科学的知識の省略され簡単化されたバージョンなのではなく、独立の体系をなしている。たとえば、民間物理学では、平面上を転がるボールは外力を加えない限りいずれ静止する。重い石と軽い羽毛とでは落下する際の速度の増加パターンが異なる。民間生物学における生物の分類体系は、科学的な分類学とも系統学とも異なる。そしてそれは文化相対的ですらある。

トーテム信仰では、オオカミ、ヘビ、ワシなどの動物は、それぞれ異なる人間集団の祖先だと理解されている。

第二に、民間理論で用いられる概念には、対応する科学理論には現れることのないもの、あるいは対応する科学的概念とは大きくずれているものが多数含まれる。たとえば、民間物理学で用いられる「いきおい」概念は、物理学には対応するものがない。「いきおい」は、速度、加速度、運動量、慣性モーメント、運動エネルギーなどのどれか、もしくはどれでもないものを融通無碍に意味している。あるいは、かつて『巨人の星』で星飛雄馬が「おまえの球は軽い」と言われてショックを受けていたが、野球の民間物理学における球種の「重い・軽い」は、ボールの質量でも重量でもない。また、かつての日本では、民間生物学の概念としての「むし」に、昆虫だけではなくクモやヘビ(長虫)も含まれていた。また、体系学的には科学的生物学の概念の資格を失った「爬虫類(reptiles)」も、民間生物学ではおそらく使い続けられていくだろう。

にもかかわらず、民間理論と科学的理論は完全に独立、というわけでもない。なによりも、民間理論は科学的理論の母体となってきた。17世紀まで通用してきたアリストテレス的運動論は、私たちが現在も用いている民間物理学の理論的洗練とみなすこともできる。科学的理論は民間理論の洗練化として始まり、いずれかの段階で民間理論と袂を分かつのである。そして、このように科学的理論が民間理論から独立したのちには、逆に科学的理論から民間理論への影響が見られるようになる。「分子」や「電磁波」、また「遺伝子」や「ストレス」などは、すでに民間理論の概念でもある。心の科学も例外ではない。「無意識」や「トラウマ」は、はじめ心の科学の限られたサークル内で用いられる語だったが、今では日常的語彙に取り込まれている。にもかかわらず、両理論のズレが解消するわけではない。「ゴキブリにトラウマがある」のようなルーズな用法が民間理論における概念使用の特徴である。

というわけで、民間理論と科学的理論の関係には、連続と独立(断絶)の両面がある。物理学は独立性が強く、生物学はそれよりは相対的にやや弱いと言えるだろう。独立性が強いと、民間理論は科学的理論の研究対象ではなくなる。民間物理学、民間生物学を、科学としての物理学や生物学は研究しない。これらを研究対象とするのは、文化人類学、発達心理学、教育心理学などの別分野である。

さて、以上の考察を心の科学に当てはめてみよう。そうすると気づかされるのは、心の科学と民間心理学との関係は、物理学や生物学の場合とは異なり、かなりユニークな特徴をもっている、ということである。一言で表現すれば、独立性が弱いということになるが、とりあえずそれは、心の科学は民間心理学も研究対象としており、しかもそれをやめることはありそうにない、という点に現れている。

そこで次に、民間理論と科学理論という観点から見た心の科学のユニークな性格をより詳細に述べてみよう。そのためにはまず、民間心理学とは何かを明確にしておく必要がある。民間心理学（folk psychology）は、他の民間理論と同様に、私たちが日常生活を営むために用いている、自他の「心」についての知識体系である。私たちは社会生活を営む。そのために、他者を理解し、他者の行為を予測し、それに対して適切な応答を選択する必要がある。また、他者に対して自分の行為の理由ないし目的を説明し、理解してもらう、あるいは自分の行為を正当化することも必要である。つまり、「あの人はこんな目的をもっている」「あの人には事態がこのように見えているはずだ」「こんな動機をもつ人はこのようなことをするはずだ」「あの人はしかじかの性格の持ち主だから、そういうことをあの人にしない方がよい」「私は知らなかったんだから責任はない」等々、自分もしくは他人の心の状態（その正体がなんであるにせよ）を指す科学外の日常概念を用いつつ、絶えず行為を説明したり予測している。しかも、心理学者・精神医学者に限らず、誰もがそれを行っている。ここで用いられている心についての民間理論と日常概念の総体を民間心理学という。心理学者の言う「心の理論（theory of mind）」は民間心理学のひとつのかたちだが、民間心理学は生得的モジュールとしての心の理論に尽きるものではない。かなりの発達段階を経て社会経験を積んで初めて、教授されたり経験的知識として自ら身につけた概念や知識も含まれるからである。

さて、この民間心理学は、心の科学において二重の使われ方をしているように見える。民間心理学（もしくはそれを営む実践能力）はまずもって私たちの心の働きであり、心の働きである以上、その機能とメカニズムは第一義的に心の科学の研究対象である。一方、心の科学は、科学的概念と理論を用いて、私たちの心の諸現象に対してメカニズム説明を与えることを目標とする。ところがその際に、心の科学は「性格」や「動機」「目的」等の概念を用いる。もちろん、これらの概念には一定の洗練が施されはする。メカニズムモデルに組み込まれた理論的概念になっているからだ。あるいは、客観的（間主観的）測定方法を案出して、尺度化を施し操作的に定義する。しかし、こうした概念は元をただせば民間心理学から借用されたものである。

そうすると、「性格」「動機」「目的」等の心的概念は、ふたつの役割を果たしていることになる。第一に心の科学の研究対象としての役割。心の科学は、私たちが民間心理学の営みにおいて用いている「性格」概念の構造・機能・その実現メカニズムを探究する。あるいは、他者の動機をどのように推論しているかを科学的に研究しようとする。と同時に、そうした科学的研究を遂行するリソース、つまり科学的概念のルーツとして使っている（これが第二の役割）。

これらふたつの用法を、民間心理学的概念の「使用1」と「使用2」と表現することにしよう。使用1は、心の科学の研究対象として措定するという使用法を意味する。心の科学が対象とする人々の心には、たとえば「性格（personality）」という概念が備わっている。人々は、それを用いて自他の行動を予測・説明している（つまり民間心理学を営んでいる）。心の科学は、こうした民間心理学的概念の本性とその操作のメカニズムを研究することを目標のひとつとしている。こうした場面では、民間心理学の性格概念は心の科学の研究対象となっている。すなわち、心の科学は民間心理学的概念を使用1している。

一方で、心の科学は民間心理学に由来する諸概念を使用2してもいる。つまり、心の科学の理論をつくっていく際の研究リソースとして、民間心理学的概念を借用し、それに一定の洗練を施して、科学理論上の概念として使う。「性格」の概念は性格心理学（personality psychology）の重要な理論的概念である。

このように、民間心理学的概念は心の科学において二重の使われ方をしている。こうした二重の使用は、ときに心の科学の研究者に真剣な反省を促すきっかけとなる。心理学者のガース・フレッチャーは、『民間心理学の科学的信頼性』という著書において、まさにこの民間心理学的概念の二重使用がもたらしうる問題点を批判的なトーンで指摘している(Fletcher 1995[1])。

フレッチャーは、民間心理学の使用2すなわち、科学的概念・理論のプロトタイプあるいはリソースとしての使用法をさらに次の三種類に分類している。

(1)まず、心の科学は、民間心理学のフレームワークをそのまま使っている。つまり、心の内部になんらかの仕方で実現されている「心的状態」とか「傾向性」といったなにものかが行動の原因になっている、という基本前提を民間心理学も心の科学も共有している[29]。他にも、外部世界や身体の内的状態の表象が心の中にあり、それを操作して心の働きは行われている、というような前提を付け加えてもよいだろう。

(2)心の科学が用いているカテゴリーや概念を表す語彙、たとえば「欲求」「態度」「信念」「感情」「報酬」「態度」「意図」等々は、すべて元をただせば日常語である。さらに、「かくかくの性格の人はしかじかの行為をしがちだ」とか「こういうことを欲している人はこういうことをするものだ」というような、日常的な帰納的一般化が、もちろん一定の洗練や統計処理を経てではあれ、心の科学でも使われ続ける。

(3)第三に、民間心理学は「規範的モデル」の供給源になっている。非専門家たちが抱いている「かくかくの条件下に置かれた人は、たいていの場合しかじかの行為をする」という形式の帰納的一般化が、心の科学では規範的モデルとして採用され、この一般化に反する事例が「バイアス」もしくは「誤謬」とみなされて、そのバイアスの生じる条件やメカニズムが探求される。

---

29 ただし、行動主義的な心理学は、このフレームワークを用いることを拒否するので、例外と言えるかもしれない。

以上のような、民間心理学的概念の使用2は要注意だというのがフレッチャーの主張である。なぜなら、どのような民間概念や民間理論も科学で使用2できるわけではない、というのは自明なことだからだ。物理学も生物学もそんなことはしていない。これに対して、現状の心の科学は、民間心理学由来の概念や一般化を使用2するときの吟味が、手薄になりがちなのではないか、と思われる。ここには、心の科学に特有の事情が絡んでいる。すでに指摘した民間心理学的概念の二重使用である。心の科学の研究対象（非専門家）は民間心理学の実践者であるため、民間心理学の構成要素も研究対象に含まれる。一方で、研究のために用いる概念装置も民間心理学由来のものを使う、ということになると、本来区別すべき使用1と使用2の混同が起きやすくなる。

フレッチャーは次のような実例を挙げている。非専門家たちを対象として、ある性格特性の尺度をつくろうとしているとしよう。そこでまず、(1)その性格特性をもつ人がいかにも行いそうな行動をリストアップする。(2)次に、別のグループの非専門家たちを用意し、そのリストから当の性格特性の持ち主が最もとりそうな典型的行動を選んでもらう。(3)そして、その成績の良かった項目を測定尺度として用いることにする。こうしたことは頻繁に行われている。

このプロセスの(1)と(2)の段階では、「みなさんどういうふうに民間心理学をやっていますか」と尋ねているわけだから、民間心理学における、その性格特性カテゴリーが調べられている。つまり、そのカテゴリーは使用1されている。このように、民間心理学を対象とした研究を行い、非専門家が性格なるものをどう理解し、どういうふうに使っているのかを調べることには問題はない。問題が生じうるのは、そうやって取り出して尺度化した人格特性[30]を、今度は非専門家たちの用法を記述するためだけでは

30　このように尺度化され操作的に定義され直した（もと）民間概念は、しばしば構成概念と呼ばれる。そして、心理学が単なる素人の俗信の裏書きにすぎないのではないかという批判（「そんなことは心理学に言われなくてもとうに知っていたさ」といった類の）に対して、心理学の知見の科学らしさを主張するために使われる（そのことが間違っていると言いたいわけでない）。

なく、科学的な人格理論の説明項として用いようとするときである。そこでは、素人評定者の民間心理学的な判断が、人格特性の行動プロトタイプの構成と評価という科学的概念としても使われる(使用2)ことになる。このようにして、民間心理学が理論構成のかなり核心的な部分にいつの間にか導入されてしまう。フレッチャーが懸念し問題視しているのはこの点である。

もちろん、民間心理学由来の概念を決して使ってはならない、というわけではない(そんな極端なことをすると、心の科学は「私たちが心的とみなしている諸現象の研究」とは言えなくなってしまう)。しかし、民間心理学由来の概念や一般化を使用2するためには、やはりその概念ないし一般化を科学内部の概念・理論として用いることになんらかの正当化を与える必要があるだろう。問題は、その際にどの程度正当化されている必要があるのかということだ。

この問題を科学哲学的な語彙で言い換えると次のようになる。民間心理学由来のカテゴリーを使用2して、同時に「心の科学は単なる行動予測ではなく、行動の因果的説明を与える。行動の産出プロセスにメカニズム説明を与えることを目指す」と言いたいならば、そこで用いられる民間心理学由来のカテゴリーが、なんらかの意味で「実在的(real)」である必要がある。たとえば、非専門家が「感情」と呼ぶものに対応する何ものかは実在的でなければいけない。つまり、カミナリ様のように素人だけが存在を信じている虚構であってはならないし、心の科学で用いられる理論上、計算上の道具(物理学における「質点」や「重心」のような)であってもいけない。感情も信念も私たちの心の中に(どんな仕方であれ)本当になければならないし、行動を引き起こす因果的力能(causal power)をもっていなければならない。

民間心理学由来の概念の科学的な使用(使用2)をどう正当化するか(そもそもできるのか)という問題は、心の科学ぜんたいについてまわる問題である。したがって、感情についての科学的研究も例外ではない。そして、感情心理学においては、この問題は実はすでに気づかれ論じられてきたのではないかと思われる。ただし、それとはすぐにわからないかたちで。それが、「感情は自然種か」という問いをめぐる論争である。これは、少なくとも英語圏では、心理学者と科学哲学者の双方を巻き込んで展開してきた。

本稿では、この論争を総括し、それを通じて表題に掲げた問い「感情は科学の概念なのだろうか」に答えることを目指す。まずは、自然種とは何かを説明しよう。

II

「自然種」をどのように特徴づけたらよいか

自然種(natural kind)とは何か。まず極めて大雑把な特徴づけから始めよう[31]。

1

存在論的独立性(Ontological Independence)

われわれはこの世のさまざまな対象を分類して認識し対応している。その際に「人間側の都合」で分けることもある。その分類は慣例的(conventional)で、恣意的(arbitrary)かつ関心に動機づけられた(interest-driven)ものになる。それゆえに、こうした分類は偶然的(contingent)でもある。つまり、分類する側の偶然の都合とか、人間がその時々に応じてもつ目的や利害関心、好みにしたがって世界の事物を勝手に区分している。たとえば、「食用魚(edible fish)」「貴金属(precious metal)」「愛玩動物(pet)」などがそれに当たる。こうした区分によってカテゴライズされる種は自然種ではなく、「非自然種」もしくは「唯名論的な種(nominal kinds)」と呼ばれる。

これに対して、私たちとは独立にすでに世界の側で分かれている、その分かれ目に沿って区分した結果として得られる実在的なカテゴリー、世界の側ですでに分かれて存在しているカテゴリーを発見して取り出したものが(もしそんなものがあるなら)自然種である。比喩的な言い方をするな

31 自然種とは何か、またそれが科学哲学においてなぜ重要な概念であるのかについては、植原(2013)[2]が最良のテキストである。参照されたい。本稿での自然種とは何かの解説にあたっても植原[2]を大いに参考にした。森元・田中(2016)[3]も参考にした。また、Stanford Encyclopedia of Psychologyの“natural kinds”の項目も参照した。

ら、世界をこちらの都合で勝手に切り刻んだものが非自然種、世界の側ですでに入っているミシン目（切り取り線）に沿って切り取ったものが自然種と言えるだろう。すなわち、自然種は人間の分類作業によって初めて生じるものではない。人間の分類作業からの存在論的独立性（ontological independence）を特徴のひとつとする。

たとえば、蝶や蛾を総称して「鱗翅目」と呼ぶが、鱗翅目の昆虫たちは自然の側でひとつのグループを成していて、それをあとから人間が発見し、カテゴライズしてそう名づけたように思われる。これは自然種と呼んでよいだろう。これに対し「害虫」というカテゴリーは、人間の生活の必要性に応じて分けているわけで、人間がどういうふうな生活を営んでいるかに応じて、何が害虫カテゴリーに入るかは変わってしまう。そういう意味で、慣例的、恣意的で、どんな生活を営みたいかという関心に動機づけられ依存した分類である。というわけで、害虫というのは自然種ではない。

自然種の典型例とは次のようなものである。陽子、電子、ニュートリノといった素粒子の分類、酸素、窒素、イオウ、セレン…といった元素、およびハロゲン、希ガス、アルカリ金属といった元素の上位グループ、水、塩化ナトリウム、硫化水素のような化合物など。

とはいえ、自然種はミクロの対象の分類に限られるわけでもない。赤色巨星（red giant）、白色矮星（white dwarf）、中性子星（neutron star）などの天体の分類も自然種になるだろう。もうひとつ挙げておくなら、ラッコ（Enhydra lutris）、スナドリネコ（Prionailurus viverrinus）、アライグマ（Procyon lotor）などの生物種が候補に上がる。もちろん、これらのそれぞれについて、本当に自然種と言ってよいのかという議論はありうる。しかし、これらがすべて自然種とは呼べないということになれば、この世には自然種はないということになってしまうだろう。本稿では、自然種というカテゴリーは空虚ではない、つまり自然種と唯名論的な種の区別は存在するという立場に立って論述を進める。

2

認識論的有用性による特徴づけ

次に、自然種はどのような使用上の特徴をもつのかを考えてみよう。つまり、人間が勝手に分類するのではなく、自然の側でそもそも分かれているグループが自然種だとする存在論的特徴づけを踏まえた上で、そのような種（を表す語彙、と言うべきだろう。正確には）を、どういう仕方で私たちは使うことができるのか、そこに何か自然種ならではの特徴が現れてくるだろうか、それはなんだろうかを問うてみようというわけである。

この問いに対する答えは、自然種は投射（projection）、帰納（induction）あるいは外挿（extrapolation）に使えるが、唯名論的種は普通は使えない、というものになる。たとえば、これまでに調べたエメラルドのサンプルがすべて緑色だったとしよう。そうしたら、次のサンプルも緑色だろう、と投射できる。あるいはまだ色を調べていないサンプルもふくめて「エメラルドはすべて緑色なのではないか」と帰納できる。これは「（通常の光条件で）緑色のもの」そして「エメラルド」というカテゴリーが自然種だからである。次に、自然種ではないカテゴリーに取り替えて、同様のテストを試みてみよう。これまでに調べたエメラルドはすべて「調査済み」である。これまでに調べたものが調査済みであるのは当たり前である。だからといって、次に調べる予定のサンプルも調査済みだろうと投射することはできない。これは「調査済みである」というカテゴリーが、人間の調査の都合（調査のスケジュール）に依存する唯名論的種だからである。

もうひとつ例を挙げよう。これまで調べた蝶はすべて完全変態をする。つまり、卵→幼虫→蛹→成虫と四つの成長段階を経る。このことから、この蝶も完全変態をして成虫になったのだろうと投射することは可能だろう。しかし、これまでに調べた害虫（すでに確認したように害虫は自然種ではない）がすべて完全変態をしていたということから、この未調査の害虫もそうだろうと投射することはできない。それはダニかもしれない。

また、なぜこの虫は完全変態をするのかと問われて、「それは、（そうは見えないかもしれないが）この虫は蝶の仲間だからだよ[32]」と説明することはできるが、「それは、この虫は害虫だからだよ」と説明することはできない。

そのカテゴリーに属するひとつのサンプルで言えたことを、同じカテゴリーに属する他のサンプルに投射・外挿するのに使える。あるいは未調査のものもふくめたすべてのサンプルへの帰納に使える。あるいは、科学的説明の中に顔を出すことができる。これも自然種の（緩やかなものであるが）メルクマールだと言えるだろう。自然種について前節では存在論的な特徴づけをしたが、ここでは認識論的な価値あるいは認識論的有用性にもとづいた特徴づけを試みたことになる。すなわち、自然種とは投射・外挿・帰納と説明という科学の目的に適したカテゴリーである。別の言い方をすると、それについて科学的発見ができるところのカテゴリーである。

3
本質主義からHPCへ

それにしても、なぜ自然種については投射・外挿・帰納ができるのだろうか。こちらのサンプルに言えたことを、あちらのサンプルにも当てはめてよいのは、それらのサンプルが属する集まりが「雑多なものの寄せ集め」ではないからだろう。雑多な寄せ集めだったら、これについて成り立っていたことが、あれについては成り立たない、といったことが頻発してもおかしくない。これに対して、自然種はある意味で同質・均一（homogeneous）である。

この同質性・均質性に注目して自然種を特徴づけようとすると、次のふたつの点が浮かび上がってくる。まず第一に、自然界にあらかじめ存在しなかった事物（の集まり）も自然種をなすことがありうる。たとえば、ペットボトルの材料であるポリエチレンテレフタレート（PET）は、水や硫化水素と同じように、ある特定の分子構造をもっている。だから、私たちが勝手に、これもPET、あれもPETと呼ぶわけにはいかない。この特定の分

32　たとえば、蛾の一種のキタスカシバガ（Sesia yezoensis）は擬態のために、外見はスズメバチそっくりである。

子構造をもつものしかポリエチレンテレフタレートと呼んではならない。そして、ポリエチレンテレフタレートというカテゴリーは均一である。つまり、そのメンバーはすべて同じ分子構造を共有している。しかし、ポリエチレンテレフタレートは、明らかに人間が新たに作った物質、すなわち天然物に対する人工物（artifact）である。このように人工物でも自然種になりうる。自然種は自然界にあらかじめ存在したものを「その切り取り線に沿ってカテゴライズしたもの」という特徴づけは、若干訂正される必要があるだろう。

逆に、自然界にあるもので、いかにも自然種に見えるが実は自然種ではなかったというものもある。有名な例がヒスイ（jade）である。ヒスイは、非専門家には見た目では区別がつかない（みな緑色で半透明）が、実は一種類の鉱物ではないことが知られている。化学的組成も結晶構造もまったく異なる二種類の岩石、すなわち硬玉（jadeite）と軟玉（nephrite）を総称して「ヒスイ」と呼んでいるのである。硬玉の構成元素は、ナトリウム、アルミニウム、ケイ素、酸素なのに対し、軟玉はカルシウム、マグネシウム、鉄、ケイ素、酸素からなる。また、硬玉は単斜晶系の結晶であるが、軟玉はいろいろな成分が溶け合っている固溶体で、むしろガラスに近い構造をしている（つまり結晶ではない）。したがって、ヒスイは自然種ではなかった。私たちはずっと同じ鉱物だと思っていたが、科学の進展に伴って、二種類のまったくと言ってよいほど異なるものを一括りにしていたにすぎないということがわかったのである。あるカテゴリーが自然種かどうかは、研究してみないとわからない。すなわち、哲学者があらかじめ決めておくことなどできない。

ここでは、自然種の著しい特徴として、その種に属するメンバー間に同質性・均一性が成り立っていることに注目している。次に、この同質性・均一性の正体は何かを考えてみよう。何をもって「同質」もしくは「均一」だと言うのだろうか。この問いに対する伝統的な答えは本質主義（essentialism）だった。カテゴリーXが自然種であるとはいかなることかという問いに、何がXに属するメンバーであるかについて、（ある種の）必要十分条件が存在することだと答える。これが本質主義である。Xのすべてのメンバーが満たしており、Xのメンバーだけが満たすような条件(の集まり)があるか。言い換えれば、Xのすべてのメンバー、そしてそのメンバーだけが備えている属性(の集まり)があるか。あるなら、Xは同質・均一である。つまり、すべてのメンバーが同じ属性群を共有しているのが同質・均一な集まりだという考え方だ。

このようなかなり強い意味での同質性・均一性は、物理化学的な自然種については成り立つかもしれない。たとえば、(元素としての)炭素であるとは、原子核内に12個の陽子をもつということだ、という具合に、かなりきれいに必要十分条件を与えることができる。しかしながら、これをたとえば、アライグマのような生物種に当てはめようとすると途端に無理が生じる。アライグマをアライグマたらしめる属性や必要十分条件を特定することは極めて困難だ。また、そもそも生物は常に進化の過程にあるので、種は固定したものでなくたえず変化している。というわけで、本質主義を少し緩める必要がある。

そこで提案されたのが、恒常性をもつ属性クラスター理論(Homeostatic Property Cluster Theory:以下ではHPCと略記)である(Boyd 1991[4])。これは、ある特定の自然種に属するために満たすべき必要十分条件を求めるのはやめようという提案に他ならない。必要十分条件に訴えるのを放棄した上で、それでも自然種はある種の同質性・均質性で特徴づけられる、と言えるような新しい定義を探そうというわけである。これはあくまで本質主義の手直しなので、HPCは「新しい本質主義」と呼ばれることもある。

HPCにおける自然種の定義はいくつかの要素からなる。それらを順に説明しておこう。

(1)……………属性のクラスター(property cluster)

自然種はたいていの場合に一緒に生じる(共起する)いくつかの属性の束によって特徴づけられる。この「属性の束」を属性クラスターと言う。つまり、自然種Xを定義したいなら、まずは、Xのサンプルにいつもおおむね一緒に現れるいくつかの属性を列挙せよ。それらのすべてでなくともその大多数を備えていれば、それはXのメンバーとみなしてよい、ということである。こうした自然種の定義を採用すると、生物種を自然種とするのが容易になる。たとえば、生物種の著しい特徴に表現型多型(polyphenism)という現象がある。つまり、ミツバチやアリのような社会性の昆虫では、同じ種であっても女王アリと働きアリと雄のアリはまったく形態も生態も異なるといったことが見られる。あるいは、いかなる環境で発生したかによって形態が大きく違ってくるという現象もある。たとえば、甲殻類の仲間のミジンコ(Daphnia pulex)は、ボウフラ(蚊の幼虫)がいる水の中で発生すると、頭部に棘ができる。棘はボウフラによる捕食を防ぐ機能をもっている。しかし、ボウフラのいない環境で発生すると、棘は生じることがなく、頭部は滑らかな形をしている。さて、属性クラスターというアイディアをとることによって、こういった表現型多型と呼ばれる現象を許容できるようになる。ミジンコという自然種を定義する際に、体長は3mm程度である、頭部には吻があり大きな眼(左右が融合したひとつの複眼)をもつ、頭部を除き背甲に覆われている、背甲の縁には細かな棘が並んでいる、背甲の下に卵を抱えて孵化まで保育する…といった属性の束を特定する。この束の中の大多数を備えていれば、いくつかはもってなくても、それはミジンコだということになる。

(2)……………恒常性(homeostasis)

ところが、この定義だけだと、自然種の同質性・均一性を十分とらえたことにはならない。なぜなら、たまたましばしば一緒に現れてくる属性たちを列挙してXを定義すれば、それだけでXは自然種であるということになってしまうからだ。そうすると、この世は自然種だらけになってしまう。そこで、自然種の定義に課すべき第二の条件として、恒常性の概念を生理学から借用することになる。恒常性とは、クラスターに含まれているさまざまな属性は、そう簡単にひとつずつ取り外して、他の属性に取り替えることができない、という事態を意味する。何か外的な変化に直面しても、互いに支え合って強化し合うために、ひとつの属性だけを取り出して、ほかの属性に影響を及ぼさずに自由に変化させることはできない。属性間にこういう意味での恒常性が成り立っているという条件を付け加えるわけである。

水という自然種をとってみよう。水の1気圧のもとでの沸点は摂氏100度であり、これは水と同程度のサイズの分子量をもつ化合物（水は分子量18）としては異様に高い（たとえば、メタンは分子量16で、沸点は摂氏マイナス161.6度）。これは水のひとつの特徴的な属性である。さらに、水の融点は摂氏0度（これも異常に高い）。さらに、電導性があるとか、さまざまなものを溶かす溶媒としての性質があるとか、非常に大きな表面張力をもつ、比熱が異常に大きいなど、いろいろな属性がクラスターをなしている。これこそ、恒常性をもつクラスターの実例である。なぜなら、これらの属性のうち、ひとつだけを取り出して変えることはできないからである。かりに（どんな方法をとればよいかはわからないが）水から電導性を奪ったなら、沸点やら比熱やらのほかの属性にも影響があると考える十分な理由がある。このように、ひとつの属性を勝手に変えることができないような仕方で、クラスターに属する属性たちがお互いに強め合って、支え合っている。

(3)……………クラスターを支える因果メカニズム

ではなぜ、あるいはどのようなときに属性クラスターは前項で指摘したような恒常性をもちうるのだろうか。答えは、属性クラスターの背後に、それを支える因果メカニズム（causal mechanism）が存在しているとき、そしてそれゆえに恒常性が可能になる、というものだ。クラスターに含まれる属性たちがお互いに支え合ってひとつひとつ独立に「取り外し」が利かないような具合になっているのは、その属性たちが常に一緒に現れてくる「共起」をもたらす因果メカニズムが存在しているからに他ならない。水の場合はその分子構造がここで言う因果メカニズムに相当する。ふたつの水素原子がひとつの酸素原子を挟んで、H–O–Hと一直線に並んでいるのではなく、「く」の字に近いかたちに折れ曲がっている（ふたつのO–Hのなす角は104.5度）。そのために、酸素原子側が負の電荷を帯び、水素原子側が正の電荷を帯びる、つまり水分子は極性をもつ電気双極子とみなせる。そうすると、水分子同士の間に電気的に引き合う力が生じる（水素結合）。こうしたメカニズムによって、たとえば、沸点が高くなるとか、電導性があるとか、溶媒として優れているといった水を特徴づけるさまざまな属性がすべて分子構造から因果的に生じることになる。そのために、これらの属性は常に共起する恒常的なクラスターをなす。同一の分子構造の因果的現れだからである。

このように水の場合は、ミクロな分子構造が「因果メカニズム」の本体だったが、因果メカニズムは必ずしもミクロ構造であるとは限らない。アライグマとかミジンコといった生物の特定の種をそれぞれ特徴づける属性クラスターは恒常性をもつ(ゆえに生物種は自然種とみなせる)が、生物種にクラスターをなす属性たちを常におおむね共有するようにさせている因果メカニズムは、よりマクロなものだ。つまり、相互交配をして、遺伝子をやりとりする結果、種内の個体間で性質が似てくる。そして、それが相互交配を続けていくことで維持される、といったメカニズムである。

(4)……………自然種が満たすべき付加的条件

というわけで、自然種とは、因果メカニズムによって恒常性を保たれた属性クラスターによって特徴づけられる種、ということになるのだが、実は自然種にはもうひとつだけ条件を加える必要がある。というのも、これまでに取り出した三条件(1)(2)(3)は、たとえば「ヨーロッパ大陸のキツネ」にも当てはまってしまうからだ。しかし、ヨーロッパ大陸のキツネは、自然種とは呼べない(なぜヨーロッパに限定して切りとるのか。恣意的ではないか)。したがって、以上の三条件を満たす集まりのうち最大のもの(maximal class)が自然種である、という具合に、第四の条件を加える必要がある。

III

感情は自然種なのかという「論争」

前節では、自然種とは何かについて、科学哲学でほぼ定説となっている(科学哲学の論争がこのように収束するのは珍しいことではないかと思われる)見解を紹介した。こうした自然種の特徴づけないし定義を踏まえて、感情は自然種なのかという問いをめぐり、ある種の論争めいたものが戦わされてきた。

以下では、この論争をサーベイし評価することを通じて、心の科学における感情研究のあり方について示唆を得ることを目指そう。

1 この論争では何が問われているのか

まず、感情は自然種であるかどうかという問いは、いかなる意味をもつ問いなのかを述べておく。すでに見たように、自然種は、投射・外挿・帰納・説明での利用可能性という認識論的価値で（も）特徴づけられる（第二の特徴づけ）。そうだとすると、感情は自然種かという問うことは、とりあえず、感情というカテゴリーが心の科学にとって有用、あるいは正当性をもつカテゴリーであるのかと問うことに等しいように思われる。というわけで、感情は自然種かをめぐる論争は、感情という民間心理学由来の概念を科学的に認知してよいのか、それは正当な使用なのかという問題（本稿I節で提起した問題）の一種ないし変形とみなすことができる。

さらに、カテゴリーの同質性・均一性を重視するHPCによる自然種の特徴づけを適用してみよう。すると、感情は自然種なのかという問いは、感情というカテゴリーは十分に同質・均一（homogeneous）なのか、それとも雑多（heterogeneous）なものの寄せ集めなのかを問うことによって、この論争は進められるということになる。

2 論争を正しく理解するために重要なふたつの区別

この論争を理解するために極めて重要な事前準備がもうひとつある。この段階でそれを指摘しておこう。まず、次のふたつの問いを区別することが必須である。

(a) Is emotion a natural kind?
(b) Are emotions natural kinds?

単数形と複数形の違いしかないが、両者が問うていることは異なる。(b)

が問うているのは、恐怖(fear)、怒り(anger)、悲しみ(sadness)、喜び(joy)といった感情を分類するカテゴリーのそれぞれが自然種かということである。一方(a)は、恐怖、怒り、悲しみ、喜び等々をひっくるめた感情(emotion)という単独のカテゴリーが自然種かどうかを問うている。(a)と(b)はとりあえず独立の問いであり、一方に肯定的、他方に否定的に答えることもありえる。ひとつひとつの、恐怖、怒り等々はみな同質・均一で、それぞれ自然種だが、それらの間にはあまり共通点がなく、それらをまとめた「感情」という集まりは自然種ではない、という答えもありうる[33]。論理的には四通りのすべてが可能である。

この区別は極めて曖昧なままに議論が進んでおり、それによってさまざまな混乱が生じているように思われる。特に、単数形と複数形の区別がない日本語でこの論争を行おうとすると、絶望的に話が混乱する。「感情は自然種か」でどちらの問いを問うているのかが曖昧になるからである。しかし、この議論を生産的に行いたかったら、この区別を明確にした上で議論することが必須である。

そこで、生物学(の哲学)から、この区別のために有用な用語を借りてくることにしよう。生物学では、やはり同じような混乱の懸念が自覚されたために、必要があるときは次のふたつの言葉を区別して使う(森元・田中 2016: chap 6[3])。

(a')「種カテゴリー」
(b')「種タクソン」

「種タクソン」とは、Homo sapiensとか、Escherichia coli(大腸菌)といった、ひとつひとつの種を意味する。そして、種タクソンのすべてを集めたものを「種カテゴリー」と呼ぶ。したがって、種カテゴリーはひとつしかない(すなわち「種」というカテゴリー)し、これから増えることもない。一方、

33 カメ、ワニ、トカゲ、恐竜などはそれぞれみな自然種だが、爬虫類は自然種でないという答えと類比的だ。

種タクソンは非常に数多く存在し、「新種」が発見されるたびに増加する。Homo sapiensのような個々の種タクソンは、まあ自然種だろうと通常は考えられている。これに対し、種カテゴリーの「種」とは自然種なのかどうかは論争の余地が大いにある。「種カテゴリーは同質・均一なカテゴリーか」ということ、つまり、すべての種タクソンがおおむね共有する特徴があるかが問われることになるからだ。これは厄介な問題である。ここでは立ち入らないことにする。

というわけで、本稿では以下、「感情タクソン」と「感情カテゴリー」という語を導入し、両者を区別して論じることにする。「感情タクソン」は、恐怖、怒り、悲しみ、喜びのそれぞれを意味する。「感情カテゴリー」は、それらを総称した「感情」なるひとつの集まりを意味する。そうすると、問い(a)は感情カテゴリーは自然種かを問うており、問い(b)は(個々の)感情タクソンは自然種かを問うていたことになる。

さらにもうひとつの区別をしておく必要がある。感情にしても、恐怖、怒り、悲しみ、喜びにしても、すべて民間心理学由来の概念である。つまり、心の科学だけでなく、民間心理学も感情タクソンと感情カテゴリーをそれぞれ持っている。したがって、民間心理学における感情タクソン、感情カテゴリーであることを明示したいときには、「民間感情タクソン」「民間感情カテゴリー」という語を導入し、それぞれ「F感情タクソン」「F感情カテゴリー」と略記する。

3
グリフィスが論争の火蓋を切る

論争の口火を切ったのは、哲学者のポール・グリフィスである。彼は、1997年に『感情とは本当のところ何なのか』という著書で以下を主張した(Griffiths 1997[5]およびGriffiths 2004[6]も参照)。民間感情タクソン、すなわち恐怖とか怒りなどは、雑多なものの寄せ集めであり自然種とは言えない。この主張を裏づける論拠として、グリフィスは感情心理学が明らかにしてきたさまざまな知見を用いている。

グリフィスによれば、たとえば民間心理学における怒りは、少なくとも次の三つの異なるものの総称にすぎない。第一に、動物も示すような極めて原初的な怒り。グリフィスはこれを情動プログラム(affect program)あるいは基礎感情(basic emotion)と呼んでいる。第二に、たとえば義憤のような、さらに高度に認知的な要素と混ざり合った怒り、高度に認知的な感情(higher cognitive emotion)あるいは、複合的感情(complex emotion)がある。ただし、「複合的感情」という名称はやや誤解を招きやすいように思われる。というのも、グリフィス自身、この第二種の怒りは、さまざまな基礎感情のブレンド(たとえば恐怖と怒りの混ざり合った感情。これだったら動物でももつだろう)ではないと述べているからである。むしろ、脳の古層がつかさどる基礎感情に、新皮質による認知が付け加わった複合体とみなすべきなので、やはり基礎感情とは別物とみなすべきなのである。

第三の種類としてグリフィスが指摘するのは、社会的に支えられた「ふり」(socially sustained pretense)としての怒りである。たとえば、何をやってもうまくいかない。仕事も家族も失った、自分をこんな目に合わせた世の中に復讐してやろうとばかりに、通り魔殺人をした挙句、最後に自殺してしまった人がいるとしよう。この人の行動は、確かに怒りの発露ではあるわけだが、ある意味で、そのような境遇に置かれた人はこうした行動に走りがちだ(走るのももっともだ)という、ニュースやフィクション作品などのシナリオをなぞって再現しているという側面がある。この種の怒りがあるとするなら、それは第一のものとも第二のものとも別種の怒りだろうと思われる。

というわけで、民間心理学で「怒り」と名づけられているものは、以上の少なくとも三種類のものの雑多な集まりだ、このようにF感情タクソンは、極めて雑多・異質なものが含まれているため自然種ではない。そしてこのことを他ならぬ感情心理学の研究は明らかにしてきた、というのがグリフィスの主張である。ただしグリフィスは、動物にもみられる基礎感情の各々(基礎感情タクソン、ということになろう)は自然種と言ってよいだろうと述べている。

では、F感情カテゴリーはどうだろう。感情という単独のカテゴリーである。グリフィスは、これもタクソンと同様に雑多なものを包括しすぎており、自然種とは言えないと主張している。

以上の考察からグリフィスが導き出した結論は、感情についての科学的研究のターゲットは感情全般ではありえない、各感情タクソンのおそらく下位区分である基礎感情（タクソン）が、感情科学の第一義的対象になるべきだ、というものである。

グリフィスの議論は、感情が自然種かどうかを論じようとするときの方法を決定づけたという点で非常に重要なものだった。何であれ感情カテゴリーや感情タクソンXが自然種ではないと主張したいなら、Xが耐え難く多種多様で雑多（heterogeneous）だと言えばよい。

では逆に、Xが自然種だと主張したいなら、どうすればよいか。次のふたつの戦略が考えられる。

1）頭ごなし戦略（*ex Cathedra* strategy）
2）隠れた統一性戦略（hidden unity strategy）

頭ごなし戦略は、一言で言えば変則例（anomalies）を無視するという戦略である。たとえば怒りのF感情タクソンが雑多であることの証拠として、民間心理学では「怒り」と呼ばれているが、研究者が「怒り」の定義として提案しているものを満たさない事例が挙げられたとしよう。このような事例、すなわち変則例があると、怒りというF感情タクソンは同質性・均一性を欠くものとなり、雑多なものの寄せ集めだったということになる。こうした変則例に直面したときに、頭ごなし戦略は「その変則例とされるものは実は怒りではない」と答える。このように言えば、たしかに怒りの同質性・均一性は保たれ、怒りのF感情タクソンは自然種の地位を保つから、それを心の科学の対象とすることには一定の正当化が与えられる。

しかし、この戦略をあまりに多用し変則例を却下してばかりいると、理論の反証可能性が低下してしまう。そのような意味であまりよい戦略とは言えない。そこでとるべきもうひとつの戦略が、隠れた統一性戦略である。F感情タクソンXの雑多性・雑種性は見かけ上のものにすぎず、実はまだ気がついてない隠れた属性があって、それに注目することによってXは十分に同質・均一なものとしてとらえることが可能かもしれない。そこで、存在しているかもしれないこうした隠れた統一性を見つけ出すことで、Xの自然種としての地位を確保しようというのがこの戦略である。

というわけで、感情が自然種であることを疑うなら、そのタクソンなりカテゴリーの雑種性を主張し、自然種であると主張したいなら、それらの同質性・均一性を主張するのに十分な隠れた統一性を見出そうとする。こうした仕方で、感情の自然種論争は進められることとなった。

4
バレットが論争を心理学内部に持ち込む

2006年に、本書の主人公の一人でもある、感情心理学者のリサ・フェルドマン・バレットが、「感情は自然種なのか」という論文によって、それまで哲学論争だったものを、心理学内部の問題提起のかたちで述べ直した（ちなみに、タイトル中のemotionsは複数形）（Barett 2006[7]）。彼女はまず、F感情タクソンの各々、たとえば怒りは自然種ではなく、F感情カテゴリーの「感情」も自然種ではない、と主張する。それにとどまらず、いかなる離散的（discrete）な感情タクソンも自然種ではないという大胆な主張を展開した。つまり、民間心理学的なF感情タクソンに限らず、民間心理学的なものの洗練化（使用2の結果）として心理学者が提案するいかなる感情タクソンも（たとえばイザール、エクマンのaffect program theoryに現れる感情タクソン）、離散的である限り自然種ではないというのである。「離散的な感情タクソン」とは、こちらは怒りだが、こちらは恐れ、という具合にファジーではない明確な境界で区分される感情タクソンのことを意味する。

各感情タクソンは、民間心理学的なものであれ研究者が提案したものであれ、離散的であるかぎり自然種ではない。この論拠を、彼女はこれまでの研究成果を広範にサーベイしつつ、説得力ある仕方で述べている。多岐にわたる論述だが、基本的なパターンは同じである。要するに、各F感情タクソンが、心理学者が提案した定義と一対一に対応していないということを指摘していく。両者に対応があることを示すような経験的証拠はない。逆に、対応してないということを示す経験的証拠は豊富にある。このことをひとつひとつのF感情タクソンについて示していく。

バレットは、感情の現象学(phenomenology)すなわち、その感情を抱いているときに経験される「感じ(feeling)」、自律神経的な変化、行動、表情、神経回路などのそれぞれについて、一対一対応の証拠はないことを指摘している。たとえば、PETとfMRIを用いた感情研究に関するメタアナリシスに依拠して、あるひとつのF感情タクソンのすべての事例が、その感情タクソンに特有な神経回路を共有しているという仮説にはそれほど強いサポートはない、と総括されている。

以上よりバレットは次のように結論する。F感情タクソンは自然種ではない。むしろ、F感情タクソンの使用2は、つまり怒りとか恐れといった語彙を科学的心理学の中で使い続けるのは、感情とは何かを科学的に理解する際の障害になる可能性が高いからやめたほうがよい。

感情心理学の教科書を読むと、このことを痛感する。教科書には次々と感情(タクソン、カテゴリーのいずれも)の定義が現れる。しかし、どの定義も反例が指摘され、次の定義に取って代わられてしまう。読者はむしろ反例ばかりが書いてあるではないか、という印象をもつ。入れ替わり立ち替わりさまざまな定義がなされるけれど、決定的なものはなにひとつない。

それもそのはずで、感情心理学は同質・均一な単一の集まりを対象としていたのではないかもしれないからだ。これが、あまり深く反省せずに、F感情タクソン(「怒り」とか「恐れ」といった日常語彙)を、感情心理学内部で使用2し続けてきたことのもたらす結果だった。バレットは心理学者たちに対して、こういうことをいつまでもやっていてよいのだろうかと警鐘を鳴らしたわけである。

次に、バレットの議論のポジティブな側面に注目しよう。離散的なF感情タクソンは自然種ではないから科学的心理学の概念として用いることができないとなると、それに取って代わる代替的な自然種が必要になる。バレットは、コアアフェクト(core affect)がそれだ、と主張する。コアアフェクトは、第一義的には神経生理学的な状態である。それが意識に上ったり、意識に利用されたときに、感情価(valence)と覚醒度(arousal)の二次元をもつ経験として現れる。したがって、コアアフェクトは二面性をもつ。神経生理学的カテゴリーであると同時に、感情価と覚醒度のすべての組み合わせを包括するカテゴリーでもある。

すでに、J.A.ラッセルが1980年代に、覚醒度と感情価の二軸でさまざまな感情を分類した、いわゆる「サーカムプレックス・モデル」を提案していた(Russell 1980[8])。正直に告白するなら、私は感情心理学の教科書で初めてこのモデルに出会ったとき、なんていいかげんなのだろうという印象を抱いた。眠い(sleepy)とか疲れている(tired)といった、自分の民間心理学的な感情タクソンに照らして、感情とはとても思えないものが「混入」していたからである。それが、バレットにより、感情心理学により適した感情カテゴリーとして復活させられたわけで、ちょっとしたショックを覚えた。

しかし、バレットはこれこそが自然種だと言う。これは大きなとらえ方の転換だったと言えるだろう。民間心理学に照らすと反例とみなされるものの存在が、むしろ、民間心理学的感情概念の使用2と手を切った、新しい感情概念の科学性の証左になっているからである。このモデルでは、覚醒度と感情価の組み合わせとして定まる点(座標)のひとつひとつがコアアフェクトタクソンということになる。したがって、このモデルでとらえられる感情は、離散的ではなく連続的(continuous)で、しかもふたつの次元をもっている(two-dimensional)。この構造こそが、かつて感情と呼ばれていたものに対応する自然種だということになる。

5
スカランティーノがバレットを「批判」する

バレットの斬新かつ挑発的な提案には哲学者も反応した。アンドレア・スカランティーノは2009年に書いた論文で、バレット論文を批判的に検討した(Scarantino 2009[9])。批判はふたつの点に分けることができる。第一の批判は次のようなものである。バレットは多様な経験的証拠を挙げて議論しているが、いずれも、離散的な感情タクソンが自然種ではないとか、いかなる離散的感情タクソンも自然種ではないという結論をサポートするのに十分なものではない。第二の批判は、バレットのポジティブな提案部分に対するものである。つまり、コアアフェクトこそが自然種だというバレットの議論は間違っている。コアアフェクトは離散的な感情分類より、さらに自然種とは言い難い。

ここでは第一の批判については扱わない。本稿の論点に直接関係する第二の批判を詳しく紹介しよう。コアアフェクトこそが自然種だとバレットは主張する。しかし、スカランティーノは、その主張は間違いでコアアフェクトはさらに自然種としての資格に欠ける、と批判しているわけである。その批判の論拠はなんだろうか。ここで、コアアフェクトが、II節で解説したHPCによる定義に照らして自然種と言えるかどうかを考えてみよう。この問いに肯定的に答えるためには、まず、コアアフェクトの一個一個の点の集まりを、まさにその種類のものにしているところの恒常的な属性クラスターがなければならない。そしてさらに、その背後に因果メカニズムがなければならない。

この点を確認しておいて、スカランティーノは次のように診断する[34]。コアアフェクトはF感情カテゴリー以上に、自然種ではありそうにない。なぜなら、コアアフェクトはF感情カテゴリーよりはるかに雑多だからである。コアアフェクトは覚醒度と感情価の値の可能な組み合わせのすべてを含んでいる。すべてのF感情タクソンどころか、それ以外のもの、たとえば「眠い」などもみな含んでいる。したがって、こんなに雑多極まりないカテゴリーはない。それに加えて、これほど雑多なものたちに恒常的な属性クラスターはなさそうだ。そして、その恒常性を下支えしている因果メカニズムもありそうにない。だとするなら、サーカムプレックス・モデルのある点から別の点への外挿や投射などとてもできそうにない。したがって、コアアフェクトは自然種ではありえない。F感情タクソンやF感情カテゴリーが自然種ではない以上に、自然種とは呼べない。ということ

34 スカランティーノは、カテゴリーとタクソンの区別はしないで議論を進めているので、感情カテゴリーとしてのコアアフェクトを扱っているのか、感情タクソンとしてのコアアフェクトを扱っているのかわかりにくいところがある(おそらく両方とも扱っている)。ここでは、感情カテゴリーとしてのコアアフェクトを批判していると理解しておく。

はコアアフェクトの統合的科学などどだい無理な相談である。以上がスカランティーノの批判の骨子である。私はこれは間違っていると思うので、次節で批判したい。

6
スカランティーノの分割戦略

以上がスカランティーノの議論のネガティブな部分である。バレットは間違っている。その上で、ではどういうふうに感情科学を進めていくべきか。この点に関する、スカランティーノのポジティブな提案に目を転じよう。

スカランティーノも、F感情カテゴリーやF感情タクソンは自然種ではないから科学的心理学の概念にはなれないという点は認めている。このことに注意しよう(F感情カテゴリーやF感情タクソンもダメだがコアアフェクトはもっとダメ、というのが彼の論点だった)。したがって、民間心理学由来の概念に取って代わるものを探さねばならない、ということになる。

ここで、バレットとスカランティーノの相違点が浮かび上がる。バレットは、いかなる離散的な感情タクソンも自然種ではありえないと考えている。対するスカランティーノの戦略は次のようなものになる。コアアフェクトは自然種からほど遠い。したがって、やはり有望な戦略は、F感情カテゴリー(もしくはF感情タクソン)をサブクラスに分割していって、あくまでも離散的で同質・均一ななんらかのクラス、類を見出すことだ。つまり、今あるクラスが雑多なものの寄せ集めであるなら、雑多でなくなるまで分けていけばよいだろうという戦略である。スカランティーノはこれを分割戦略(split strategy)と名づけている。

分割戦略をとるということは何を意味しているのだろうか。民間心理学の感情や恐怖が、そのままでは自然種ではないということから、いかなる感情、恐怖の自然種も存在しないということは帰結しない、ということである。スカランティーノは、民間心理学の「記憶」は自然種ではないことがわかったにもかかわらず、短期記憶と長期記憶に分かれてそれぞれが自然種だとわかった、という事例を挙げている。

民間心理学由来の概念に取って代わるものを見つけるには、現状では雑多なものが混ざっているものを分割していき、同質・均一なカテゴリーを見つければいいのだということである。まさにヒスイの場合がそうだった。ヒスイというカテゴリーには二種類のものが混ざっていた。だから、これを分けて、ひとつひとつは自然種でしたというところまで行きましょう。分割戦略とはそのような戦略である。

だとすると、分割戦略の満たすべき条件はどのようなものになるだろうか。分割戦略を採用して、民間心理学的カテゴリーを分割していくということは、民間心理学のカテゴリーを改定・変形する試みに他ならない。この改定作業が適切なものであるためには、まず、分割の果てに見出されるものが自然種でなければならないのはもちろんだが、その（新）自然種に属する大多数のメンバーが、もとの民間心理学的のカテゴリーのメンバーにもなっている必要があるだろう。この条件が成り立たないと、分割戦略により見つけられた概念は、民間心理学的概念「恐れ」の科学的に改定され定義され直した、科学的バージョンだとは言えない。両者がまったく似ていなかったら、それは「改定」ではなく「置換」だろう。

IV

「論争」の評価

というわけで、グリフィス、バレット、スカランティーノの三者それぞれの見解を紹介してきた。これを言葉の本来の意味で「論争」と呼んでよいだろうかという点についてはためらいが残る。というのも、三者ともF感情タクソンは自然種ではないという点では一致しているからである。さらに、自然種ではないという論拠をもっぱら雑多性に求める点も共通している。もちろん、彼らに仮想敵がいないわけではない。無自覚に民間心理学由来の感情カテゴリーや感情タクソンを借用し、あたかもそれが自然種であるかのように使用2している多くの研究者がそれである。彼らは論争の土俵に上がってこない。だから、この論争は結局、空振りに終わっているようにも思われる。

しかしだからといって、この論争を追いかけることには価値がない、ということにはならない。グリフィス、バレット、スカランティーノには重要な見解の違いがあり、その相違点こそ、感情科学の進め方に重要な含意を有するからである。それを本稿の最後に指摘しよう。

その前に、あらためて指摘しておくべきことは、この「論争」を通じて感情タクソンと感情カテゴリーはしばしば混同されてきたということである。一方が自然種だったら、他方も自然種だというふうに想定されているかのようにすら思われる。スカランティーノがコアアフェクトを批判するときにもそれが見られる。スカランティーノは一方で、怒りや恐れのようなF感情タクソンが、自然種に対応しないと言う。しかし、コアアフェクトを批判するときには、感情価と覚醒度の可能な値が張る空間ぜんたい（サーカムプレックス）を対象として、これはあまりにも雑多だから、自然種ではないと主張している。議論のフェーズにより、タクソンとカテゴリーのどちらを相手にしているのかがブレている。この点を整理しつつ改めて考え直してみよう。

コアアフェクトの個々の値（の組）がタクソンに対応することになるはずだが、これが自然種ではないというのは正しい判断だろうか。二次元平面上の点として表象される、感情価と覚醒度の可能な値の組み合わせ（a.v）を中心とする近傍（neighborhood）を考える。そうすると、曖昧な境界をもつファジーな集合ができる。これをコアアフェクトのタクソンとみなしたらどうだろう。サーカムプレックス・モデルのこの辺りがあるひとつの種類の感情、この辺がもうひとつの別の種類というふうに、感情価と覚醒度が張る二次元平面はいくつかのタクソンに（重なり合いつつ）分類される。その個々の「タクソン」は、本当に自然種でありえないのか、すなわち、そんなに雑多なものかを検討しよう。

この問いに対する答えは、属性クラスターとして何に着目しているのかに依存する。このモデルでは、感情価と覚醒度の値、そして、それらのみが重要な属性である。したがって、その属性に関しては、各タクソンは非常に同質・均一だと考えることができる。たとえば、(a.v) = $(0.5 \pm \varepsilon, 0.7 \pm \delta)$ といった属性をタクソンに含まれるすべての点が共有している。そうすると、次に検討しなければならないのは、感情価と覚醒度の値をその特定の組み合わせに保っている因果メカニズムがあるかどうかである。この特定に失敗してしまうと、やはり自然種ではなかった、ということになるだろう。しかし、これはやってみないとわからない。研究の現時点で、何か雑多なものが含まれているように思えるというだけで、自然種ではないと結論することはできないはずだ。

次に、コアアフェクトのぜんたい（感情カテゴリーに相当）が本当に自然種でありえないのかを考えてみよう。つまり、すべてのコアアフェクトが張る空間、サーカムプレックス構造の全体が、自然種でありえないほど雑多かという問いを考える。これについても、見方を変えればこれほど同質・均一なカテゴリーはない、とみなすことができる。なぜなら、そこに含まれているものすべてが、「感情価と覚醒度という二種類の値で特定される」という属性を共有しているからである。それが、スカランティーノのように、極めて雑多なものからなっているではないか、と見えてしまうのは、恐れとか怒りといったF感情タクソンを定義する属性をすべてこの空間に写像しているからである。そうすると、何かとてつもなく雑多な性質をもったものが集まっているように思えてしまう。しかし、この空間はそういう具合につくられたものではない。この空間は、そういった属性は非本質的（偶有的）なものだと、感情科学が扱う自然種として二義的なものだとして捨象した上で成り立っている。

もちろん、タクソンの場合と同様に、コアアフェクトのぜんたいに分類され位置づけられるものたちが共有している「感情価と覚醒度の二値で特定される」という属性をもたらす因果メカニズムをつきとめなければならない。これは要するに、意識の科学をちゃんとやるということに他ならない。感情価と覚醒度も意識現象のもつ性質なので、その因果メカニズムを探るということは、意識現象の神経科学的基盤を突き止めるということに他ならないからである。これは極めて困難な課題だとは思う。成功する保証もないだろう。しかし、ただひとつ言えることは、安易な「哲学的考察」によって、コアアフェクトカテゴリーは自然種でないと今の時点で結論してしまうことはできないし、感情科学の未来にとっても望ましくない、ということだ。

連続的で雑多であっても自然種になるという実例を、実はわれわれはもうすでにもっている。ヒスイのサブカテゴリー、軟玉である。軟玉は、マグネシウムと鉄という二種の金属元素を含んでおり、鉄が100%のものからマグネシウムが100%のものまで連続的に存在している。鉄の含有量の多いものはferroactinolite、マグネシウムの多いものはtremolite、中間的な領域はactinoliteという名がつけられている。この二元素の構成比を考えると、まさに連続体濃度だけの可能性があるわけで、軟玉という集まりはとんでもなく雑多なものを含んでいることになる。しかし、これらはひとつの軟玉という自然種を構成しているとみなすべきだろう。

v

ふたつの戦略を使い分ける

煎じ詰めれば、バレットとスカランティーノの対立点は、自然種をどうやって見つけ出すかという戦略にある。このふたつの戦略について、私は次のように主張したい。すなわち、どちらかが正しいということはない。両方試してみればよい。その結果、二種類の異なる自然種が見つかることがあってもよい。それらはレベルの異なる自然種ということになるだろう。

スカランティーノの分割戦略は、いまある民間心理学的な感情分類はまだ雑多なので、それをさらに分類していくと、どこかで同質・均一な分類に達するだろうという戦略である。これは民間心理学的分類と同じレベルにとどまり、さらに分類を精緻化しようというものだから、そういう意味では保守的(conservative)な戦略と言えるだろう。ただし、現状の民間心理学的なカテゴリーはいくつかに分類・分割されていくので、そのままのかたちで残るわけではない。その意味では改定主義的(revisionistic)とも言える。

これに対し、バレットはよりラディカルな戦略を推奨している。現状の民間心理学的な感情分類が雑多であるという認識から出発するところはスカランティーノと同じだが、それが雑多に見えるのは、非本質的な属性に注目して分類しているからだと診断する。そこで、民間心理学的分類に用いられる属性クラスターのごく少数の重要な特徴だけに注目して、雑多性を解消しよう。要するに、抽象化と粗視化を進めたレベルで、はじめの雑多性をもたらしていた違いを無視する（見えなくする）ことによって「隠された統一性」を探し出し、同質・均一なカテゴリー、分類を見つけようという戦略である。この戦略をとると、もともともっていた民間心理学的な感情分類は捨てられる可能性が高い、そういう意味で、保守的ではなく消去主義的（eliminative）で、改訂主義的ではなく革命的（revolutionary）なやり方とみなせる。

科学の他分野では、バレット的な戦略はごくありふれたものである。ロトカ・ヴォルテラ方程式（Lotka-Volterra equations）を例にとろう。ヴォルテラは、アドリア海においてサバなどの被捕食魚とそれを捕食するサメの個体数が周期的に変動する現象をモデル化するためにこの方程式をたてた。これは、キツネとウサギ、あるいはチーターとインパラといった、捕食者と被捕食者の数が周期的に変動する他のさまざまなケースにも当てはまる。これら三種類の「食う食われる関係」は、もともとは雑多なものに見えていた。狩りの仕方も食べ方も繁殖の仕方もそれぞれ異なっているので、現象としてまったく違う性質のものに見える。これに対し、ロトカ・ヴォルテラ方程式はそういう違いには目をつぶる。個体数の変動といくつかのパラメーターだけに注目すると、瑣末な違いは消去されて、同質・均一なカテゴリーがつくられていく。

さらには、この方程式が当てはまる系は、食べるものと食べられるものの生態学的関係に限られない。化学反応を考えてみよう。化学物質AがBに変わる反応があるとする。反応が進むとAは減ってBは増える。しかし、Aが減っていくと、材料がなくなっていくので、Bも減少に転じる。こうして、AがBに変わるというのは、BがAを食べたことになぞらえることができ、ある種の化学反応にもロトカ・ヴォルテラ方程式が当てはまる。

こうした仮想的過程において、アドリア海のサバ／サメ系が、まずは「食うもの／食われるもの」に一般化され、さらにいわゆる振動反応という化学反応のパターンの一種も含まれるまでに一般化される[35]。捕食と化学反応は、現象としてはずいぶんと違うように見えるが、ロトカ・ヴォルテラ系というかたちで、ひとつのカテゴリーを形成するにいたる。こういう具合にして、細かな違いは無視してモデルを抽象化していくことによっても、同質・均一なカテゴリーをつくることができる。これは科学でしばしば行われる手続きに他ならない。

というわけで、スカランティーノとバレットのふたつの戦略のどちらかが優れているということはない。両方とも追求すべきだというのがここでの結論である。

VI

自然種なんて怖くない？

ところで、ここで扱ってきた「論争」の参加者たちにはもうひとつの共通点がある。つまり、感情が自然種であるかどうかは重要問題であり、感情科学の目的の少なくともひとつは感情と呼ばれる現象について自然種を見出すことにある、と前提しているという点だ。その目的に達するための戦略に違いがあったわけである。前節では、その戦略上の対立はあまり意味がない、ということを述べてきた。

35 ここで「仮想的過程」と表現したのは、現実のプロセスはより複雑で、むしろ逆だからである。この方程式は、ロトカとヴォルテラによって独立に見出された。すでに1910年に数学者のロトカは、ある種の化学反応の数理モデルとしてこの方程式を見出していた。さらに、それを生物の個体数の変動にも当てはめていた。のちに1926年にヴォルテラが、アドリア海の魚の個体数変動を扱ううち、この方程式を見出し、論文中で先駆者としてロトカに言及した、というのが実際に起きたことであるらしい（https://en.wikipedia.org/wiki/Lotka-Volterra_equations 2024年5月12日参照）。講演では、捕食者・被捕食者の個体数変動の方程式として見出された方程式が、振動反応にも当てはまることがわかったという、間違った発言をしてしまった。ここに訂正してお詫び申し上げる。しかし、本稿のこの箇所では、抽象化の手続きによって得られる方程式は、その抽象性によってはじめ意図していなかった対象にも当てはまるようになる、という点が重要なので、あえてアナクロニズムを犯した単純な記述を採用しておく。

本稿の締めくくりに、この共通前提を疑ってみたい。感情が自然種であるかどうかは、感情の科学的研究の遂行上そんなに重要な問題なのか、ということである。前節の議論に対して、次のような疑問が発せられるかもしれない。まずはその疑問から出発しよう。ロトカ・ヴォルテラ系にはずいぶんと異質なものが含まれている。捕食者／被捕食者関係と化学反応。これらがひとつの自然種をなすというのは納得しがたい。本当に、ロトカ・ヴォルテラ方程式が当てはまるという理由で、これらをひっくるめて自然種と呼ぶのは適切なのだろうか。

この問いに対する私の答えは「どっちだってよい」だ。たとえば、調和振動子（harmonic oscillator）を考えてみよう。「調和振動子」というカテゴリーは極めて雑多なものに当てはまる。単振り子、それから重りをつけたバネの振動、ある種の電気回路の振動も調和振動子である。これらは物理的にはだいぶ違う現象である。さてここで、調和振動子が自然種であるかどうかに白黒をつけることになんの意味があるだろうか。調和振動子が自然種ではないという具合に議論が収束したからといって、調和振動子の概念が科学的に有用でなくなるわけではまったくない。つまり、最も考えなければならないことは、科学的に有用な概念である（つまり科学での使用2が正当化される）ためには、自然種に対応する概念でなければならないのかということである。

ある概念が科学的に有用であるかどうかは、いくつかのパラメーターで決まる。探求がどのような段階にあるか。その概念を使って何がしたいのか。少なくともこのふたつには相対的であると思われる。分割戦略を採用する場合でも、自然種でない概念をしばらく使い続ける必要がある。つまり、怒りは自然種でないことが予測されているけれど、それをうまく分けていくことによって自然種に至ろうとしている以上、その途中では自然種でない概念を、自然種ではないだろうと思いつつ使い続けることがどうしても必要になる。つまり、探求の途中においては、非自然種だって使わないといけない。したがって、探求の終着点のことを考えているのか、探求の途中のことを考えているかで、自然種と自然種でない概念、これらの役割は異なってくる。

分割戦略の最も成功した例として、かつて「希土類」と呼ばれ、現在では「レアアース」と呼ばれるのが一般的になった元素グループの分類を考えてみよう。レアアースの分離（分類）は次のような過程を経て進行した。

①それまでセリウムと呼ばれて一括りにされていたものが、実は二種類の元素からなるということが発見され、ランタンとセリウムに分離された。
②そのときランタンと呼ばれていた「元素」が、現在ランタンと呼ばれている元素と、ジジミウムに分割できるということがわかった。
③ジジミウムから、サマリウムが分離された。
④残ったジジミウムは、ネオジムとプラセオジムに分離された。
⑤サマリウムは現在サマリウムと呼ばれている元素と、ガドリニウム、ユーロピウムという3種類の元素に分かれた。

この過程で、最終的には自然種でなくなり消去されたジジミウムというカテゴリーは、極めて重要な役割を果していた。自然種ではないカテゴリーでも、探求の途中では重要な役割を果たす。

概念の科学的有用性を左右するもうひとつのパラメーターは、その概念で何をしたいのか ということである。確かに帰納をしたり、因果メカニズムによる説明を与えたいのだったら、自然種であることは重要であるかもしれない。でも、科学で概念を使って行われていることはそれだけではない。たとえば、重要な概念の使用法として、アナロジーによる発見という使い方がある。あるいは、統合による説明を与えるという使い方もある。それまで違うと思われていたものを統合することによって、それぞれに説明が与えられる。科学史上で最も有名な例は、ケプラーの法則とガリレオの法則がニュートンの法則から導出されることによって、地上の物理と天上の物理がひとつに統合されて、それぞれに説明が与えられたというケースである。

「もの」として見ると、いろいろ雑多なものが調和振動子として記述できる。その系を調和振動子にしている因果メカニズムもまた雑多だが、これらを調和振動子という概念を用いて一括りにすることは、科学的記述や説明において極めて有用だろう。そうすると、何をしたいのか、因果的説明なのか、統合による説明なのかということによって、概念の科学的有用性のポイントは違ってくる。科学的に有用であり科学における使用が正当化されるために、自然種であることは必要条件でも十分条件でもないのである。

VII

まとめ

心の科学は、その成り立ちからして、民間心理学由来の概念を、研究対象のみならず研究ツールとして使用していく運命にある。これは（少なくとも当面の間）避けがたいと思われる。感情についての科学もその例外ではない。F感情タクソンやF感情カテゴリーは、おそらくいずれも自然種ではないだろう。だとしたら、感情研究はどうすればよいのか。感情心理学における自然種探求の戦略には二種類あることがわかった。粗視化することによって同質・均一なカテゴリーを見出していこうとする戦略と、現状では雑多なカテゴリーをさらに細分することによって、同質・均一にしていこうという戦略である。どちらが有望かということを今の段階で決着することはできないし、その必要もない。それぞれ進めていけばよい。

ただし、いま現に使っている概念が科学的探求に有用な概念として正当化可能かという吟味は必須だと思われる。しかし、この問いは「私が使っている概念は自然種なのだろうか」という問いとは異なる。自然種であることが有用性をもたらすケースもあるし、そうでないケースもある。それは、われわれがどういう探求のフェーズにあるかということと、何を目的としているかということによって異なるからだ。いずれの戦略をとるにせよ、感情の科学的研究は、F感情タクソンとF感情カテゴリーの改訂作業（すなわち概念工学的作業）に携わっているということ、その作業の極限には民間心理学的な感情タクソンとカテゴリーの消去の可能性もある、つまり「そういえば、かつては怒りと言っていたこともあったね」となる可能性も排除できないということを、より明示的に表明する必要があるのではないだろうか。つまり、手元の概念を使いつつ、それによっていまやろうとしている目的が本当にうまく果たせそうかということをつねにメタ的に吟味しながら進めていくこと、必要なら概念の改訂を厭わないことが重要だと思われる。

謝辞

本稿は、日本感情心理学会第27回大会(2019年6月30日に東海学園大学にて開催)で行った特別講演の草稿に基づく。本書に収録するにあたり大幅な加筆・修正を施した。特別公演にお招きいただいた日本感情心理学会大会委員会の諸氏、当日司会の労をとられ、いささか乱暴な筆者の議論を真摯に受け止めてくださった大平英樹氏、および活発に議論くださった当日の参加者の皆さんに深く感謝します。講演記録は「エモーション・スタディーズ 第6巻第1号」[10]に収録いただいている。収録のための作業を担当された感情心理学会編集委員会の方々にも感謝を捧げます。

また、講演草稿を準備する際に、有益な文献情報を提供いただいた太田陽氏に感謝いたします。

文献

[1] Fletcher, G. (1995). The Scientific Credibility of Folk Psychology. New York: Psychology Press.

[2] 植原亮. (2013). 実在論と知識の自然化:自然種の一般理論とその応用. 東京: 勁草書房.

[3] 森元良太, 田中泉吏. (2016). 生物学の哲学入門. 東京: 勁草書房.

[4] Boyd, R. (1991). Realism, anti-foundationalism and the enthusiasm for natural kind. Psychological Studies 61 (1-2): 127-148.

[5] Griffiths, P. E. (1997). What Emotions Really Are: The Problem of Psychological Categories. Chicago: University of Chicago Press.

[6] Griffiths, P. E. (2004). "Is emotion a natural kind?", Solomon, R. C. (ed.). Thinking About Feeling: Contemporary Philosophers on

Emotions. Oxford: Oxford University Press, 233-249.
[7] Barrett, L. F. (2006). Are Emotions Natural Kinds? Perspectives on Psychological Science 1 (1): 28-58.
[8] Russell, J. A. (1980). A circumplex model of affect. Journal of Personality and Social Psychology 39 (6): 1161-1178.
[9] Scarantino, A. (2009). Core Affect and Natural Affective Kinds. Philosophy of Science 76 (5): 940-957.
[10] 戸田山和久. (2021). 感情って科学の概念なんだろうか. エモーション・スタディーズ 6 (1): 91-104.

第2部

心 理 学

第1部でまとめられたようにバレットは、普遍的・生得的な基本感情の存在を否定し、感情は文化などにより概念として構成されると提案する。バレットの理論は、心理学の各分野の研究の知見と照らし合わせて支持されるだろうか？ また各分野の心理学研究に、どのような示唆を提供するだろうか？ 第2部では、最先端で活躍する心理学者に、各分野の立場からこうした問題を論じていただいた。

発達心理学の立場からは、バレットの理論に基づくと、感情は生得的に備わったものでなく、保護者や養育者が教育により育成できる可能性があると指摘される。学校や社会での成功において感情を含む非認知能力の貢献が注目されており、バレットの理論は教育においても重要な示唆を持つと言えそうだ。

文化心理学の立場からは、感情が文化により構成されることを支持する知見と理論が紹介される。日米でどのような手がかりに畏怖感情を感じるかに違いがあるという知見、そして生活様式と結びついた説明は、感情が文化により構成されるというバレットの理論に支持を提供する。

進化心理学の立場からは、もし基本感情理論が想定するように基本感情と対応する表情が表出されないとしても、必ずしも構成主義的感情理論が支持されるわけではなく、表情がシグナルとして進化したと説明することもできると論じられる。第1部でも論じられたように、バレットによる表情研究の解釈や進化的な分析については、さらに検討される必要があるようだ。

動物研究の立場からは、バレットの理論を踏まえて、チンパンジーにおける感情研究が紹介される。チンパンジーにおいても基本感情に固有な表情の証拠を見出すことが難しいなど、バレットの主張に賛同できる点があると表明される。

こうした論考からバレットの理論が、心の科学における様々な分野に関係することが示唆される。現状で必ずしも理論が全面的に支持されているわけではないが、様々な視点からの吟味を楽しみ、また理論の潜在的な意義を感じていただきたい。

発達科学の立場から
——感情の成り立ちと教育

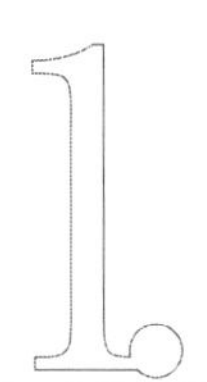

ITAKURA Shoji
板倉昭二

I

はじめに

本書の他の章でも記述されていると思われるが、本書は、リサ・フェルドマン・バレットの構成主義的感情理論 (Barrett 2017=2019[1]) に触発された企画ということである。筆者は、偶然本翻訳書をずいぶん前に購入していたが、読破する時間を取れず、いわゆる積読（つんどく）状態であった。そうしているうちに、本書の執筆依頼が届いた。これも何かの縁と執筆をお引き受けした次第である。

バレットは、これまでの感情理論を古典的感情理論として否定する。これに対するものとして構成主義的感情理論を提唱し、以下の通り、古典的感情理論を一掃する次のような記述をしている。『古典的感情理論には、輝かしい知的営為の歴史があり、文化や社会に重大な影響を及ぼしてきたとはいえ、それが真ではあり得ないことを示す科学的成果はたくさんある (Barrett 2017=2019: 11[1])。』本書第1部でも触れられていたが、自分の頭の中の整理のために、ごくごく簡単に、古典的感情理論と構成主義的感情理論に言及しておこう。

古典的感情理論では、喜び、悲しみ、怒り、恐怖、驚き、嫌悪といった基本感情には、それらに対応する普遍的な表情があり、困難を伴うことなく認識できると考えられている（Ekman 1994[2]）。つまり、表情は、内的な感情状態をみな同じように具体的に読み取ることが可能であるとされてきたのである。例えば、しかめっ面をしている人は怒っており、笑顔の人は幸せを感じていると考えるということである（Ruba and Pollak 2020[3]）。

しかしながら、感情の表現には、ばらつきがあることも報告されている。バレットらは、彼らのレビューの中で、どのような感情の状態に対しても単一の表情を構成することはない（表情の一貫性）ということと、ヒトは嬉しいときにいつも微笑みを浮かべるわけではない（表情の特異性）ことを指摘している（Barrette et al. 2019[4]）。つまり、日常では、感情の出現の仕方やその解釈の仕方にはばらつきが極めて多いことを示すものである。これは、構成主義的感情理論の考え方である。

古典的感情理論と構成主義的感情理論の違いを要約すると次のようになる。古典的感情理論は、直観的であり、われわれを取り巻く外界で生じた事象が私たちの内部に感情的反応を誘発すると考える。これに対して、構成主義的感情理論は、脳は自分でも気づかないうちに経験により、感情を含めた様々な事象を構築しているとする[1]。

本章では、Ⅱ節でごく一般的なこれまでの感情発達を記述する。そして、Ⅲ節では、バレットらの総説論文に基づき、構成主義的感情理論が、特に言語との関係において、発達研究にどのような提言ができるかを概略する（Hoemann et al. 2019[5]）。感情は固定したものではなく、状況ごとに構築されるものだとしたら、それは、教育に活かされるべきかもしれない。したがって、続くⅣ節では、感情教育の可能性について論考する。

II

発達科学における感情研究

それでは、これまでの感情研究は、どのような特徴を持つのだろうか。本節では、いわゆる古典的感情理論に基づいた発達研究に言及することにしよう（板倉 2007[6]）。その際に、構成主義的感情理論によって、指摘されていることを明示する。感情発達については、以下の2つの考え方がその根幹をなす。まず1つ目は、感情の発達とは、主として生得的で普遍的な感情反応を調整する能力、つまり感情発達とは、生得的もしくは極めて早い時期に認められる感情能力の上に感情の概念が形成されることだと考える（Izard 1997[7]）。もう1つは、子どもは、苦痛や喜び、静かな注意、高い覚醒、眠気といったようなまだ分化されていない感情とともに生まれてきて、感情を分化した反応に作り上げるというものである（Camras 1992[8]）。

養育者は自分の主観に基づいて、乳児が非常に早い時期から、喜び、関心、怒り、恐れ、そして悲しみといった感情を表出していると考える。すなわち、養育者はその場の状況に相応しいものとして子どもの感情を判断しがちである。例えば、乳児が新奇なおもちゃを前にした反応を見て、恐れの感情を想定するかもしれないが、それを過剰に見積もってしまうと、怒りや苦痛だと判断してしまうこともある。これは、バレットが指摘している、常に同じような状況で同じ感情が起こるわけではないことのエビデンスとなるものであろう。

乳児の感情をより客観的に解釈するために、研究者は、より系統だった精緻な方法を開発してきた。それは、赤ちゃんの表情をきちんとした基準に基づいて、その意味するところの感情に分類する方法である。この手法は、顔の各部分の状態を符号化し、その全体的な成り立ちによって評価するものである。具体的には、眉が上がっているか、眉を寄せているか、目は大きく見開かれているか、または強く閉じられているか。唇はすぼめられているか、緩やかにまるくなっているか、もしくは後方にぎゅっと引かれているか、などである[6]。このような顔の各部位の動きの組み合わせを分析し、感情を判断するのである。しかしながら、それでもなおかつ、乳児の感情判別は困難である。ここでは、ポジティブな感情とネガティブな感情の2つに大きく分けてみていこう。バレットらは、表情とその文脈の関連が流動的であるにもかかわらず、そうした基準自体が、ステレオタイプの判断を導いてしまうことを批判したものと思われる。

1
ポジティブな感情

乳児が表出する喜びの最初の明確なサインは、微笑みである。乳児は、生後すぐに自発的な微笑を示す。これを自発的微笑もしくは新生児微笑と呼ぶ。けれども、その微笑の意味は週齢とともに変わってくる。この初期の微笑みは、反射的なものであり、社会的な相互作用というよりもむしろ、ある種の生物的な身体の状態によって引き起こされると考えられる。しかしながら生後6週間から7週間後、赤ちゃんは社会的相互作用によって引き起こされる微笑を現すようになる。その微笑みは、他者に対して向けられたものである。社会的微笑は、通常、養育者とのやり取りの間に起こる。赤ちゃんの微笑によって、赤ちゃんに対する両親の関心や情愛が引き出され、また、そのことによってさらに社会的微笑が誘発される。このように、乳児の初期の社会的微笑は、両親やほかの大人との関係の質を高めていく役割を担っている。社会的微笑は、赤ちゃんが興味をもつ面白い対象物よりも、人によってより頻繁に引き出される。その証拠として、3か月児は、人によく似た人形よりも、本物の人に対して笑いかけたり声を出したりするということが報告されている(Ellsworth et al. 1993[9])。少なくとも、生後2か月の乳児は、社会的な文脈および非社会的(自分が制御できる事象)な文脈の両方で、喜びの感情を表出することがある。

ルイスらは、非常にユニークな実験を報告している(Lewis et al. 1990[10])。乳児は、2つのグループに分けられた。赤ちゃんの手首には、紐がつけられており、1つの条件では、赤ちゃんが手首を動かして紐を引っ張ると、音楽が聞こえてきた。もう1つのグループは、紐を引くことに関わりなく、ランダムに音楽が鳴ったり消えたりした。そのような状況で、それぞれの乳児の行動が観察された。紐を引くことで音楽を聴くことができる条件にあった乳児は、紐を引くことと音楽の開始が関係なかった乳児よりも、頻繁に紐を引いて音楽を鳴らし続けた。そして、音楽が鳴った時により関心を示したり、笑顔を示したりした。つまり、自分が制御できる事象に対しては、赤ちゃんはより大きな喜びを示し、その行為を続けようとしたのである。

7か月になると、乳児は、見知らぬ人よりも既知の人に対して、笑いかけるようになる。実際に赤ちゃんは、知らない人と関わることから、苦痛を感じることがある。このような選択的な微笑みは、赤ちゃんとコミュニケーションをはかり、維持しようとする両親の動機づけを高めることになる。赤ちゃんのほうも、両親に対して興奮と歓喜を伴う笑いなどを示す。そして、さらにポジティブな社会的相互交渉を続けようとする動機づけを高める(Weinberg and Tronick 1994[11])。

そのような正の感情の交換は、特に両親との間に生起し、赤ちゃんが自分にとって特別なものだということを、両親に実感させる。それは、親子の絆をさらに強くするものである。

また、生後1歳の終わりくらいまでに、彼らの認知能力の発達とともに、予期しないことが起こった時に笑うということもみられるようになる。母親が変な声を出したり、変な帽子をかぶったりすると、子どもはそれを聞いたり見たりして笑うのである(Kagan et al. 1978[12])。

2歳では、今度は自分がおどけて他者を笑わせることをするようになる。このことから、2歳児は、両親とポジティブな感情や行為を共有する欲求を持つことを示していると考えられる。

2
ネガティブな感情

乳児に最初に見られるネガティブ感情は、空腹や痛みといったストレス要因から引き起こされる苦痛であろう。これは、激しい泣きやしかめっ面などから容易に判別可能である。しかし、乳児におけるその他のネガティブな感情は、判別が難しい。

3
恐れと苦痛

明確な恐れの感情の表出は、生後6、7か月くらいからみられ始める。特に、見知らぬ人に対する恐れの反応が顕著である。このころになると、見知らぬ人は、もはや乳児を快適にしてくれる存在ではなくなり、既知の人と区別されるようになる。この変化は、両親への愛着形成の進展を反映しているのであろう。見知らぬ人への恐れは、一般的には2歳くらいまで続くが、その継続性には個人差がみられる。すなわち、個人の気質によって変わるのである。7か月では、見知らぬ人への恐れだけではなく、新奇なおもちゃ、大きな音、そして急激な動きなどに対しても恐れの感情を抱く。そのような恐れは、12か月くらいまでに減衰する。7か月児のこのような感情の出現には、適応的な意義があると考えられる。この月齢では、自由に素早く動くことはできない。したがって、危険な状況にさらされた時には、恐れや不快な感情表出が養育者の援助行動を引き出し、自分を守るための強力な道具となるのである。

特に顕著な恐れや苦痛は、8か月ころに始まる分離不安(separation anxiety)である。分離不安は、保護者から分離されることにより起する苦痛であり、13から15か月にかけて減少する。

4
怒りと悲しみ

2歳までには、怒りとその他のネガティブな感情との区別は容易になる(Camrus et al. 1992[13])。1歳児は明らかに、他者に対して怒りを向けることがある。怒りの表出は、2歳で増加し、自分の環境をよりよく統制できるようになる。そして思い通りにならなければ、驚いたり、また怒ったりするのである。

乳児は、怒りが誘発される状況と類似した状況で、悲しみの感情をしばしば経験する。例えば、注射などの痛みの後だとか、まわりの状況が思い通りにならない場合や両親と離れた場合などである。しかしながら、悲しみの出現頻度は恐れや苦しみなどに比べて少ない。ただ年長の幼児で、両親と長時間離れて、きめの細かい世話を受けられない場合、長く続く悲しみの感情を示すことがある。

以上、発達初期の感情表出について、ポジティブとネガティブの2つの感情をごく簡単に見てきたが、構成主義的感情理論との齟齬が生じる場合があることが見て取れたと思う。

III

感情語と感情概念の発達

感情の構成主義は、子どもの感情発達にどのような提言ができるのだろうか。本節では、バレットらの総説の中から、言語との関係について検討した一部を抜き出して概略する[5]。

乳幼児は、多様な物や現象を言葉によって概念化する。言葉を用いない概念形成が可能かどうかは、大きな議論の的であり続けた。動物を対象とした研究では、その可能性が示唆されている。バレットらは、乳幼児が感情のカテゴリーを学ぶプロセスが、他の抽象的で概念的なカテゴリーを学ぶプロセスとほぼ同じであると考えている。これらのカテゴリーの例は、ある状況から別の状況へと異なる特徴を持っているが、その学習には、関連する言葉の助けが必要となる。バレットらは、具体的には、養育者が時折、日常の出来事に感情の言葉を付与して、乳幼児の生活における感情状態を整理し始めるという仮説を立てる。そして、次のような例をあげている。例えば、西洋の「怒り」のカテゴリーは多くの個人の目標達成と関連しており、そのうちの1つは他人がその目標達成を阻害する時に発生するかもしれない。

ある乳幼児が他の子どもからおもちゃを取り上げると、取り上げられた子どもは泣くかもしれない。そして彼もしくは彼女の親や保護者はこの瞬間を「怒り」とラベル付けするかもしれない。またある時には、乳幼児が他の子どもに手を出すかもしれず、再び、彼女の親や保護者はこの瞬間を「怒り」とラベル付けするであろう。乳幼児が食べ物を吐き出したり、食器を床に落としたりする場面も、「怒り」としてラベル付けされるかもしれない。また、寝る準備のために遊びが中断され、彼女が抱き上げられる際に体を硬直させる場面も同様と考える。それぞれの状況では、異なるモーターアクションには異なる顔の動き、身体システムの異なる変化、それに伴う異なる身体の感覚、異なる光景、音、および大人の行動などが伴うが、それらはすべて同じ目標と関連しているはずである。つまり、他者によって設けられた障害を取り除くことである。バレットらは、多様な場面で、これらのダイナミックでマルチモーダルなパターンを通して、子どもは、親がしばしば「怒っている」と発言することを聞いていると考えているようである。言葉の使用の例は、乳幼児に向けられたものは、最初は、頻度は少ないかもしれない。しかし時間の経過とともにカテゴリーをまとめるのに役立つ可能性が十分にある。

バレットらは、感情の概念が、子どもが学ぶ他の概念と同様のメカニズムを通じて発達することを想定している。言語の役割は感情に特有のものではなく、むしろ感情のように、統計的な規則性を示さない抽象的で概念的なカテゴリーの獲得に特に重要である可能性があると考えている。また、大胆にも、言語は、乳幼児や幼い子どもたちが学習するのに役立つシンボルの1つに過ぎない可能性があるとしている。

以上のように、バレットらは、言語が感情の概念形成を助けるものであり、社会的相互作用中の対話を通じて、人々は同じ言葉を使用して対象、行動、および出来事を分類し、関連する概念を徐々に整えていくと考える（例：Brennan and Clark 1996[14]）。これは、人々が感情を伝えるメカニズムの1つである可能性があり（Gendron et al. 2018[15]）、お互いの感情体験を共同構築するのに役立つことがあるとバレットは考えている[1]。そして、乳幼児にとって、この共同構築のプロセスは、彼らが言葉で参加できるようになる前に始まると考えられる。乳幼児が感情の言葉を明示的に話すことができなくても、脳が状況に基づいて感情の概念を構築する能力は、自らの文化の感情を経験し、知覚するための前提条件となるかもしれない[5]。

IV

感情の教育

「感情がつくられるものだとしたら世界はどうなるのか」という本書の問いに立ち返ると、発達科学の視点から重要なことは、感情は、教育することができるのかということを問うことだと思われる。古典的感情理論では、ヒトは生得的に怒り、喜び、悲しみ、恐れなどの基本感情を持っており、それは普遍的なものであるとしていたが、それが否定されるものであり、バレットらが提出した構成主義的感情理論が正しいということになると、発達科学においては、どのようなことが起こるのであろうか。感情は、社会的な文脈で学習されるものであるなら、保護者や教育者の教育的介入によって、感情の推論を促進することが可能であることを示唆する。

近年、「非認知能力」という言葉を見ることが多くなった。非認知能力とは、認知能力に対する言葉であり、一般的には、自制心や真面目さなどを含めた個人の特性にかかわるスキルの総体とされる（森口 2021[16]）。また、中央教育審議会 初等中等教育分科会資料[17]によれば、非認知能力について、以下のように記されている。

『非認知能力とは、主に意欲・意志・感情・社会性に関わる3つの要素（①自分の目標を目指して粘り強く取り組む、②そのためにやり方を調整し工夫する、③友達と同じ目標に向けて協力し合う。）からなる。特に幼児期（満4歳から5歳）に顕著な発達が見られ、学童期・思春期の発達を経て、大人に近づく。気質差、個人差が大きい。自己をコントロールすることが基礎にあるが、認知と非認知の両面を必要とする。教育を通して育成可能性がある。』

つまり、感情の統制なども非認知能力に含まれる。そうすると、上述の資料に記載されているように、感情も「教育を通して育成可能性がある」ことになる。感情の教育の可能性は、感情が社会的インタラクションの中で、状況に応じて形成されるものであり、特に言語によって概念化されるということを強調したい。

非認知能力の教育の可能性は、未来の子どもたちのためにという前提で、大きな期待を寄せられている。

多くの先行研究は、感情の言語的理解が活発に行われる時期に外部から入力される言語情報が、幼児の感情理解を促進させることを報告している（Lagattuta and Wellman 2002[18]）。

感情を伝達する単語や文章などの言語形式になっている言語情報は、知覚者が他者の顔表情を理解することを援助する。つまり、言語情報により顔表情に存在する曖昧性が減少し知覚者が顔表情の感情をより速く、またより正確に処理するようになるということである（Lindquist and Gendron 2013[19]; Park and Itakura 2019[20]; 朴 2020[21]）。

では、感情教育にはどのようなことを想定すればよいのだろうか。前述したように、感情の形成には、言語による概念化の有効性が言われているが、その教育の先に見える、社会的な状況での感情教育の有効性はどこにあるのか。

子どもの感情教育は、一般的には、子どもたちが感情を理解し、適切に処理し、他者との関係を築くためのスキルを身につけるプロセスと考えることができる。以下に子どもの感情教育に関するいくつかの基本的な原則やアプローチをあげる（Salovey and Sluyter 1997[22]; Greene and Boler 2004[23]）。

まずは、感情の理解と認識である。これは、子どもたちが感情を理解し、ラベルを付与し、他者の感情を理解できるようにすることが重要である。そのためには、絵本やゲームを通じて感情を認識する練習を行うと良いかもしれない。ただし、バレットらは、感情を理解したり認識したりするというよりも、感情を推論するという言葉を好む。

また、自分の感情を受け入れ、表現するための安全な空間が必要である。感情を表現するための言葉や方法を教え、受け入れる化を醸成することが重要であろう。これは、感情を受容するということと表現するということになる。バレットらが指摘している、言語と感情概念の関係にも関連することである。

われわれの日常場面では、ストレスや怒り、悲しみなどの感情を適切にコントロールするこが必要となる。したがって、そのためのスキルを身につけさせることが大切になってくる。リラックスする技術や深呼吸、問題解決のスキルなどを教え、感情が高まった時に冷静に対処できるようサポートする。

共感は、他者の感情に対する代理的な感情反応だと定義される（Feshbach and Roe 1968[24]）。子どもたちが他者の感情に共感し、理解できるようにすることが重要である。物事を相手の視点から見るトレーニングや、他者とのコミュニケーションを通じて感情理解を深めることに役立つと思われる。

以上、子どもの感情教育は、社会的なスキルや人間関係の構築において非常に重要となる。適切な感情の理解と処理のスキルを身につけることで、子どもたちは健康な心理的発達を促進し、将来の成功につながる可能性が高まることが期待されるのである。

V

おわりに

本稿では、「感情がつくられるものだとしたら世界はどうなるのか」という問いに対して、発達科学の視点からの論考を行った。繰り返しになるが、ここでのロジックは、次のものも可である。すなわち感情の発達が、従来考えられていたような、古典的感情理論で示されているように、生得的に備わったものではなく、バレットらが主張するように社会的インタラクションの中で、それぞれの状況に応じて生成されるものであるとするなら、そしてそれには言語の果たす役割が極めて大きいとするなら、他の非認知能力の学習同様、子どもの未来につながるような教育が可能なはずである。

Ⅳ節ですでに筆者らの研究の中に見てきたように、言語と感情推論の関係は、子どもを取り巻く言語環境と密接な関係があることがわかっている。すなわち、感情に関連する言語をより多くインプットするような環境の子どもは表情認知に優れていることが先行研究で報告されている。さらに、それは、単なる感情語よりも、感情が発露するような場面で、因果関係を含む具体的な表現が付与された場合に、さらに表情認知をモジュレートすることがわかった[20][21]。

バレットらの主張は、先端的な脳科学に基づいたものであり、いわゆる古典的感情理論のロジックのあやういところ、矛盾するところなどを見出しているが、発達的視点からは、筆者の個人的な見解であるが、これが新しい感情理論を構築しているという認識にまで至らないのはなぜだろうか。彼女らは、感情の発達の社会的および言語的な文脈が乳幼児の脳に与える形成的な影響は新しい提案ではないとしている(例:Campos et al. 1989[25]; Ratner 1989[26]; Trevarthen 1984[27])。バレットらの主張の新しさは、その形成的な影響が、予測処理という脳の機能から生じたものである、という点にある(したがって、感情発達において社会的・言語的文脈が乳幼児の脳に形成的影響を与えるという主張については、発達的視点にとって新たな理論とまでは言えないように思われる)。

文献

[1] Barrett, L. F.(2017). How Emotions Are Made: The Secret Life of the Brain. New York: Houghton Mifflin Harcourt.(高橋洋訳. 2019. 情動はこうしてつくられる―脳の隠れた働きと構成主義的情動理論. 東京: 紀伊國屋書店.)

[2] Ekman, P.(1994). Strong evidence for universals in facial expressions: a reply to Russell's mistaken critique. Psychological Bulletin 115(2): 268-287.

[3] Ruba, A. L. and Pollak, S. D.(2020). The development of emotion reasoning in infancy and early childhood. Annual Review of Developmental Psychology 2: 503-531.

[4] Barrett, L. F., Adolphs, R., Marsella, S., Martinez, A. M. and Pollak, S. D.(2019). Emotional expressions reconsidered: Challenges to inferring emotion from human facial movements. Psychological Science in the Public Interest 20(1): 1-68.

[5] Hoemann, K., Xu, F. and Barrett, L. F.(2019). Emotion words, emotion concepts, and emotional development in children: A constructionist hypothesis. Developmental Psychology 55(9): 1830-1849.

[6] 板倉昭二.(2007). “乳幼児における感情の発達”, 藤田和生編. 感

情科学. 京都: 京都大学学術出版会.
[7] Izard, C. E. (1997). "Emotions and facial expressions: A perspective from Differential Emotions Theory", Russell, J. A. and Fernández-Dols, J. M. (eds.). The Psychology of Facial Expression. Cambridge: Cambridge University Press, 57–77.
[8] Camras, L. A. (1992). Expressive development and basic emotions. Cognition and Emotion 6 (3-4): 269-283.
[9] Ellsworth, C. P., Muir, D. W. and Hains, S. M. (1993). Social competence and person-object differentiation: An analysis of the still-face effect. Developmental Psychology 29 (1): 63-73.
[10] Lewis, M., Alessandri, S. M. and Sullivan, M. W. (1990). Violation of expectancy, loss of control, and anger expressions in young infants. Developmental Psychology 26 (5): 745-751.
[11] Weinberg, M. K. and Tronick, E. Z. (1994). Beyond the face: An empirical study of infant affective configurations of facial, vocal, gestural, and regulatory behaviors. Child Development 65 (5): 1503-1515.
[12] Kagan, J., Kearsley, R. B. and Zelazo, P. R. (1978). Infancy, Its Place in Human Development. Cambridge: Harvard University Press.
[13] Camras, L. A., Oster, H., Campos, J. J., Miyake, K. and Bradshaw, D. (1992). Japanese and American infants' responses to arm restraint. Developmental Psychology 28 (4): 578-583.
[14] Brennan, S. E. and Clark, H. H. (1996). Conceptual pacts and lexical choice in conversation. Journal of Experimental Psychology: Learning, Memory, and Cognition 22 (6): 1482-1493.
[15] Gendron, M., Crivelli, C. and Barrett, L. F. (2018). Universality reconsidered: Diversity in making meaning of facial expressions. Current Direction of Psychological Science 27 (4): 211-219.
[16] 森口佑介. (2021). 子どもの発達格差: 将来を左右する要因は何か. 京都: PHP 研究所.
[17] 中央教育審議会 初等中等教育分科会 幼児教育と小学校教育の架け橋特別委員会―第2回会議までの主な意見等の整理― (資料1-2). (https://www.mext.go.jp/content/20210901-mxt_youji-000017746_2.pdf)
[18] Lagattuta, K. H. and Wellman, H. M. (2002). Differences in early parent-child conversations about negative versus positive emotions: implications for the development of psychological understanding. Developmental Psychology 38 (4): 564-580.

[19] Lindquist, K. A. and Gendron, M. (2013). What's in a word? Language constructs emotion perception. Emotion Review 5 (1): 66-71.
[20] Park, Y. H. and Itakura, S. (2019). Causal information over facial expression: modulation of facial expression processing by congruency and causal factor of the linguistic cues in 5-Year-Old Japanese children. Journal of Psycholinguistic Research 48 (5): 987-1004.
[21] 朴充姫.(2020).幼児期の情動処理における言語情報の有効性：認知的及び神経的メカニズムからの検討.京都大学文学研究科博士論文.
[22] Salovey, P. and Sluyter, D. J. (eds.). (1997). Emotional Development and Emotional Intelligence: Educational Implications. New York: Basic Books.
[23] Greene, M. and Boler, M. (2004). Feeling Power: Emotions and Education. New York: Routledge.
[24] Feshbach, N. D. and Roe, K. (1968). Empathy in six-and seven-year-olds. Child Development 39 (1): 133-145.
[25] Campos, J. J., Campos, R. G. and Barrett, K. C. (1989). Emergent themes in the study of emotional development and emotion regulation. Developmental Psychology 25 (3): 394-402.
[26] Ratner, C. (1989). A social constructionist critique of the naturalistic theory of emotion. Journal of Mind and Behavior 10 (3): 211-230.
[27] Trevarthen, C. (1984). "Emotions in infancy: Regulators of contact and relationships with persons", Scherer, K. R. and Ekman, P. (eds.). Approaches to Emotion. New York: Psychology Press,129-157.

文化によってつくられる感情
——文化心理学の立場から

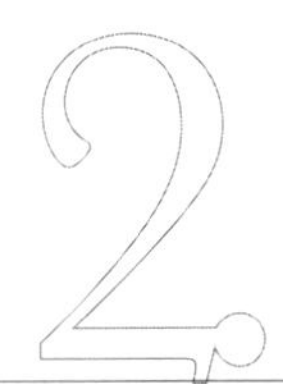

NAKAYAMA Masataka, UCHIDA Yukiko
中山真孝、内田由紀子

険しい登山の末に急峻な峰を頂上から望んだ経験はあるだろうか。実際の経験はなくとも、例えば、下の図に示したような美しくも厳しさを見せる山々を映像で見たことはあるという人が多いのではないだろうか。この図をしばらく眺めて、実際にその場に立ってこの風景を見ていると想像してほしい。その時にはどんな感情が生じるだろうか。

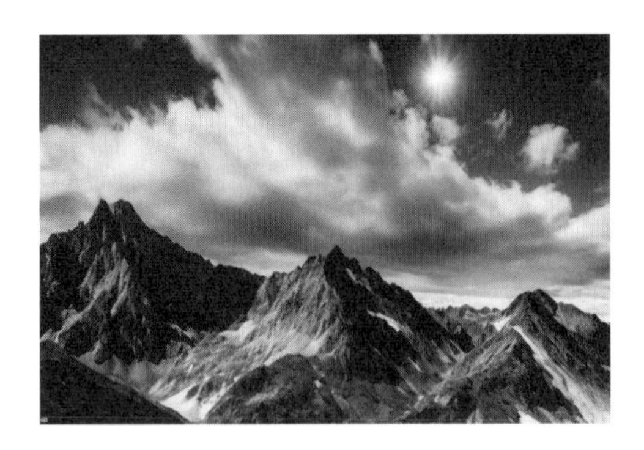

図
*筆者によりStable Diffusionを用いて作成

そびえ立つ山々の険しさと山を覆う雲の不穏さに畏れを感じ、大自然に対して自分がなんとちっぽけな存在であるか、と身を縮ませながら自覚する、というような感情を経験するかもしれない。その時鳥肌が立つとすれば、それはゾッとするような畏れを感じるような感覚だろう。一方で、太陽に照らし出される斜面の神々しいまでの美しさに目を奪われ、どこまでも無限に続くかに思える山々が一面に広がる壮大さに感動し、自らの日々の悩み事がなんとちっぽけなものか、と晴れやかな気持ちにもなるかもしれない。もし鳥肌が立つとすれば、それは感動からくる心の震えを示すと思われる。さてこれらの畏れや感動を含んだ感情全体をひっくるめたものをどう名づけることができるだろうか。それは、山々あるいは大自然全体に対して畏れ敬う気持ち、つまり畏敬感情ではないだろうか（中山 2020[1]）。

ここで示した「畏敬」感情についての例はまさにバレットが『情動はこうしてつくられる』（Barrett 2017=2019[2]）で繰り返し示したような、同じ状況や身体の状態であっても、それを脳が解釈して情動がつくられ、感情概念（例：「畏敬」）の個別的インスタンス（例：山々に対してある人が感じる畏敬感情）は相互にかなり異なるという、「情動のつくられ方」を示す例といえる。この「畏敬」という感情は、同じ感情概念の中にポジティブなものもネガティブなものも含まれ、感情カテゴリのインスタンスはかなりの幅を持つのである。そして脳が畏敬感情として、ポジティブに、あるいはネガティブに解釈するプロセスにおいては、人々のこれまでの経験の積み重ねや社会・文化を生きる上で学習してきたことが反映される。

本章では特に、感情がいかに文化によってつくられるか、つまり感情の文化的構成についてこの畏敬感情の例を手がかりにしながら、文化心理学の知見と理論を紹介する。その後、社会や政策、日々の生活について与える示唆として、感情と健康について、文化的構成の観点から知見と議論を提供する。

I

畏敬感情の文化的構成

上に述べたような畏敬感情の例は、同じ風景あるいはそれに対する身体反応(鳥肌感)が人によって解釈が異なり、そこで生じる感情の感情価(ポジティブかネガティブか)は異なる可能性を示している。感情の文化的構成を論じる上で、最初の問いは、果たしてその個人差は、その個人が生きてきた文化的環境による差によって説明されるのか、ということである。

筆者らはそれを確かめるために、日本人と欧州系米国人に対して、雄大な自然などの畏敬感情を喚起する動画を観てもらい、そこで生じた感情を尋ねる調査を行った(Nakayama et al. 2022[3])[1]。動画はビーチから眺める美しい海からハリケーンの様子を示すものまで、様々なものを用いた。その結果、平均して欧州系米国人と日本人は畏敬感情の程度自体に違いはなかった。しかし、その感情価の手がかりとして、関連する感情について尋ねると、平均的に欧州系米国人は日本人よりもポジティブな感情、特に「落ち着く」「リラックスする」といったポジティブ感情を感じる傾向が強く、逆に日本人は「恐ろしい」「不安」などのネガティブ感情を感じる傾向が強かった。動画の感想を自由に書いてもらうと、嵐に響く雷鳴の動画に対して、ある米国人参加者の回答は、「本当にリラックスできた。映像と音楽が心を落ち着かせてくれた。」だった。ところが同じ動画に対してある日本人の参加者の回答は「音楽も相まってとても怖い印象だった。これから何か悪いことが起こるようなことを感じさせられた。」だった。

つまり、全く同じ動画を観ているにも関わらず、その人が暮らす文化によってそれをポジティブと捉えるかネガティブに捉えるか、そこで生じ

1 調査はクラウドソーシングサイトを通じたオンライン調査として実施した。それぞれ日本在住の日本人416名(男性260名、女性155名、その他1名;平均年齢42.3歳、範囲20 ~ 75歳)と米国在住の欧州系米国人399名(男性233名、女性160名、その他6名;平均年齢34.3歳、範囲18 ~ 71歳)が参加した。参加者は畏敬感情を喚起する22種類の動画のうち無作為に選ばれた一つを視聴したのち、そこで生じた感情について評定を行った。

る感情が異なっていたのである。さらに、畏敬感情を日々感じる程度について調べた筆者らの別の研究でも、欧州系米国人は日本人よりもポジティブなタイプの畏敬感情を感じる頻度が高いという結果が示されている(Nakayama et al. 2020[4])。この文化差はどこから来ているのだろうか。次節では興味深い仮説として、フロンティア仮説を紹介する。

II

フロンティア仮説

フロンティア仮説とは、北米文化における個人主義・相互独立性や自主性・自律性・主体性を重んじる文化的価値観について、土地の開拓に関わってきた人やその文化的価値観の継承者の文化におけるいわゆる「フロンティア・スピリット」との関わりから論じるものである(Kitayama et al. 2006[5])。

アメリカ開拓時代の、さながら西部劇が描くようなフロンティアとそこを進む人々の生活を思い浮かべてほしい。そこには未踏と信じられてきた広大な大地が広がり、自らと歩みを共にする小さな集団の人々がいるばかりである。石だらけの荒地を開拓し、自らの城とも言うべき家を建て、食料を得るための畑を開墾する。このフロンティアを生き、まさに開拓を進めた人々は、広大なアメリカの自然の大地、一歩間違えれば死ぬような危険と隣り合わせの環境をどう捉えていたのだろうか。たった独りあるいは数名の人たちで歩む荒野であっても、恐れをなして身を縮める自然の脅威、というよりはむしろ、夢を追い自らの道を切り拓くための無限の可能性を秘めた広野に見えていたのではないだろうか。その広野に対する鼓動の高まりや鳥肌は未知なるものへの不安や恐怖ではなく興奮として感じられた可能性が高い。そのような感情的な接近性がなければ、フロンティアの歩みはそこで止まっていたかもしれない。フロンティアの人々は、自ら進む道を自ら選択すること、誰も通ったことがないような新しい道・新しいことを追求すること、他とは違う独自の自分の場所を求めること、自らの能力と明るい未来を信じること、そして自らの目標を達成することに価値を見出しただろう。そうしたポジティブ感情を活力として未踏の地を進むことができた者のみがフロンティア開拓の道を選択し、実際に開拓を成功に導くこととなっただろう。

開拓時代が終わり、格段にインフラが整備されてはるかに安全となった現代でもアメリカ合衆国の人々、すなわちフロンティアを開拓した人々の文化的子孫の間には、自由選択に重きを置き、新たなことやユニークで独自性を発揮できることを追求し、自負心を持って目標を達成することに価値を置くような文化が受け継がれている。そして、その原動力として興奮・インスピレーションなどのポジティブ感情を自らの内にもち、表現する傾向が受け継がれているだろう。これがフロンティア仮説である[5]。

このような北米の状況は、日本の歴史的成り立ちとはずいぶん異なっている。日本では比較的限られた狭い土地に定住し、集団での米作りを中心とした農業を生業としながら、時折起こる災害に皆で協力して対処して生き残るように暮らしてきた。日本の生活ではむしろ自然は「開拓する対象」ではなく、自分たちの身を「置かせてもらう」場所である。自然やその脅威に対する畏れつつ敬うような感情は、日本的なアニミズムや神道に見られるような宗教性とも関連している。自然の脅威に対しては畏怖を感じ、立ち向かうというよりは自然に宿る神をなだめることが重要だったはずだ。

こうした居住の流動性（フロンティア開拓vs.定住）や自然との付き合い方は、感情だけでなく、その文化で優勢となる行動様式や認知傾向の違いにも反映されていることが、文化心理学研究では繰り返し示されている（Talhelm et al. 2014[6]; Uchida et al. 2019[7]; Uskul et al. 2008[8]; Mesquita 2022[9]）。

もちろん、フロンティア仮説は文化差を説明する数ある仮説の一つであり、文化がつくられた大きな歴史の中のほんの一部を説明するものである。また上記の北米と日本の対比は、時代や各国内での地域の違いを考慮したものではないので、必ずしもどのような心理現象や文化差にもあてはまるものではない。実際、フロンティア仮説の重要な知見の一つとして、同じく開拓が行われた「フロンティア」の歴史を持つ北海道では、日本においても、相対的に北米のような心理傾向が見られるということが示されている[5]。しかしそのことは翻って、アメリカ、日本という国単位での影響というよりは、むしろ自然環境や生態学的環境などの、よりローカルな要因によって心理傾向がつくり出されていることを示しているともいえる。内田らの研究でも同じ日本の中でも漁業地域と農業地域での価値観の違いがあることを示している[7]。

ここまで見てきたように、感情は文化普遍的な意味を持つものではなく文化によって異なるものである。ここで、「文化によって意味が異なる」ということは、例えば、日本語の「畏敬」という言葉と英語の「awe」という言葉が異なる意味で用いられる(Nakayama and Uchida 2020[10])ということにとどまるものではない。それぞれの感情がどのような状況、行動、そして価値と結びつき、どのような機能を持っているか、がその文化に特有のあり方で存在しているということである。その結びつきのあり方は、人々が自分たちを取り巻く生態環境との相互作用とお互い同士の相互作用によって長い時間をかけて歴史的につくり上げてきた社会・文化的な環境の中に埋め込まれて存在し、またそこでの社会生活を適切に機能させているのである。この意味において感情は文化的に構成されているといえる。次節以降ではこの感情の文化的構成について、これまでの例と議論を拡張しながら論じる。

III

ポジティブ感情の文化的価値

先ほど紹介したフロンティア仮説は、物理的に土地を開拓すること、つまり荒れた土地を拓いて家を建て田畑を作ることが、自由選択、新奇性・独自性追求、目標達成志向、という価値、それを可能にする自負の心、すなわち自尊心とポジティブ感情を育んだというものであった。現代の北米では物理的に開拓を行う必要はなくなったが、それでもこれらの価値や感情のあり方は受け継がれている。例えば北米での社会関係・人間関係の作り方は「フロンティア」的であるということが知られている。結城らのグループの研究では、社会関係・人間関係の作り方について「関係流動性」という要因に着目しており、北米では様々な人と知り合う機会が多い、すなわち関係流動性が高いことを示している（Yuki and Schug 2020[11]; Thomson et al. 2018[12]）。

フロンティアでの広大で未知なる大地は大きな可能性とリスクを同時に抱えている。どこを目指し何を行うかを自由に選択することが可能であり、自らの意思決定が広野での生き残りと成功を大きく左右する。これを社会関係・人間関係に拡張して考えると、北米のそれは選択の自由度が高い、つまり関係流動性が高いこととまさに対応する[12]。そして、それゆえ大きな可能性と大きなリスクを同時に抱えている。どの集団・組織に所属するかというのは社会関係の重要な選択である。優秀で人格的にも優れた人であれば、大学院に進学する際にも複数の有名大学からオファーが届き、奨学金など条件面での釣り上げ合戦が始まるので、その中から自分に最も相応しいと思う大学を選ぶことができる。就職先を選ぶ時でも、優秀であることをアピールできれば、複数の企業からオファーが届き、Meta（Facebook）、X（Twitter）、Instagramといった有名企業を渡り歩くことも可能である。人間関係においても友人、恋人・配偶者など、付き合う相手の選択の自由度が高い。魅力にあふれた人、あるいは一定以上のスキルがある人だと認められれば、多くの人と交流する権利を得ることができるし、現代的な言い方をすればたくさんのフォロワーを抱える「インフルエンサー」のような地位を得ることも可能である。また自らの性格・趣味嗜好を明確にしてその独自性を追求して他者にも表明すれば、趣味嗜好が類似した気の合う相手を見つけることができる可能性も高くなる。実際、高い関係流動性の下ではより良い交流相手を探索（開拓）していくために、例えば自らのことを出会ってすぐの人にも自己開示して売り込む戦略が身についていくことも示されている（Schug et al. 2010[13]）。つまり社会関係・人間関係の天井知らずの成功が可能なのであり、それは比喩的には宝の眠るフロンティアのようである。

一方で選択の自由は相手にもある。大学や企業から見れば、たくさんの候補者から有能な人間を選ぶことが可能であり、候補者は競争に敗れればどこからも相手にされないということもありうる。人間関係にしても、魅力やスキルをアピールできなければ誰からも相手にされない可能性もあり、自分と趣味嗜好が合う人と出会うまで何度も失敗を繰り返す可能性も同時に高くなる。すなわち、社会関係・人間関係においても、自由選択のもとでは、大きな可能性とリスクを同時に抱えながら生きることになる。そのような状態は「フロンティア的」であり、自らを売り込むために、自らが何を達成し何ができるのかを追求・アピールし、独自性を追求し、また常に新しい可能性を求め、自らの能力や可能性を恐れずに信じ、失敗（選ばれないこと）よりも成功（自分にピッタリの機会に出会うこと）に目を向ける志向性を持って、人との交流の土俵に乗ることが結果的に成功率を高めることになる。そこでは、ポジティブ感情はそれらの原動力となりうるものであり、ポジティブ感情を表現し他者に見せることが、他者を惹きつける魅力あるいは「この人は競争力の高い＝価値がある人だ」というシグナルともなりうる。実際に幸せそうにしていれば、他の人・組織からも付き合いたいと思われる可能性が高まり、たくさんの良い機会をつかむ可能性が高まり、結果的には本当に、さらなる幸せを呼ぶことになる。

日本の社会はこうした機会獲得型の人間関係では成り立っていない。先に書いたように定住している社会関係の中では、新しい機会を得る確率は低く、むしろ大事なのは今いる人間関係から排除されないようにしておくこととなる。実際日本で暮らす人であれば、学校、職場、近所付き合いなどの様々な場での社会関係がより固定的・長期的であり、選択の自由が少ないということ[9][12]は想像が難しくないだろう。

このような関係流動性の背景には実際に引越しをするといった「住居流動性」（Oishi 2010[14]）があり、例えば、2022年の間に日本で引越しをした人は人口のおよそ4.3%（総務省統計局[15]）であり、アメリカ合衆国の8.7%（U.S. Census Bureau 2023[16]）と比べれば半分以下である。また、日本では転職する人の割合も北米に比べてかなり低く雇用が安定している（Kambayashi and Kato 2012[17]）。小学校や中学校の時からの長い付き合いの友人を大人になっても続けている確率も高い。結果として、日本におけるポジティブ感情の文化的な意味あるいは文化的価値は、北米のそれとは異なったものになっている。比較的固定化された人間関係の中では有限な資源を互いが分け合いながら暮らすことになるため、誰かの幸福は他の誰かの不幸につながっていることも多いだろう。極端な例を考えると、友人と全く同じ大学や就職先を志望し、一方が受かって(それゆえ)もう一方が落ちるといったことはありえることである。そこでは、フロンティアの大地のように、無限(のように見える)の可能性の中での個人の達成を喜びまたその原動力としてのポジティブ感情に価値を置くよりも、限られた資源(例えば有限の合格者数)の中で自分だけでなく周囲の人も幸せであるか、幸せを共有できているかといったことに価値が置かれる(Uchida and Kitayama 2009[18]; Hitokoto and Uchida 2015[19])。また、新たな機会を求めて可能性と危険の荒野を切り拓き、また他者を惹きつけ「インフルエンサー」となるための活力の源として興奮・ウキウキといった覚醒度の高いポジティブ感情に価値を置くよりも、周りの人間とお互いに迷惑をかけずにつつがなく過ごすための場の安定剤としての穏やかさや落ち着きといった覚醒度の低いポジティブ感情に価値を置くようになるのである(Tsai et al. 2007[20])。

IV

感情そのものの理解と文化

ここまでは、畏敬感情あるいは興奮や穏やかさなどの個別の感情がいかに文化的に構成されるかを示した。近年の文化心理学の知見では、それだけではなく感情そのものをどういったものとして理解するかさえも文化的に構成されることの議論がされている(Uchida et al. 2022[21])。欧米を中心とする従来の研究では、感情とは個人の内部から生じるものであるとして理解されており、日本人であってもある程度実感に合う部分もあるだろう。一方でこの感情のモデルは、自己を独立した個として捉えるような北米や欧州的なあり方[19][20]をもとにした感情の「個人モデル」としての理解である。日本のように周囲との関係性の中に埋め込まれて自己を定位するような文化・社会(Markus and Kitayama 1991[22]; Markus et al. 2006[23])では、感情はより関係依存的、あるいは場やコンテクストに依存するもの(interdependence of emotion[21])として理解されている。つまり、

interdependence of emotionの認識が高い文化においては、感情は間主観的に、内面(自己)と外面(他者、状況)の両方から生じ、社会的文脈や集団内に共有された状況を反映するとして考えられるのである。

V

感情と健康

感情の意味や理解のされ方は、単なる認識論的な違いにとどまらず、健康や生理的状態という、より実生活に深く関わる領域にまで影響している。アメリカで1995年から継続的に行われてきた大規模な中年期成人を対象とした調査パネルであるMIDUS(Midlife in the United States)ならびにその日本版として2008年に開始されたMIDJA(Midlife in Japan)は、社会経済的、心理社会的、行動的要因の健康への影響を広範に調査し、数々のエビデンスを提供している。例えば、主観的健康、慢性疾患の数、身体症状は、アメリカにおいては日本より強く個人の独立性と関連し、むしろ日本ではアメリカよりも関係性の調和が健康と関連していた(Kitayama 2010[24])。

なぜそれぞれの文化的な価値観が健康につながるのか。まず第1の理由として、社会的な価値とのフィットしていることにより、社会的サポートが得られやすくなり、より健康に結びつく行動を行いやすくなると考えられる。実際、健康的な食習慣はアメリカでは独立性と、日本では協調性と関連している(Levine 2016[25])。糖尿病患者についてのデータでも同様であり、アメリカでは独立性が、日本では他者からのサポートが、健康的な食事や運動習慣などの糖尿病への対応に結びついている(Ikeda et al. 2014[26])。

第2の理由として、感情制御のあり方の社会・文化的適応が影響している可能性がある。ある文化(例:北米)においてはポジティブ感情を増大化してネガティブ感情を抑制することが健康を促進し、ある文化(例:日本)においてはポジティブとネガティブのバランスを調整することが健康を促進することが見出されている。MIDUSおよびMIDJAのデータは、日本ではポジティブ・ネガティブ感情が双方とも「中程度」に感じられている場合には、身体的症状が少ないことを示している(Miyamoto and Ryff 2011[27])。

また、ネガティブ感情と慢性的な健康状態と身体的機能との関連が日本ではアメリカよりも弱い(Curhan et al. 2014[28])。つまり、ポジティブな感情と共に適度にネガティブ感情を感じることが日本においては健康には適応的であるということになる。この知見は北米を中心として一般的には不適応の指標と考えられてきた「神経症傾向」(不安を感じやすく、くよくよしやすい傾向)がむしろ日本ではネガティブではない、あるいは不健康を抑制する要素となっているという知見とも一貫している。日米比較研究において、神経症傾向は日本人でのみ生物的な健康リスク(炎症反応等)の低さと関連しており、この傾向は周囲の状態に自分の行動を合わせようとするような「行動調整傾向」が高い人々で特に強く見出されていた(Kitayama et al. 2018[29])。これらの知見で重要なのは、主観的な健康においては神経症傾向やネガティブな感情による効果は見られないのに対し、生理的な指標では見出されるという点である。つまり日本においても、一見ネガティブなことは主観的には確かにネガティブと認識はされている。しかし健康を維持するという側面においてはある意味周囲に合わせてやや抑制的な感情を持つことが、適応的ということである。これは日本の環境にリスクが多いことなども影響している可能性があり、冒頭の畏敬感情にも関連していることかもしれない。

VI

まとめ

これまでの一連の議論が示すように、感情というものは、各地域の自然環境などの生態環境の中で、社会的動物としての人間が社会・文化をつくって適応し生活している中で、その個人の社会生活、社会全体としての働きをスムーズにする機能を持っている。感情の文化的構成を論じる際に注意したいのは、これらの話は文化内の個人差の話を無視して北米や日本といった特定の文化に対するステレオタイプを助長しようとするものではないということである。人間は社会的動物であり、人は社会関係の中で協力して役割分担し、互いに助け合うことを前提として進化的な心理傾向(協力や規範の伝達)を獲得してきた。現代を生きる私たちはそのような進化的に獲得されてきた心理傾向を持ち、一個人を超えた社会集団内で生き残りに必要と思われるような文化的価値を伝達し、学習することによって生き延びてきた人たちの末裔である。そしてその文化的価値とは、ある集団が生活する地域の地理的要因(生業や災害の多さなど)や歴史的要因(フロンティアへの開拓・移住など)の中でそれぞれに必要な環境条件の中でつくられてきたものである。人々が社会の中で互いに関わり合うことを円滑にするために、文化的な意味や解釈、あるいは信念とも呼べる倫理観(例:「自然には神が宿るから敬う必要がある」「他者に迷惑をかけてはいけない」)が生じ、そうした文化的意味を主観的・直観的に経験させ、社会的な適応を促してくれるのが感情であるといえる。つまり文化特有の感情が立ち現れ、経験されることによって、私たちの文化への順応や学習力は高くなるのであり、裏を返せば、よく機能している感情は文化的に構成されているともいえる。

このことは、ある特定の文化やそこでの感情の構成のされ方が絶対的価値を持つということでは決してないことも示唆している。例えば北米流の「新しいものに期待と価値を見出す」感情経験(例:わくわくする)と、日本流の「置かれた状況や他者の動きを見極め、それに合わせようとする」(例:神経質になる)ような感情経験について、直接的に良し悪しを比較することはできない。それらはそれぞれの文化の中での感情経験が文化的に異なる形で健康や適応行動を予測しているからである。様々な感情が文化普遍的な意味を持つと考えるのではなく、それぞれの感情の文化的価値の出自や機能に目を向けることは、学術的研究にとどまらず、実社会での意思決定にも有用な視点を提供できるのではないだろうか。

文献

[1] 中山真孝.(2020).Aweと意味生成.心理学評論 63(1):28-43.
[2] Barrett, L. F.(2017). How Emotions Are Made: The Secret Life of the Brain. New York: Houghton Mifflin Harcourt.(高橋洋訳.2019. 情動はこうしてつくられる―脳の隠れた働きと構成主義的情動理

論.東京:紀伊國屋書店.)
[3] Nakayama, M., Koh, A. H. Q. and Uchida, Y. (2022). Awe in Japanese context has more negative and less positive connotations than awe in European American context. Society for Personality and Social Psychology 2022 Emotion Preconference.
[4] Nakayama, M., Nozaki, Y., Taylor, P. M., Keltner, D. and Uchida, Y. (2020). Individual and cultural differences in predispositions to feel positive and negative aspects of awe. Journal of Cross-Cultural Psychology 51 (10): 771-793.
[5] Kitayama, S., Ishii, K., Imada, T., Takemura, K. and Ramaswamy, J. (2006). Voluntary settlement and the spirit of independence: evidence from Japan's "Northern frontier." Journal of Personality and Social Psychology 91 (3): 369-384.
[6] Talhelm, T., Zhang, X., Oishi, S., Shimin, C., Duan, D., Lan, X. and Kitayama, S. (2014). Large-scale psychological differences within China explained by rice versus wheat agriculture. Science 344 (6184): 603-608.
[7] Uchida, Y., Takemura, K., Fukushima, S., Saizen, I., Kawamura, Y., Hitokoto, H., Koizumi, N. and Yoshikawa, S. (2019). Farming cultivates a community-level shared culture through collective activities: Examining contextual effects with multilevel analyses. Journal of Personality and Social Psychology 116 (1): 1-14.
[8] Uskul, A. K., Kitayama, S. and Nisbett, R. E. (2008). Ecocultural basis of cognition: farmers and fishermen are more holistic than herders. Proceedings of the National Academy of Sciences of the United States of America 105 (25): 8552-8556.
[9] Mesquita, B. (2022). Between Us: How Cultures Create Emotions. New York: W. W. Norton & Company, 304.
[10] Nakayama, M. and Uchida, Y. (2020). Meaning of awe in Japanese (con) text: Beyond fear and respect. Psychologia 62 (1): 46-62.
[11] Yuki, M. and Schug, J. (2020). Psychological consequences of relational mobility. Current Opinion in Psychology 32: 129-132.
[12] Thomson, R., Yuki, M., Talhelm, T., Schug, J., Kito, M., Ayanian, A. H., Becker, J. C., Becker, M., Chiu, C.-Y., Choi, H.-S., Ferreira, C. M., Fülöp, M., Gul, P., Houghton-Illera, A. M., Joasoo, M., Jong, J., Kavanagh, C. M., Khutkyy, D., Manzi, C., Marcinkowska, U. M., Milfont, T. L., Neto, F., von Oertzenx, T., Pliskin, R., San Martin, A., Singh, P. and Visserman, M. L. (2018). Relational mobility predicts

social behaviors in 39 countries and is tied to historical farming and threat. Proceedings of the National Academy of Sciences of the United States of America 115 (29) : 7521-7526.
[13] Schug, J., Yuki, M. and Maddux, W. (2010) . Relational mobility explains between- and within-culture differences in self-disclosure to close friends. Psychological Science 21 (10) : 1471-1478.
[14] Oishi, S. (2010) . The psychology of residential mobility: Implications for the self, social relationships, and Well-Being. Perspectives on Psychological Science 5 (1) : 5-21.
[15] 総務省統計局. 住民基本台帳人口移動報告 2022年（令和4年）結果（移動率）. (2023) . (https://www.stat.go.jp/data/idou/2022np/jissu/youyaku/index2.html)
[16] U.S. Census Bureau. Geographic Mobility: 2022 Detailed tables [Internet] . 2023 [cited 2023 Oct 31] . (https://www.census.gov/data/tables/2022/demo/geographic-mobility/cps-2022.html)
[17] Kambayashi, R. and Kato, T. (2012) . Trends in long-term employment and job security in Japan and the United States: The last twenty-five years [Internet] . Columbia University. (https://academiccommons.columbia.edu/doi/10.7916/D8D225WX)
[18] Uchida, Y. and Kitayama, S. (2009) . Happiness and unhappiness in East and West: Themes and variations. Emotion 9 (4) : 441-456.
[19] Hitokoto, H. and Uchida, Y. (2015) . Interdependent happiness: Theoretical importance and measurement validity. Journal of Happiness Studies: An Interdisciplinary Forum on Subjective Well-Being 16 (1) : 211-239.
[20] Tsai, J. L, Miao, F. F., Seppala, E., Fung, H. H. and Yeung, D. Y. (2007) . Influence and adjustment goals: sources of cultural differences in ideal affect. Journal of Personality and Social Psychology 92 (6) : 1102-1117.
[21] Uchida, Y., Nakayama, M. and Bowen, K. S. (2022) . Interdependence of emotion: Conceptualization, evidence, and social implications from cultural psychology. Current Directions in Psychological Science 31 (5) : 451-456.
[22] Markus, H. R. and Kitayama, S. (1991) . Culture and the self: Implications for cognition, emotion, and motivation. Psychological Review 98 (2) : 224-253.
[23] Markus, H. R., Uchida, Y., Omoregie, H., Townsend, S. S. M. and Kitayama, S. (2006) . Going for the gold. Models of agency in

Japanese and American contexts. Psychological Science 17 (2) : 103-112.

[24] Kitayama, S., Karasawa, M., Curhan, K. B., Ryff, C. D. and Markus, H. R. (2010) . Independence and interdependence predict health and wellbeing: divergent patterns in the United States and Japan. Frontiers in Psychology 1: 163.

[25] Levine, C. S., Miyamoto, Y., Markus, H. R., Rigotti, A., Boylan, J. M., Park, J., Kitayama, S., Karasawa, M., Kawakami, N., Coe, C. L. and Ryff, C.D. (2016) . Culture and healthy eating: The role of independence and interdependence in the United States and Japan. Personality and Social Psychology Bulletin 42 (10) : 1335-1348.

[26] Ikeda, K., Fujimoto, S., Morling, B., Ayano-Takahara, S., Carroll, A. E., Harashima, S.-I., Uchida, Y. and Inagaki, N. (2014) . Social orientation and diabetes-related distress in Japanese and American patients with type 2 diabetes. PLoS One 9 (10) : e109323.

[27] Miyamoto, Y. and Ryff, C. D. (2011) . Cultural differences in the dialectical and non-dialectical emotional styles and their implications for health. Cognition and Emotion 25 (1) : 22-39.

[28] Curhan, K. B., Sims, T., Markus, H. R., Kitayama, S., Karasawa, M., Kawakami, N., Love, G. D., Coe, C. L., Miyamoto, Y. and Ryff, C. D. (2014) . Just how bad negative affect is for your health depends on culture. Psychological Science 25 (12) : 2277-2280.

[29] Kitayama, S., Park, J., Miyamoto, Y., Date, H., Boylan, J. M., Markus, H. R., Karasawa, M., Kawakami, N., Coe, C. L., Love, G. D. and Ryff, C. D. (2018) . Behavioral adjustment moderates the link between neuroticism and biological health risk: A U. S.– Japan comparison study. Personality and Social Psychology Bulletin 44 (6) : 809-822.

シグナルとしての表情の進化
——進化心理学の立場から

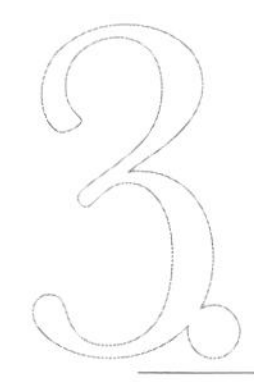

OHTSUBO Yohsuke
大坪庸介

I

はじめに

進化心理学という学問分野は、研究対象ではなく、むしろその考え方により特徴づけられる。具体的には、他の身体器官と同様に、ヒトの心のはたらき（心的器官）も自然淘汰による進化によりデザインされたと考える。自然淘汰は環境に適応した形質を残し、そうでない形質を取り除くプロセスであるから、心のはたらきが自然淘汰による進化を通じて形成されたと考えることは、心のはたらきに適応上の機能があるとみなすということである。そのため、進化心理学とは機能主義心理学のひとつと言うことができる（小田 2023[1]）。ただし、他の多くの機能主義の立場とは異なり、進化心理学はヒトの心のはたらきに機能が備わっている理由を説明することができる。ダーウィンが『種の起源』において論じた通り、自然淘汰により適応的な形質が残り、さらにそれを改善するような変異が蓄積することになる（Darwin 1859=2009[2]）。その結果として生じる器官（例えば眼）には、適応問題を効果的に解決する機能（光学情報から外界の状態を知るという機能）が備わるようになる。かくして、自然淘汰による進化という考え方により、デザイナーとしての神の存在を仮定しなくても、精巧な機能を備えた器官の集まりである生物が存在する理由を説明できるのである。

近年、構成主義的感情理論により世間の耳目を集めているリサ・フェルドマン・バレットは、伝統的な感情理論として基本感情理論に批判の矛先を向けている（Barrett 2017=2019[3]）。批判の矢面に立つ基本感情理論の中核をなすのは、文化を越えて普遍的に表出・知覚される6種類の表情が存在するという知見である。そして、この普遍的な表情という考え方の源泉をたどると、『種の起源』の著者ダーウィンの後年の著作である『人及び動物の表情について』に行き着く（Darwin 1872=1931[4]）。そのため、構成主義的感情理論による基本感情理論批判は、すなわち進化心理学批判でもあるという印象をもたれるかもしれない。しかし、実際にはそうではない。というのは、基本感情理論（少なくともバレットが批判している基本感情理論）は、自然淘汰による進化という考え方と無関係だからである。実際、構成主義的感情理論に先立つ1990年代に基本感情理論批判を展開したのは、むしろ進化心理学に近い立場をとる研究者であった。本稿では、その批判もふまえて、特に表情の進化という問題について考える[2]。

2　進化心理学は、各感情カテゴリーが、その感情と関わる適応問題の解決を促す行動を動機づけると考えている。例えば、恐怖が闘争–逃走反応を引き出すのはこの典型例である。一方、各感情カテゴリーに固有とされている表情の機能は、行動意図を他者に伝達することと考えられ、その感情カテゴリーそのものの機能とは半ば独立している。このため、表情だけではなく各感情カテゴリーそのものの機能という観点から進化心理学と構成主義的感情理論を対比することも可能であるように思われる。しかし、このような対比はあまり生産的ではないかもしれない。というのは、バレットは「迫りくるハエたたきの下のハエが、ある場合には手をこすり合わせ、別の場合には動けなくなってしまうときに、人間の脳であれば、そのハエが恐怖状態にあると2つの事例を一般化することができる。しかし、ハエの脳にそのような一般化ができるだろうか。もしできないとしたら、一体全体ハエの「状態」は誰の脳の中に存在しているのか？」（Barrett 2022:911 筆者訳[5]）と述べている。進化心理学者であれば、ハエの主観に関心はなく、ハエの行動の適応的な機能を考えるだろう（ここで得られる洞察は、ハエが恐怖状態という一般化された理解を持つかどうかに影響されない）。この例からわかるように、感情カテゴリーに注目すると、同じ

II

「反射」としての表情 vs. シグナルとしての表情

1

ダーウィンの表情研究

感情をいくつかのカテゴリーに切り分けて、それらに特有の表情があるとする考え方は、ダーウィン以前にもあった。例えば、17世紀のフランス人の画家シャルル・ルブランは、デカルトが『情念論』において驚き、愛、憎しみ、欲望、喜び、悲しみという6つの感情を分類したことに触発され、それぞれの感情に特徴的な表情を描いている(Crivelli and Fridlund 2019[6])。このように、感情とそれに対応する表情があるという考え方自体は特に目新しいものではなかったが、ダーウィンはそれが創造論(ヒトを含む世界の存在を神による天地創造に求める立場)に対する有効な反論になると考えた[4]。というのは、ダーウィンは表情について次のように考えていたからである。

(1) 表情の中には文化を越えて普遍的なものがある。

(2) 表情の中には動物の感情表出と連続性をもつものがある。

(3) ただし、それらに適応的な機能はなく、かつては役に立っていたが今ではその機能を失った痕跡器官のようなものである。

上記の3つの表情理解のうち、創造論も自然淘汰による進化説も(1)表情の普遍性を予測する。しかし、(2)動物との連続性と(3)機能の不在はどうだろうか。全能の神が、機能を持たない無駄なものをヒトのデザインに取れ入れたりはしないだろう。しかも、自分に似せて創ったヒトにわざわざ動物の特徴の痕跡を含めたりしないだろう。一方、自然淘汰による進化の考え方は、ヒトとその他の動物は共通祖先から枝分かれして徐々に進化してきたと考えるので、今では適応上の機能を持たない表情が存在する

用語で異なる対象に言及していることになり、議論がかみ合わなくなるだろう。そこで、本章では用語の使用に齟齬のない表情にのみ焦点を当てることにする。

ことと矛盾しないだけでなく、その存在を説明しさえする。そこで、ダーウィンは世界中のさまざまな場所で暮らしている英国人に当地の人々の表情について問い合わせたり、新生児の表情を観察したりすることで、一見して適応上の機能を持たない表情(例えば、悲しい状態のときに眉がハの字形になることや怒りにより顔が赤くなること)について詳述している。

このダーウィンの表情研究には、今日的な観点から見ると限界も多い。例えば、世界各地の人々の表情を収集したと言っても、英国人の目(バイアス)を通して見たものであったし、新生児にしても極めて限定された対象を観察しただけであった(Barrett 2011[7]; Barrett et al. 2019[8])。これらは確かに限界ではあるが、新しい方法を工夫しながら表情研究という新領域を切り開いたと考えれば、ダーウィンのクリエイティビティの高さを示しているとも言える。後述するように、もしダーウィンの表情研究に限界があったとすれば、それは表情に適応的機能がないと考えたことであろう。

2 「藁人形」としての基本感情理論

バレットの基本感情理論批判には藁人形論法的な面がある。バレットが批判する基本感情理論をまとめると次のように表現することができる[3][5][8]。特定の刺激は、それに対応する感情カテゴリーを喚起し、その結果、その感情カテゴリーに対応する表情も自動的に表出される。つまり、バレットは基本感情理論を初期の動物行動学において提唱された生得的解発機構の考え方のようなものであるとみなしている。この理解が正しければ、表情とは広義の反射のようなものということになる。

この(藁人形としての)基本感情理論を批判することは簡単である。この理論は、あたかも脚気の検査のように、特定の刺激を与えれば特定の表情が常に表出されると予測する。そのため、同じ刺激が同じ表情を必ずしも誘発しないことを示しさえすれば(仮にその表情がランダムよりは有意に高い頻度で誘発されるとしても)、基本感情理論は間違っていることになる。

この「常に」と「必ずしも～でない」の対比は、バレットの基本感情理論批判に特徴的である。例えば、もっとも多くの研究の蓄積がある喜び、怒り、悲しみ、恐怖、驚き、嫌悪という6種類の感情カテゴリーに関しては、複数のメタ分析が刺激と表出される表情の間に一定程度の関連（相関係数にして0.3程度）があることを示している（ただし恐怖表情は例外かもしれない）。つまり、想定された刺激により想定された表情がチャンス・レベルより高い頻度で表出されるということである。バレットらはこのことを認めつつも、メタ分析の結果を基本感情理論の証拠としては不十分であると結論づけている。というのは、基本感情理論が想定するよりも「いずれの顔の動きの意味もはるかに変化に富んでおり状況依存的であるかもしれない」（Barrett et al. 2019:20 筆者訳[8]）と解釈しているからである。もちろん、もし表情が反射なのであれば、0.3程度の相関では小さすぎるという解釈は妥当であろう。

一方、エクマンはこの解釈を受け入れないだろうが、エクマン自身も似たような論法を用いて表情に関する文化相対主義的な見方に反論していたとも考えられる。文化相対主義の主張を、あらゆる表情は文化的に形成されたもので普遍的な部分は一切ないと解釈すれば、エクマンの比較文化研究はそれに対する十分な反証となる。しかし、エクマン自身も当初から文化的な表示規則（display rule）が表出に影響すること（つまり感情表出が文脈依存であること）を認めており、刺激があれば常にそれに対応する表情が表出されるとは考えていなかった（Ekman 1972[9]）。このように2つの立場を理解してみると、表情の普遍性をめぐる構成主義的感情理論と基本感情理論の対立は、グラスに半分注がれた水を「半分しかない」と見るのか、「半分もある」と見るのかの違いに近いようにも思える。

3
行動生態学的な立場からの基本感情理論批判

ここまで、上記の藁人形論法を生み出したのはバレットであるかのように述べてきた。しかし、同様の批判は、1990年代からあった（Fridlund 1991[10]; Fridlund 1994[11]）。この批判を展開していたアラン・フリッドランドは、研究キャリアの初期にはエクマンとの共同研究も行っていたが、その後、行動生態学的な立場（構成主義的立場ではない）をとるようになり、基本感情理論派と袂を分かった。具体的には、フリッドランドは、表情とは行動意図を伝えるシグナルであると主張した[3]。また、シグナルは一方的に表出されても役に立たないので、それを見る側にも表情から相手の行動意図を推測する能力が共進化していると考えた。ここで特に重要なことは、フリッドランドが、表情は決して反射のようなものではなく、コミュニケーションという機能をもつと考えたことである。つまり、ヒトの表情をシグナルとみなすということは、表情が（ダーウィンにより提唱された）自然淘汰による進化[2]の対象であると考えると同時に、ヒトの表情に適応的機能を認めない（ダーウィンの後年の著作である）『人及び動物の表情について』[4]とは一線を画する立場をとるということである。

フリッドランドのシグナル説を支持する知見としては、オーディエンス効果（audience effect）がある。例えば、ボーリングでストライクをとった人は嬉しいことだろう。もし笑顔が反射のようなものであれば、ピンが倒れるやいなや自動的に笑顔が表出されるはずである。しかし、実際にボーリング場で観察を行うと、ストライクをとった人の顔に反射的に笑顔が表出されるわけではなかった。むしろ、振り返って友人に顔を向けるときに笑顔が表出されていたのである（Kraut and Johnston 1979[12]）。このように、オーディエンス効果とは、自分を見ているオーディエンスの有無によって感情表出が調整されることを指す。ただし、実際のオーディエンスがいなくても、オーディエンスがいると想定するだけで感情表出が促される暗黙のオーディエンス効果の存在も確認されている（Fridlund 1991[13]）。いずれにしても、フリッドランドは、オーディエンスの存在が感情表出を促すのは、それがシグナルであり受け手を必要とするからであると解釈している。一方、エクマンの表示規則による説明では、特定の表情が抑制されることは説明できても、表出が促進される効果は説明できない。そのため、オーディエンス効果はフリッドランドのシグナル説を支持し、エクマンの基本感情理論に反する知見であるとみなされている（Parkinson 2005[14]）。

3　フリッドランドは自身の説を“behavioral ecological view”（BECV）と称することが多いが、本稿ではシグナル説と呼ぶことにする。

III

シグナル説再考

1

シグナルの進化

筆者が見る限り、フリッドランド説が広く進化心理学者に引用されているとは言い難い。しかし、表情をシグナルとみなすという考え方自体は、表情にコミュニケーション機能があるとする見方であり、進化心理学者にも共有されている(Shariff and Tracy 2011[15]; McCullough and Reed 2016[16])[4]。表情がシグナルとして進化したと考えると、なぜある表情が文化を越えて普遍的に表出されるのか、またそれが文化を越えて普遍的に適切に読み取られるのかを説明することができる。それだけでなく、進化生物学で用いられるシグナリング・ゲームの枠組みを援用することで、それらが本当にシグナルとして進化するのかを厳密に検討することが可能になる。ところが、これまでの進化心理学の研究では、表情に関してシグナリング・ゲームを用いた検討がなされてこなかった。ここでは、表情研究におけるシグナリング・ゲームの枠組みの必要性について考えてみたい。

4　例えば、表情の進化について論じるシャリフとトレイシーの2011年の論文では、表情はそもそも適応的な意味のあった顔の動き(例えば、脅威刺激を視覚的に同定しやすくするように目を見開き有効視野を広げる)が、進化史のいずれかの段階で他者に自分自身の心的状態(恐怖)を伝達するという新しい機能をもつようになったと論じられている[15]。このように、ある形質が本来の適応的機能とは異なる新しい機能をもつようになることは外適応(exaptation)と呼ばれる。シャリフとトレイシーもフリッドランドと同様、表情の機能をシグナルであるとしており、その点で両者の主張は類似している。しかし、シャリフとトレイシーは、各感情カテゴリーに対応する表情(的な顔の動き)が前適応として存在していたと考えており、その意味で基本感情理論を踏襲している。一方、フリッドランドは文化進化の可能性(特定の機能をもたなかった顔の動きが、学習を通じてその文化でのみ了解可能な特定の情報を伝達するようになる)を認めており、それが表情の文化差を生むと考えている。そのため、バレットは、フリッドランド説をことさらに批判することはないが、シャリフとトレイシーの説には否定的である[7]。

シグナリング・ゲームとは進化ゲーム理論で正直なシグナルの進化を考える際に用いられる分析枠組みである(Maynard Smith and Harper 2003[17]; Laidre and Johnstone 2013[18])。シグナリング・ゲームでは、シグナルの送り手と受け手という2種類のプレイヤーが想定される。送り手は少なくとも2種類の状態をとり(例えば、健康状態が良い・悪い)、送り手自身は自分の状態を知っているが、受け手はそれを直接知ることができない。つまり、プレイヤー間に情報の非対称性がある状況を扱う。シグナルが進化する可能性があるのは、この非対称情報を受け手に知らせることで受け手の行動が変化し、それが送り手と受け手の双方にとって望ましい結果をもたらす場合である。そのため、送り手にとってのシグナルの機能は、受け手の行動を自分にとって望ましいものに変化させることであり、シグナルはそのために進化した形態または行動と定義される[17][18]。

このような抽象的な表現ではわかりにくいが、よく知られたザハヴィのハンディキャップ原理は、配偶のための飾りをシグナルとみなす理論である(Zahavi and Zahavi 1997=2001[19])。具体的には、オスの派手な飾りはメスに対する自分自身の「質」を伝えるためのシグナルであると考える。ここで、健康なオスと不健康なオスがいる(オスの「質」には健康・不健康の2種類の状態がある)とする。メスには健康なオスとつがいになるインセンティブがあり、(もしオスの状態を知ることができるのであれば)健康なオスを受け入れやすいとする。そのため、どのオスにとっても自分自身が健康だとメスに伝えることができれば適応的である。逆に考えれば、不健康なオスにも自分自身を健康なオスであると偽るインセンティブがある。そのため、健康なオスが自分自身の健康さをアピールする方法は、不健康なオスに容易には真似されないものでなければならない(不健康なオスも同じシグナルを発するようであれば、メスはそれを無視するようになるからである)。

もし健康なオスが、自分自身の動きを制限するほど大きくて派手な飾りによってメスにアピールするとしたらどうだろうか。健康なオスはそのような飾りをつけても、なんとか餌をとり、捕食者から逃げることができるかもしれない。一方、不健康なオスには負担が大きくなりすぎて、命を落とすことさえあるかもしれない。そうであれば、不健康なオスにとっては、自身の健康状態が改善するまで派手な飾りを作らずに地味な状態にとどまる方が得策である。その結果、派手な飾りをもっているオスは健康だが、派手な飾りをもたないオスは不健康であるという状態（分離均衡）が生じる。この状況では、メスはオスの派手な飾りに注目することで健康なオスを選ぶことができる。

この例では、派手な飾りはオスの健康状態を正直に示すシグナルとなっている。シグナルの送り手（オス）はそのシグナルにより受け手（メス）の行動を自分にとって望ましいもの（オスを配偶相手として受け入れる）に変化させることができる。そのため、派手な飾りは（健康な）オスにとって繁殖成功度を上げる形質として進化する。メスにとっても、派手な飾りを基準にオスを選ぶことで健康なオスを配偶相手に選ぶことができるので適応的である。したがって、オスの派手な飾り、メスの飾りによってオスを選ぶ傾向が共進化する。ここで、オスの状態によって同じシグナル（派手な飾り）にかかるコストの大きさが違うと仮定されていることに注意してほしい。実はオスの状態に応じたコストの非対称性こそが、派手な飾りを正直なシグナルにする必要条件である（Grafen 1990[20]）。シグナリング・ゲームの分析を用いるメリットは、シグナルが進化するために必要な条件が明確になることである。動物の社会には派手な飾りの他にもさまざまなシグナルがあるが、シグナリング・ゲームによる分析により、コストの非対称性以外の複数のメカニズムがその正直さに関わっていることが示されてきた[17][18]。

ところが、シグナリング・ゲームは表情をシグナルとみなす研究者からさほど注目されてこなかった。例えば、フリッドランドは、いくつかの表情にどのような意図をシグナルする機能があるかについて仮説を提示している（笑顔には仲良くなろうと相手を誘う機能があり、悲しみの表情には他者の援助を引き出す機能がある等）[11]。しかし、想定されている表情がなぜ正直なシグナルになり得るのかについての説明はない。シグナルの正直さを保証するメカニズムは、たいてい何らかのコスト（例えば、シグナルを発するコストや、シグナルを発したばかりにふりかかってくるコスト）の存在を前提としている。それなのに、一見すると表情には特に大きなコスト（エネルギー、身体的苦痛等）がかかっていない。そのため、表情は本当に正直なシグナルとして機能するのか、機能するとすればそれはなぜかという問題には答えが与えられないままになっている。ここでは、怒り表情と笑顔を例にとり、その「答え」の可能性を探ってみたい。

2

怒り表情と攻撃意図シグナルのモデル

フリッドランドは怒り表情を攻撃意図のシグナルだと考えているが、これにはよく対応するシグナリング・ゲームのモデルがある（Enquist 1985 [21]）。生物学者のエンキストは、非常に単純なモデルにより、動物が資源をめぐって他個体と争う場面で、攻撃意図の正直なシグナルが進化可能であることを示した[5]。ここで、資源をめぐって争う個体は、それぞれ「強い」か「弱い」かのいずれかであるとする。強い個体同士、弱い個体同士がケンカをすると1/2の確率で資源vを得ることができるが、ケンカによってcのコストを負う。一方、弱い個体が強い個体とケンカをすると資源vを得ることができないだけでなく、cより大きいdのコストを負う（例えば、弱い個体が強い個体とケンカをすると深手を負いやすいといったことが想定される）。このとき一方の個体が威嚇のディスプレイをとると、相手が弱い個体であればそのまま引き下がってくれるが、相手が強い個体だとケンカになるとする。エンキストが示したのは、弱い個体が強い個体とケンカするときのコストdが十分に大きければ、強い個体だけが威嚇をするという分離均衡が進化的に安定になるということである。

このモデルを表情（特に怒り表情）に適用するにあたって、派手な飾りの場合との相違点と共通点を確認しておきたい。まず、威嚇ディスプレイをとること自体にはコストはかからない。求愛のための派手な飾りは、それを作るとき、またはそれを維持し続けることにコストがかかっていた。一

5　エンキストがこのモデルを発表した1980年代は、まだ多くの進化生物学者・動物行動学者が行動意図シグナルの進化について懐疑的であった。エンキストの目的は、それが進化可能であることを単純なモデルで示すことにあったため、ここで紹介しているモデルは特定の動物の威嚇行動を想定したものではない。

方、威嚇ディスプレイのコストは、それに対する相手の反応によって後からふりかかってくる。しかし、ここでも派手な飾りのときと同様に、シグナルの送り手の状態（強い・弱い）によって後からふりかかるコストの大きさに非対称性がある（$d > c$）。そのため、強い個体は資源を得るためにケンカも辞さない方がよく（cはさほど大きくない）、弱い個体は強い個体とのケンカを避ける方がよい（dが大きい）。

では、このモデルはどのくらい怒り表情の特徴と整合的なのだろうか。まず、怒り表情を表出するための身体的なコストはほぼゼロであろう（顔面の筋肉を動かすのでまったくのゼロではないだろうが、それは威嚇ディスプレイにしても同じである）。モデルの想定通りであれば、怒り表情の表出により強い／攻撃意図があるという情報が相手に伝わることになる。これについては、怒り表情を表出していると他者から強いと知覚されやすいという実証研究の知見がある（Sell et al. 2014[22]）。また、実験ゲーム場面で相手に不当な要求をするプレイヤーが怒りを表出していると、受け手がその不当な要求を飲みやすくなるという知見もある（不当な要求を飲まないと攻撃されると知覚されたと解釈できる）（Reed et al. 2014[23]）。この実験では怒りの表出に対して相手が折れてくれたわけだが、日常的な場面（対面状況）では相手とケンカになってしまうかもしれない。エンキストのモデルによれば、ケンカに勝つ見込みもないのに怒りを表出するのは得策ではない。

怒り表情を強さ／攻撃意図のシグナルであると考えると、その表出が文脈依存であることもただちに理解できる。例えば、心理学実験において（実験刺激としての）侮辱を受けた参加者が怒り表情を表出するかどうかは、参加者が自分自身の強さをどのように評価しているかによるだろう。また、侮辱に対して怒りを表出しないことで面目を失うという可能性もある（面目を保つことの利益がvとなる）。この場合、面目を失うことのコストを大きく見積もっているほど（例えば、名誉の文化の習慣が染みついているほど）、侮辱に対して怒り表情を含めた攻撃意図のシグナルを行いやすいかもしれない（Nisbett and Cohen 1996=2009[24]）。このように、シグナリング・ゲームの枠組みでモデル化して分析することで、文脈の効果を具体的に予測し、実証的に検証することが可能になる。

3
シグナルとしての笑顔

フリッドランドは、笑顔を「仲良くなろう」という意図を伝えるシグナルであると解釈している。友好的な社会的関係とは利害対立のない状況であるとすれば、特別なコストのかからないシグナルも正直なものになる。例えば、お互いに相手に会いたいと思っている（利害対立がない）状況で、あえて自分が行くつもりがない場所を待ち合わせ場所として相手に伝えるインセンティブはない。進化の文脈で、このような利害の一致が見られやすいのは血縁関係である（Maynard Smith 1991[25]）。血縁度の高い相手を助けることは、（確率的にではあるが）自分自身の遺伝子（のコピー）を助けることにもなるからである。

母子関係は高い血縁度（0.5）によって特徴づけられるため、母子間の笑顔を含む相互作用はコストのかからないシグナルのやりとりとして理解できるかもしれない（Schmidt and Cohn 2001[26]）。フリッドランドは、表情がシグナルであることの根拠としてオーディエンス効果を挙げていたが、生後10か月の幼児でも母親が自身に注意を向けているときに、母親に向かって笑顔を表出しやすいという報告がある（Jones et al. 1991[27]）。また、自分の赤ちゃんの笑顔を見た母親では、脳の報酬系が活動したり、交感神経の活動が鎮まる（つまり、ストレスが和らぐ）という報告もあるため（Strathearn et al. 2008[28]; Mizugaki et al. 2015[29]）、幼児の笑顔は母親のサポートを必要としない状態にあること（例えば、お腹がすいていない、おむつが濡れていない）を正直にシグナルしているのかもしれない。

ただし、母子間と言えども血縁度は0.5であるため、利害が完全に一致しているわけではない（Trivers 1974[30]）。したがって、幼児の笑顔が実際にはシグナルではなく、母親から過剰な養育への投資を引き出そうとしている強制（coercion）手段である可能性も検討するべきだろう（Scott-Phillips 2008[31]）。この違いは、シグナルが母子双方に適応的な結果をもたらすのに対して、強制の場合は母親の適応度が下がっていることで弁別可能である。例えば、笑顔を表出する幼児をなかなか乳離できず、そのタイミングが遅れるとする。この場合、母親の出産間隔が最適なものよりも長くなるため、生涯の繁殖成功度が低下することになる。

血縁関係にないパートナーの間での笑顔のやりとりについても、それが協力意図のシグナルになっている可能性が検討されている。というのは、経済ゲームにおいて、笑顔の表出がパートナーの協力行動を促進することが知られているからである(Scharlemann et al. 2001[32]; Centorrino et al. 2015[33])。この効果について、二者の協力関係を利害が対立していない友好的関係ととらえる向きもあるが[16]、真に友好的関係(非協力のインセンティブがない関係)なのであれば、そもそも協力意図のシグナルも不要であろう。そのように考えると、正直さを保証する何らかのメカニズムが必要となる。例えば、単なる笑顔の表出ではなく、相手との相互作用において適切なタイミングで表出される笑顔が、パートナーへの継続的注意(したがって関係へのコミットメント)を正直にシグナルしている可能性が指摘されている[26]。しかし、実証的に十分な検討がなされているわけではなく(Danvers and Shiota 2018[34])、今後、さらなる検討が必要である。

IV

おわりに

本書のタイトルが示唆する主旨とは少しずれてしまったが、本章では基本感情理論の否定がすなわち「感情がつくられるもの」であることを意味しないと論じてきたつもりである。具体的には、シグナル説の可能性について検討した。本章で概観したように、表情のシグナル説は、表出が文脈依存であるという事実とも整合的である。そして、シグナル説は基本感情理論(表示規則の存在などを認める広い意味での基本感情理論)とも構成主義的感情理論とも異なっている。このことは、基本感情理論が間違っていたとしても、ただちに構成主義的感情理論を唯一の代替理論として受け入れる必要がないことを意味する。また、シグナリング・ゲームの分析を適切に取り入れた場合、どのような文脈(変数)がどのように表出に影響するのかについて、具体的な予測さえできる。したがって、基本感情理論が間違っているとしても、「感情がつくられるもの」ではない可能性を残しながら、より有望な理論を模索していく必要があるのではないだろうか。

文献

[1] 小田亮.(2023).“進化心理学とは何(ではないの)か？”, 小田亮, 大坪庸介編. 広がる！ 進化心理学. 東京: 朝倉書店, 1-11.

[2] Darwin, C.(1859/1964). On the Origin of Species by Charles Darwin: A facsimile of the first edition. Cambridge, MA: Harvard University Press.(渡辺政隆訳. 2009. 種の起源(上・下). 東京: 光文社.)

[3] Barrett, L. F.(2017). How Emotions Are Made: The Secret Life of the Brain. New York: Houghton Mifflin Harcourt.(高橋洋訳. 2019. 情動はこうしてつくられる—脳の隠れた働きと構成主義的情動理論. 東京: 紀伊國屋書店.)

[4] Darwin, C.(1872). The Expression of the Emotions in Man and Animals. London; John Murray.(浜中浜太郎訳. 1931. 人及び動物の表情について. 東京: 岩波書店.)

[5] Barrett, L. F.(2022). Context reconsidered: Complex signal ensembles, relational meaning, and population thinking in psychological science. American Psychologist 77(8): 894-920.(https://doi.org/10.1037/amp0001054)

[6] Crivelli, C. and Fridlund, A. J.(2019). Inside-out: From basic emotions theory to the behavioral ecology view. Journal of Nonverbal Behavior 43(2): 161-194.(https://doi.org/10.1007/s10919-019-00294-2)

[7] Barrett, L. F.(2011). Was Darwin wrong about emotional expressions? Current Directions in Psychological Science 20(6): 400-406.(https://doi.org/10.1177/0963721411429125)

[8] Barrett, L. F., Adolphs, R., Marsella, S., Martinez, A. M. and Pollak, S. D.(2019). Emotional expressions reconsidered: Challenges to inferring emotion from human facial movements. Psychological Science in the Public Interest 20(1): 1-68.(https://doi.org/10.1177/1529100619832930)

[9] Ekman, P.(1972). “Universals and cultural differences in facial

expressions of emotions", Cole, J. (ed.). Nebraska Symposium on Motivation. Lincoln, NE: University of Nebraska Press, 207-282.
[10] Fridlund, A. J. (1991). Evolution and facial action in reflex, social motive, and paralanguage. Biological Psychology 32 (1): 3-100. (https://doi.org/10.1016/0301-0511 (91) 90003-Y)
[11] Fridlund, A. J. (1994). Human Facial Expression: An Evolutionary View. San Diego, CA: Academic Press.
[12] Kraut, R. E. and Johnston, R. E. (1979). Social and emotional messages of smiling: An ethological approach. Journal of Personality and Social Psychology 37 (9): 1539-1553. (https://doi.org/10.1037/0022-3514.37.9.1539)
[13] Fridlund, A. J. (1991). Sociality of solitary smiling: Potentiation by an implicit audience. Journal of Personality and Social Psychology 60 (2): 229-240. (https://doi.org/10.1037/0022-3514.60.2.229)
[14] Parkinson, B. (2005). Do facial movements express emotions or communicate motives? Personality and Social Psychology Review 9 (4): 278-311. (https://doi.org/10.1207/s15327957pspr0904_1)
[15] Shariff, A. F. and Tracy, J. L. (2011). What are emotion expressions for? Current Directions in Psychological Science 20 (6): 395-399. (https://doi.org/10.1177/0963721411424739)
[16] McCullough, M. E. and Reed, L. I. (2016). What the face communicates: Clearing the conceptual ground. Current Opinion in Psychology 7: 110-114. (https://doi.org/10.1016/j.copsyc.2015.08.023)
[17] Maynard Smith, J. and Harper, H. (2003). Animal Signals. Oxford: Oxford University Press.
[18] Laidre, M. E. and Johnstone, R. A. (2013). Animal signals. Current Biology 23 (18): R829-R833. (http://dx.doi.org/10.1016/j.cub.2013.07.070)
[19] Zahavi, A. and Zahavi, A. (1997). The Handicap Principle: A Missing Piece of Darwin's Puzzle. Oxford: Oxford University Press. (大貫昌子訳. 2001. 生物進化とハンディキャップ原理—性選択と利他行動の謎を解く. 東京: 白揚社.)
[20] Grafen, A. (1990). Biological signals as handicaps. Journal of Theoretical Biology 144 (4): 517-546. (https://doi.org/10.1016/S0022-5193 (05) 80088-8)
[21] Enquist, M. (1985). Communication during aggressive interactions with particular reference to variation in choice of behaviour. Animal Behaviour 33: 1152-1161. (https://doi.org/10.1016/S0003-3472 (85)

80175-5)
[22] Sell, A., Cosmides, L. and Tooby, J. (2014). The human anger face evolved to enhance cues of strength. Evolution and Human Behavior 35 (5): 425-429. (http://dx.doi.org/10.1016/j.evolhumbehav.2014.05.008)
[23] Reed, L. I., DeScioli, P. and Pinker, S. A. (2014). The commitment function of angry facial expressions. Psychological Science 25 (8): 1511-1517. (http://dx.doi.org/10.1177/0956797614531027)
[24] Nisbett, R. E. and Cohen, D. (1996). Culture of Honor: The Psychology of Violence in the South. London: Routledge. (石井敬子, 結城雅樹訳. 2009. 名誉と暴力: アメリカ南部の文化と心理. 京都: 北大路書房.)
[25] Maynard Smith, J. (1991). Honest signalling: The Sir Philip Sidney game. Animal Behaviour 42 (6): 1034-1035. (https://doi.org/10.1016/S0003-3472(05)80161-7)
[26] Schmidt, K. L. and Cohn, J. F. (2001). Human facial expressions as adaptations: Evolutionary questions in facial expression research. American Journal of Physical Anthropology 116 (S33): 3-24. (https://doi.org/10.1002/ajpa.20001)
[27] Jones, S. S., Collins, K. and Hong, H.-W. (1991). An audience effect on smile production in 10-month-old infants. Psychological Science 2 (1): 45-49. (https://doi.org/10.1111/j.1467-9280.1991.tb00095.x)
[28] Strathearn, L., Li, J., Fonagy, P. and Montague, P. R. (2008). What's in a smile? Maternal brain responses to infant facial cues. Pediatrics 122 (1): 40-51. (https://dx.doi.org/10.1542/peds.2007-1566)
[29] Mizugaki, S., Maehara, Y., Okanoya, K. and Myowa-Yamakoshi, M. (2015). The power of an infant's smile: Maternal physiological responses to infant emotional expressions. PLoS ONE 10 (6): Article e0129672. (https://doi.org/10.1371/journal.pone.0129672)
[30] Trivers, R. L. (1974). Parent-offspring conflict. American Zoologist 14 (1): 249-264. (https://doi.org/10.1093/icb/14.1.249)
[31] Scott-Phillips, T. C. (2008). Defining biological communication. Journal of Evolutionary Biology 21 (2): 387-395. (https://doi.org/10.1111/j.1420-9101.2007.01497.x)
[32] Scharlemann, J. P. W., Eckel, C. C., Kacelnik, A. and Wilson, R. K. (2001). The value of a smile: Game theory with a human

face. Journal of Economic Psychology 22 (5) : 617-640. (https://doi.org/10.1016/S0167-4870 (01) 00059-9)

[33] Centorrino, S., Djemai, E., Hopfensitz, A., Milinski, M. and Seabright, P. (2015) . Honest signaling in trust interactions: Smiles rated as genuine induce trust and signal higher earning opportunities. Evolution and Human Behavior 36 (1) : 8-16. (https://doi.org/10.1016/j.evolhumbehav.2014.08.001)

[34] Danvers, A. F. and Shiota, M. N. (2018) . Dynamically engaged smiling predicts cooperation above and beyond average smiling levels. Evolution and Human Behavior 39 (1) : 112-119. (https://doi.org/10.1016/j.evolhumbehav.2017.10.007)

動物の感情研究とは何か？ 霊長類の表情と感情ラベリング研究からの見解

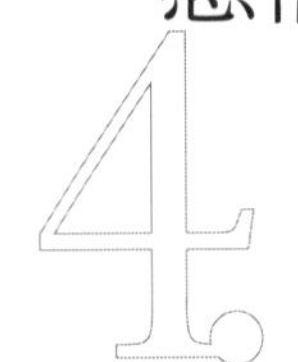

KANO Fumihiro

狩野文浩

I

バレットとダーウィン

リサ・フェルドマン・バレットの『情動はこうしてつくられる』(Barrett 2017=2019[1]) は動物の研究者にとっても興味深い著書である。ステレオタイプ化された基本的感情の否定、本質主義に対する構成主義な感情のとらえ方という点において、動物の感情研究の今後の方向性を見つめなおす意味で役立つ議論が展開されている。

バレットの著書では、チャールズ・ダーウィンの『種の起源』(Darwin 1859=2003[2]) における個体群思考を肯定しつつ、ダーウィンの晩年の著作『人及び動物の表情について』(Darwin 1872=1931[3]) における人と動物の感情の見方を否定している。たしかに、現在の知見と照らし合わせてみると、『人及び動物の表情について』の内容は不確かな事実に基づく推論が多いように思う。ただし、その当時にダーウィンが試みたことは現在の動物心理学の先駆けであった。

ダーウィンは『人及び動物の表情について』において、心理的な働きであっても人間と動物の間に共通の性質が認められる可能性があること、それは種間比較によって可能であることを示そうとした。このようなアプローチそのもの、心の働きに進化的な連続性を探求する試みそれ自体は本質主義的なものではない。あくまで進化を前提とした系統比較の一般的な手法である。動物心理学者を含め、進化的な見地から動物の心の働きを研究する研究者はおおむね、感情を含め人間と他の動物の心の働きについて連続性を肯定する立場から研究を進めている。

ダーウィンの『種の起源』における個体群思考とは、種は個体群からなり、それぞれの個体はそれぞれの特徴を持つということである。それぞれに少しずつ異なる個体から構成される個体群は進化の働きによって全体として変容しうる。つまり、ある種のある特徴を考えた時、その特徴に系統的起源は認めうるが、その特徴が近縁種の共通祖先において同一のものであるとは限らない。進化的なアプローチでは、本質ではなく、あくまで連続性が研究の対象となる。

もしバレットの言うように、ダーウィンが晩年の著書において本質主義に傾きすぎていたのであれば、多くの研究者が指摘するように、晩年のダーウィン自身が進化に関してそれまでとは異なる考え方を持っていたのかもしれない。

II

emotionとfeeling

人と動物の連続性は肯定されるべきかもしれないが、人と動物の共通性のみに注目して、相違性をとるに足らないものだとみなせば、それは極端な本質主義であるとの批判は免れない。進化的アプローチにおいては共通性と相違性の両方が研究対象となるべきである。ただし、動物心理の研究者の中にも、共通性を強調するのが好きな人がいるし、相違性を強調するのが好きな人もいる。前者の代表格ともいえるのがフランス・ドゥ・ヴァールである。

近著『ママ、最後の抱擁—わたしたちに動物の情動がわかるのか』(De Waal 2019=2020[4]) では動物と人の感情の共通性に関して豊富な事例と研究例が紹介されている。同著において、ドゥ・ヴァールはバレットの構成主義にも言及しており、全体に否定的というより、冷めた見方をしている。同著書では、ドゥ・ヴァール自身がオーガナイズした会議 (Animal and Human Emotions meeting, Erice, Sicily, Italy, 2016) において「感情神経科学 (affective neuroscience)」の発案者であるヤーク・パンクセップとバレットが互いに一歩もひかず議論を繰り広げていたことを紹介している。パンクセップは基本的情動があると主張していたが、バレットはそんなものはないと主張していた。しかし、ドゥ・ヴァールによれば、両者の対立は、emotionとfeelingの区別を考えればとくに大騒ぎするようなものではないという。パンクセップは主にemotionについて話していて、バレットは主にfeelingについて話していたため、単に主張がくい違っていたのではないかというのである。

ここでは、emotionは特定の状況に対する自動化された反応パッケージで、feelingはその反応パッケージに対する主観的経験であると定義される。emotionは言葉を持たない動物においても想定されうるし、人と動物のemotionとの共通性もまた十分想定されうる。Emotionは表情や音声、動作など言葉以外の方法で他個体に伝達される。一方で、feelingは主観的経験であるため、おもに言語によってラベリングされ、言語によってのみ他者と共有される。人以外の動物は言語を持たないため、feelingが動物に存在するかは究極的にはわからない。ただし無論、わからないからと言って、動物にそれがないとは言い切れない。

ドゥ・ヴァールをはじめ、動物心理の研究者が人と動物に感情の連続性が認められると報告する時、それは特定の状況に対してヒトと動物が類似した表情や動作、生理的反応を示したという意味である。たとえば、目の前の課題に行き詰まった時など、軽いストレス下に置かれると人もチンパンジーも体の一部を掻いたり、触ったりする。また、チンパンジーの子どもが母親から授乳を拒絶された時に、大声を上げ、体を地面に投げ出し、手足をじたばたするような行動を示すことがある。この行動は人の子どもの「癇癪」とよく似ている。このような行動を見た人間の観察者は、チンパンジーがイライラしているとか怒っているとか解釈するかもしれない。

ただし、チンパンジーはその時の気持ち、内的状態を言語報告することはないため、そのような感情概念は厳密にいえば、その観察者に由来するものである。この点に動物の感情研究のあいまいさが存在するといえるかもしれない。バレットの主張するように、感情の概念が、個人個人がそれぞれの経験を統計的に要約することによって生じるのであれば、観察者が当てはめようとしている感情概念は人間由来であるということのみならず個人由来である。またバレットの主張するように、言語的ラベルに結び付く表情や行動、生理反応の測定可能な反応を特定することが困難であるのであれば、動物の特定の表情や行動に対して、観察者がその感情概念を当てはめるのは厳密にいえば擬人的（anthropomorphic）である。

III

動物の「感情」研究は可能か

ではそもそも、動物の感情研究は学問として成立するのだろうか？ もしかすると、感情という分類自体が人間の主観的経験由来の勝手なラベルであり、現象的にはたとえば同様に直接観察の難しい「認知（cognition）」と不可分なのかもしれない。だとすれば、動物の感情研究はそのようなくくりではなく、動物の心理研究に包括される何かとして認識されるべきで、人の感情研究があるからと言って、それを動物にそのままスライドさせるのは厳密には適切ではないかもしれない。

感情と認知の不可分性という考え方自体は、動物研究においても有用であろう。たとえば、動物は学習によって多くを学ぶが、その学習は単に同様のイベントを繰り返し経験した回数や報酬の多寡だけではなく、特定のイベントの感情価にも依存する可能性が高い（Kano et al. 2008[5]; Kano and Hirata 2015[6]）。

動物の感情研究が成り立つとすれば、それはおおまかに言って、動物を訓練して感情を「報告」させるか、あるいは、人において感情の言語的ラベルと関連性の強い行動や生理的反応をピックアップし、その行動や反応が人と動物において類似性が見られるか研究する二つのパターンがあると思われる。

ドゥ・ヴァールは動物の感情研究は動物行動研究における次のフロンティアになると主張する(De Waal 2011[7])。しかし、この主張は若手を鼓舞する意図以外に、十分な根拠があるのか正直よくわからない。動物の心理学において感情が取り上げられることが少なかったため、ということがその主な根拠であると思われるが、しかしそれはとにかく難しいため、という原因も伴っているはずである。

いずれにしろ、動物の「感情」は上記の理由を含めあいまいで探求が困難な研究対象である。筆者自身もキャリアの初期には類人猿の感情研究を志していたが、とらえどころのない現象を研究しているという不安に加え、擬人的であるという批判にも対処しなくてはならず、結局、感情を直接研究するというよりも、機会に触れて間接的にかかわるようなアプローチを自然に取るようになった。

動物の感情研究を人に勧めるのならば、その際にそれがどのように困難であるのかという説明もつけるのが親切というものである。困難を共有することであるいは動物の心理研究に欠落している「感情」あるいは「感情のような何か」に関する研究により明確な指針が見えるかもしれない。

以下では、これまでの先行研究および筆者自身の研究をふまえ、動物の感情研究にどのような困難があり、何が解決されるべき課題であるかを議論したい。筆者は主に類人猿を対象に研究を行ってきた。研究の困難さに焦点を当てるため、以下の内容は未発表の結果も含む。

IV

類人猿の表情研究――何が「相同」か?

人と動物の顔表情の類似性は前述のダーウィンの著書『人及び動物の表情について』[3]によっても指摘されているが、証拠としてはやや不十分である。より最近はポール・エクマンの顔面筋(表情筋)に基づいて顔の動きを分析するシステムFACS (Facial Action Coding System) (Ekman and Friesen 1978 [8]) の流れを汲んだChimpFACS (Vick et al. 2007[9]) などにおいてより系統的な分析が行われている。ChimpFACSは人のFACSのように、チンパンジーの顔面筋の解剖学的知見に基づき、その動き (AU; Action Unit) を記述するシステムである。ChimpFACSによれば、人とチンパンジーは多くの相同の顔面筋を持ち、AUもよく似ている。ただし、口と鼻の周りのAUは人とチンパンジーでよく似ているが、チンパンジーは眼窩上隆起が顕著に発達しているため、チンパンジーの目の周りの筋肉の動きを実際に知覚することは難しい。これは、人にとって目の周りの動き (たとえば眉の位置や角度) が微妙な表情をつくるのに重要であることを考えると (Baron-Cohen et al. 2001[10])、興味深い差異である。

また、人の目にはいわゆる白目があるが、人以外の霊長類においては、それは人ほどに顕著ではない (全く白目がないわけではない) (Kano 2022[11])。白目は、視線の方向や目の開閉程度などによって、微妙な表情をつくるのに役立つ。したがって、人は他の霊長類に比べると目の周りの表情によってより微妙な表情をつくるのが全体に得意である。

類人猿における顔表情は間違いなくコミュニケーションとしての役割を持つ。チンパンジーは他個体を攻撃したり攻撃されたりした時に、スクリームフェイスと呼ばれる口角を大きく引いて歯をむき出す顔表情を見せる。スクリームフェイスは悲鳴のような音声を伴う。音声を発さず口角を大きく引く顔表情はグリメイスと呼ばれ、スクリームフェイスと見た目はよく似ているが、表出される文脈が異なる。通常、劣位個体が優位個体に宥和的態度をとる時に表出される表情である。また、口角を引いて歯を見せない顔表情はプレイフェイスと呼ばれ、遊びの時に表出される表情である。チンパンジーは子どもも大人もよく遊び、遊びにおいては、互いに強くたたき合うなど荒っぽい動作も伴うが、この顔表情によって攻撃意図の有無が区別される (図1)。

これらの顔表情は通常特有の音声や姿勢をともなう。したがって、顔表情のみで他個体に十分なメッセージ性を持つかは文脈による。たとえば、口角をわずかに引いただけでは、攻撃意図があるのか、宥和意図があるのか、あるいは単に口に挟まったものをとろうとしているのか明らかでない。食物を食べる前か後か、個体間が緊張関係にあるのか、親子や大人同士であるのか、姿勢や視線などの他の表情手がかりはどうであるのか、などの総合的な文脈情報によってそのメッセージ性は変化しうる。

類人猿と人の顔表情に進化的連続性は認められるだろうか？ 顔面筋の解剖学的特徴やAUに関していえば、答えはイエスである。ただし、これはチンパンジーの表情が人にとって直感的に理解できるということを意味しない。チンパンジーを観察したことのない人にとって、チンパンジーの表情を直感的に理解することは難しい。

一時期テレビメディアにおいては、チンパンジーがコメディに利用され（日本で有名なのは「パンくん」）、グリメイスを「笑っている」と紹介するような場面が放映されたが、これはチンパンジーの行動についての科学的な理解を妨げるばかりか、動物倫理的にも正しくない（松阪 2018[12]）。実際グリメイスを表出するチンパンジーは、笑っているどころか緊張状態にある可能性が高い。

筆者自身の経験をいえば、チンパンジーの研究を始めた時、顔表情や姿勢、微妙な仕草をただちに理解することはできなかった。しかし、1～2か月もして慣れてくると、かなり微細な顔表情からも次の行動が予測できるようになった。たとえば上述の、チンパンジーの口角がやや上がったと

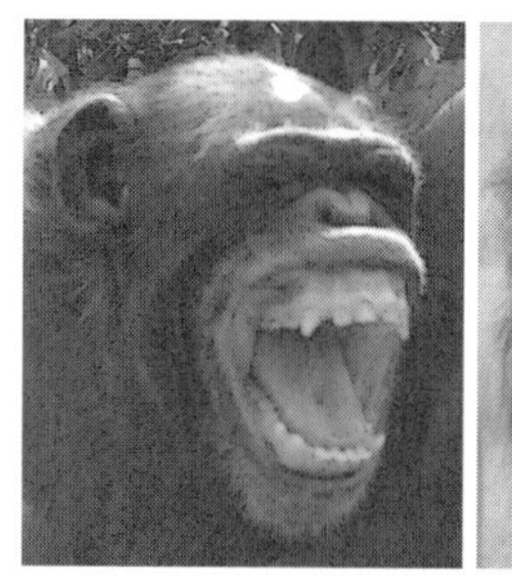 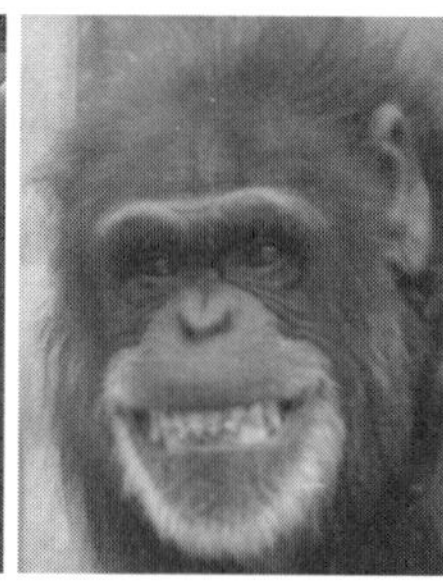 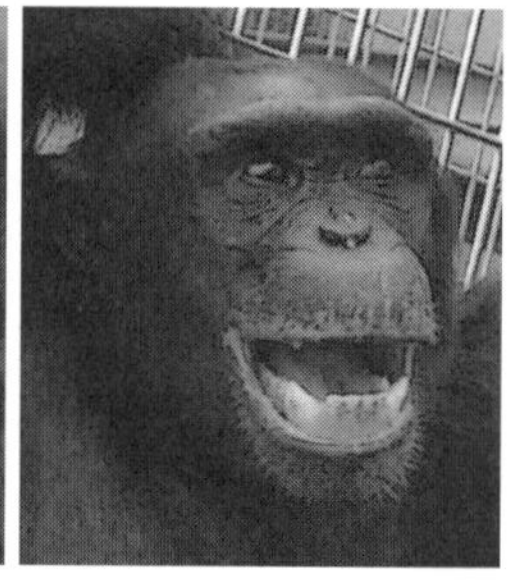

図1　チンパンジーの顔表情
左から、スクリームフェイス（口角を引き、歯をむき出して悲鳴のような音声を発する）、グリメイス（音声を発さず口角を引き、歯をむき出す）、プレイフェイス（遊びの時に表出される表情。口角を引いて歯をむき出さない）

ころで、文脈をふまえたうえで、チンパンジーがその後にどのような行動をするか予測できるようになった。これは、チンパンジーとやり取りを重ね、また、チンパンジー同士のやり取りの観察をすることによって、学習した結果である。

人と類人猿の表情の連続性に関しては興味深い仮説がある。ファン・フーフは多くの霊長類において、グリメイスがスクリームフェイスとは機能的に異なることに注目し、人のほほえみと笑いの起源は同一起源ではないという仮説を提唱した(van Hooff 1972[13])。人のほほえみと笑いはその見た目がよく似ているため、ほほえみは笑いの弱い表出であるとも解釈されうる。内的状態としても、どちらも「楽しい」気分の表情であると報告する人が大多数であろう。しかし人のコミュニケーションにおいて、笑いとほほえみが表出される文脈はやや異なり、ほほえみが儀礼的な文脈で表出される傾向が強いのに対し、笑いは遊びの文脈で表出される傾向が強い。

類人猿においては、グリメイス(口角を引く、音声を伴わない)は遊びの文脈においては通常表出されず、優位個体と劣位個体が緊張関係にある時、劣位個体によって表出される傾向が強い。また、プレイフェイス(口角を引く、リズミカルな音声を伴う)は遊びの文脈でのみ表出される。すなわち、霊長類においてはこれらの二つの表情は文脈によって異なる使い分けがされており、その文脈による使い分けのされ方が、人のほほえみと笑いの使い分けのされ方によく似ている。フーフはこれらの機能的類似性に注目し、人のほほえみは霊長類のグリメイスに起源し、笑いは霊長類のプレイフェイスに起源するのではないかと論じた。この仮説はあくまで推測の域を出ないが、表情の見た目の類似性だけではなく機能の類似性にも注目することによって、ほほえみと笑いという二つの人の表情が霊長類的起源をもち、さらに進化の過程で独自の変容を遂げてきた可能性があることを示唆した点で興味深い。

表情は、それ自体は観察可能であることから、研究対象の中では比較的研究しやすい対象である。ただし、表情の見た目の表面的な類似が必ずしも相同(homology)を意味するとは限らない。機能の類似(どの文脈において特定の表情が観察されるか)にも注目して総合的に進化的連続性を推測しなければならない。究極的には、動物は自発的に主観的経験を報告することはないため、動物の表情の研究はfeelingという意味での感情研究にはなりえない。

V
表情認識の研究——顔はそんなに重要か

エクマンの6つの基本的感情には、それぞれに固有の顔表情が割り当てられている。それぞれの顔表情の解釈は文化によらず基本的に同一で、また、顔表情に対応するような生理的反応を特定可能であることが先行研究から示唆されている（Ekman et al. 1983[14]; Ekman and Friesen 1986[15]）。しかし、バレットの著書においては、これらの研究結果が、実験条件を少し変えただけで再現性が低くなることが指摘されている。したがってバレットは、ステレオタイプ的な表情とそれに結び付いた基本的感情という考え方は妥当ではないとの見解を示している。

筆者もエクマンの表情認識の研究に刺激され、スクリームやプレイフェイスなど、チンパンジーにおけるステレオタイプ的な顔表情を、チンパンジーの実験課題において区別できるかを調べたことがある。研究を行ううえでとくに参考にしたのはチンパンジーの感情研究で著名なリサ・パールのタッチパネルを用いた顔表情の見本合わせ課題である（Parr et al. 1998[16]）。パールの課題では、特定の顔表情の写真が提示された後、同一の表情と異なる二つの表情の写真が提示された。チンパンジーは同一の顔表情を選ぶ必要があった。チンパンジーはこの課題を比較的容易に（250試行程度で）学習することができた。

筆者の研究では、チンパンジーが異なる表情を特別な訓練を必要とせず区別するかを調べた（Kano and Tomonaga 2010[17]）。また、チンパンジーが表情を区別する時、顔と姿勢にそれぞれどの程度依存しているのかを調べた。研究では、他個体が遊んでいる場面、ケンカをしている場面、誇示行動をしている場面、歩いている場面の4場面のビデオを見せ、それぞれに対する注視時間を測定した。顔と体の両方を提示する条件と、顔をマスクして隠した条件(体のみ)の2条件を用意した。この実験で音は提示しなかった。チンパンジーは前者の条件において異なる社会的場面に対し異なる反応(注視時間)を示した。チンパンジーはとくにケンカの場面を長く注視した。顔をマスクした条件では注視時間は全体に(すべての場面に対し)やや減少したが、チンパンジーはやはりケンカの場面を長く注視した(図2)。未発表の研究では、これらの場面の顔表情のみ切り取って提示したところ、チンパンジーはケンカの場面の顔表情(スクリームフェイス)を他の表情と比べとくに長く注視しなかった。

つまり、筆者の実験においては、異なる社会的場面を区別するうえで、チンパンジーにとって顔表情はあまり重要な意味を持たなかった可能性が高い。この結果は、チンパンジーの日常的なコミュニケーションにおいて、顔表情がその他の表情手がかりに比べて重要性が低いことを意味するもの

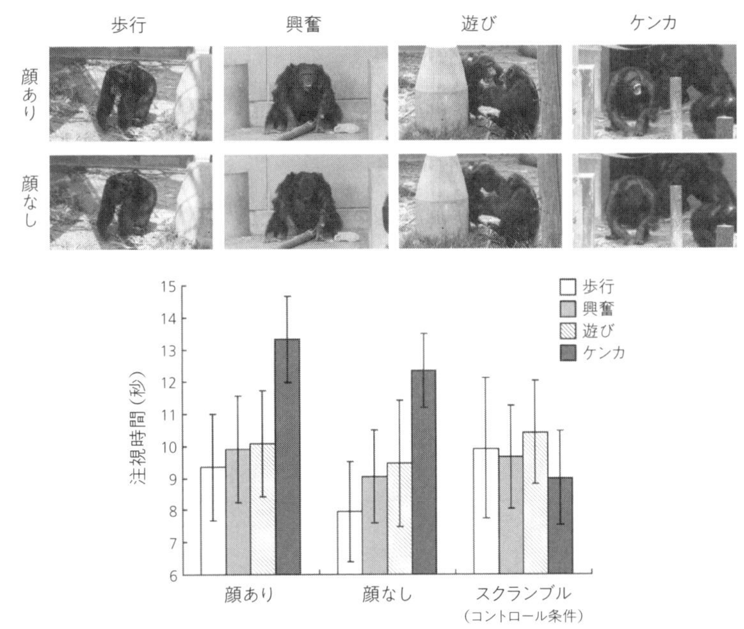

図2　上：チンパンジーに提示した動画刺激、下：それぞれの動画刺激に対するチンパンジーの注視時間
(Kano, F. and Tomonaga, M. 2010[17]の図1と図2を改変)

ではない。また、パールの研究が示すように、チンパンジーにとって顔表情は知覚的に区別可能であることは間違いない。ただし、顔表情が文脈から切り取られた時に、その意味がチンパンジーにとって曖昧になる可能性は十分に考えられる。

VI

感情ラベリング――とにかく難しいラベリング研究

人以外の動物は言語をもたないため、主観的経験を報告することは基本的にできない。しかし特別に訓練すればできるようになるだろうか？ 有名な逸話がある。手話を訓練されたゴリラのココが、親しかったネコが事故で死んだ時に、人のトレイナースタッフにどんな気分だと問われると「悲しい」というサインをしたという（Mcgraw 1985[18]）。この逸話のみから、ゴリラのココが本当に感情の主観的経験を報告したのか、なにか別の要因（たとえばトレイナーによる質問バイアス）によってそのようなサインが誘導されただけなのか判断することは難しい。実際問題として、動物に概念的なラベルを、概念そのものを指し示すものとして、食物報酬などを用いて訓練して学習させることは非常に困難である。

では、間接的な方法によって、類人猿がなんらかの感情の概念を持つか調べることはできないだろうか？ パールは、タッチパネルを用いた見本合わせ課題を工夫することによって、チンパンジーが異なる画像の感情価（正と負の感情価）に基づいて見本合わせできるかを調べた（Parr 2001[19]）。課題ではまず、チンパンジーが嫌いな注射や麻酔などの獣医による治療行為のビデオ（負の感情価を持つと想定された）あるいは、好きな食べ物や実験装置のビデオ（正の感情価をもつと想定された）が提示された。その後、正解と不正解の二つの顔表情の画像が提示された。前者のビデオに対してはスクリームフェイスの画像（負の感情価を持つと想定された）を選ぶのが正解であり、後者のビデオに対してはプレイフェイスの画像（正の感情価を持つと想定された）を選ぶのが正解であると設定された。スクリームフェイスとプレイフェイスはそれぞれ、プレイフェイスあるいはスクリームフェイス、あるいは中立の感情価を持つと思われる様々な同種の顔表情の画像と組み合わされた(これらの画像を選んだ時は不正解)。驚くべきことに、チンパンジーはこの課題を非常に少ない試行数で(50～100試行程度で)学習することができた。

ただし、筆者が論文を精査したところでは、この課題には手続き上の問題があるように思われる。チンパンジーはこの課題に取り組む前に、同様の見本合わせ課題において、同種他個体のケンカの場面と遊びの場面のビデオを見た後それぞれ、スクリームフェイスとプレイフェイスを、他の様々な顔表情から選択するように訓練されていた。この訓練課程で、チンパンジーがスクリームフェイスかプレイフェイスを選択するようなバイアスを持ってしまった可能性がある。その場合、上記の課題において、画像の感情価を手掛かりとせずとも、単にそのようなバイアスによって課題に「正解」できてしまう(課題においてもスクリームフェイスとプレイフェイスは他の様々な表情と組み合わされていたため)。

未発表のデータであるが、筆者自身もパールに倣って、同様の見本合わせ課題をチンパンジーで訓練したことがある。課題では、チンパンジーは同種他個体のケンカと遊びの場面のビデオに対してそれぞれ、スクリームフェイスあるいはプレイフェイスの画像を選択する必要があった。上記の潜在的な問題を避けるため他の表情の画像は不正解画像として組み合わせなかった。パールの報告とは異なり、多くの試行を繰り返しても、チンパンジーはこの課題を学習することができなかった。チンパンジーがどのような時に正解しないかを詳しく分析したところ、チンパンジーは画像の意味や感情価というより、画像のごく単純な知覚的特徴を利用して課題を行おうとしていたことがわかった。たとえばケンカのビデオにおいて白い歯がはっきりと見えていた場合、同様に白い歯が見えるプレイフェイスの画像(不正解)を選んでいた。

これらの結果は、チンパンジーに感情概念がないことを示すものではない。ただし、それを科学的に調べることが大変に難しいということを示している。とくに、訓練の過程において、チンパンジーに概念そのものを学習するように誘導することは大変難しい。チンパンジーはより明確な手掛かり、すなわち知覚的に顕著な手掛かりを学習しようとしてしまう可能性が高い。

動物の感情のラベリング研究はうまくいけば大変に興味深いが、同時に大変に困難であり、筆者の知る限り、これまで誰も成功していない。

VII

結論

バレットの主張を受ける形で、動物の感情研究における課題について議論を進めた。バレットの主な主張、ステレオタイプ化された基本的感情の否定、本質主義に対する構成主義な感情のとらえ方には、筆者自身も賛同できる点が多くある。筆者自身、キャリアの初期において、エクマン（とエクマンの影響を受けたパール）の「本質主義的な」研究に大きな影響を受けた。そのため今回、バレットの主張を吟味し、感情研究のフレームワーク自体を見直したことは、これまでの自身の研究を見直すことにもつながった。

本質主義に対する否定的な見方に関して一点強調する必要がある。それは本質主義を否定することは人と動物の連続性を否定することを必ずしも意味しないということである。人の行動は進化の産物であり、その独自性もまた、進化の過程で獲得されたものである。進化的な視点は他の多くの学問においてもそうであるように、今後の感情研究にとって重要なアプローチであり続けるであろう。

動物の感情研究における最大の難しさは、やはり動物が言語によって主観的経験を自発的に報告しないことにあるように思われる。それを訓練によって実現させようという試みは、動物がどのような手掛かりを学習するか不明であるという点において困難である。ただし、楽観的な見方をすれば、将来的に新しい技術や実験デザインによって、ブレークスルーが期待される研究トピックであるといえる。

また、動物の感情研究は、動物に主観的経験を報告させることが基本的に困難である限り、人において感情の言語的ラベルと関連性の強い行動や生理的反応をピックアップし、それらについて人と動物に類似性が認められるかを研究する形となる。すなわち、どうしても人の感情研究をスライドする形で研究を進めざるを得ない。

それが科学的に妥当なアプローチだとは必ずしも思わないが、批判を恐れて動物の内的状態をブラックボックスとして扱い、完全に無視してしまうこともまた、科学(あるいはより総合的な意味での「学問」)の正しい発展を妨げるものであろう。

動物の感情とその進化という研究トピックは、重要であることは多くの研究者が認めるものの、科学的には扱いにくく、もろもろの批判を受けやすい。しかし、それは研究対象の性質上そういうものであるし、誤解を恐れず言えば、動物の研究者はある程度図々しく感情研究を進めるしかないということである。

文献

[1] Barrett, L. F. (2017). How Emotions Are Made: The Secret Life of the Brain. New York: Houghton Mifflin Harcourt. (高橋洋訳. 2019. 情動はこうしてつくられる―脳の隠れた働きと構成主義的情動理論. 東京: 紀伊國屋書店.)

[2] Darwin, C. (1859/2004). On the Origin of Species. London: Routledge. (渡辺政隆訳. 2003. 種の起源. 光文社古典新訳文庫. 東京: 光文社.)

[3] Darwin, C. and Prodger, P. (1872/1998). The Expression of the Emotions in Man and Animals. 3rd eds. New York: Oxford University Press. (浜中浜太郎訳. 1931. 人及び動物の表情について. 東京: 岩波書店.)

[4] De Waal, F. (2019). Mama's Last Hug: Animal Emotions and What They Tell Us about Ourselves. New York: WW Norton & Company. (柴田裕之訳. 2020. ママ、最後の抱擁―わたしたちに動物の情動がわかるのか. 東京: 紀伊国屋書店.)

[5] Kano, F., Tanaka, M. and Tomonaga, M. (2008). Enhanced recognition of emotional stimuli in the chimpanzee (Pan troglodytes). Animal Cognition 11 (3): 517-524.

[6] Kano, F. and Hirata, S. (2015). Great apes make anticipatory looks based on long-term memory of single events. Current Biology 25 (19): 2513-2517.
[7] De Waal, F. B. M. (2011). What is an animal emotion? Annals of the New York Academy of Sciences 1224 (1): 191-206.
[8] Ekman, P. and Friesen, W. V. (1978). The Facial Action Coding System (FACS): A Technique for the Measurement of Facial Action. Palo Alto: Consulting Psychologists Press.
[9] Vick, S. J., Waller, B. M., Parr, L. A., Pasqualini, M. C. S. and Bard, K. A. (2007). A cross-species comparison of facial morphology and movement in humans and chimpanzees using the facial action coding system (FACS). Journal of Nonverbal Behavior 31 (1): 1-20.
[10] Baron-Cohen, S., Wheelwright, S., Hill, J., Raste, Y. and Plumb, I. (2001). The "Reading the Mind in the Eyes" test revised version: A study with normal adults, and adults with Asperger syndrome or high-functioning autism. Journal of Child Psychology and Psychiatry and Allied Disciplines 42 (2): 241-251.
[11] Kano, F. (2022). Evolution of the uniformly white sclera in humans: critical updates. Trends in Cognitive Sciences 27 (1): 10-12.
[12] 松阪崇久. (2018). ショーやテレビに出演するチンパンジー・パンくんの笑いと負の感情表出. 笑い学研究 25: 90-106.
[13] van Hooff, J. A. R. A. M. (1972). "A comparative approach to the phylogeny of laughter and smiling", Hinde, R. A. (ed.). Nonverbal Communication. Cambridge: Cambridge University Press, 209-241.
[14] Ekman, P., Levenson, R. W. and Friesen, W. V. (1983). Autonomic nervous-system activity distinguishes among emotions. Science 221 (4616): 1208-1210.
[15] Ekman, P. and Friesen, W. V. (1986). A New Pan-Cultural Facial Expression of Emotion. Motivation and Emotion 10 (2): 159-168.
[16] Parr, L. A., Hopkins, W. D. and De Waal, F. B. M. (1998). The perception of facial expression by chimpanzees (Pan troglodytes). Evolution of Communication 2 (1): 1-23.
[17] Kano, F. and Tomonaga, M. (2010). Attention to emotional scenes including whole-body expressions in chimpanzees (Pan troglodytes). Journal of Comparative Psychology 124 (3): 287-294. (doi: 10.1037/a0019146, PMID: 20695660)
[18] Mcgraw, C. (1985). Gorilla's Pet: Koko Mourns Kitten's Death. Los Angeles Times.

[19] Parr, L.A. (2001). Cognitive and physiological markers of emotional awareness in chimpanzees (Pan troglodytes). Animal Cognition 4 (3-4): 223-229.

第3部

精神医学・心理療法

不安や抑うつという感情にはそれぞれ固有の神経基盤があり、その機能不全からそれぞれの感情に対応する精神科疾患、すなわち不安症あるいはうつ症が生じる。このような本質主義的見解をバレットは批判し、感情のみならず感情に関わる精神科疾患もまた構成物なのだと主張する。仮に精神科疾患が社会的な構成物であるとすれば、精神科疾患をめぐる私たちの実践はどうなるのか。またバレットによれば、脳に組み込まれ情動の構成に寄与する情動概念を、私たちは取捨選択できる。それゆえ、私たちは自らの情動のあり方について責任をもつ。このことは精神医学の臨床実践や精神科疾患と法的責任との関わりにとって、どのような意味をもつのか。このような問題意識のもと,「精神医学」および「司法精神医学」の立場から論じていただいた。また,心理療法では情動の取り扱いが重要になる。バレットの構成主義的情動理論は、心理療法の理論や実践を踏まえた場合どのように評価されるのか。情動が構成されたものだとすれば、心理療法の理論や実践はどうなるのか。心理療法といっても様々なものがあるが、ここでは「認知行動療法」および「精神分析」の立場から、それぞれ論じていただいた。

バレット理論と精神医学

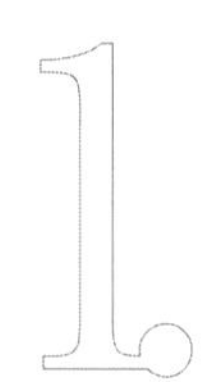

UENO Senkei
植野仙経

I
はじめに

バレットの構成主義的情動理論に触れるまで，筆者は次のように考えていた(植野 2020[1])。

「私たちは，お互いが心を備えており，その心の状態や動きはそれなりにわかるという前提のもとで生活している。他人の心を細部まで余すところなく「読む」ことはできなくても，その人の喜びや悲しみは表情や仕草からおおむね感じ取ることができるし，場合によってはその喜びや悲しみの理由も察することができる。私たちの日常生活はある程度の心の理解(あるいはマインドリーディング)を前提にしている。」

しかし，この前提はいささか素朴に過ぎるかもしれない。バレットによると、人の仕草や表情から読み取られる「喜び」や「悲しみ」は構成されたものである。現代の日本に生きる私たちにとって海の色は(おそらく)「青」である。しかし古代ギリシアのある詩人にとって海の色は「葡萄酒色」だったかもしれない(Deutscher 2011=2022[2])。同様に、私たちが自ずと感じる「喜び」や「悲しみ」も、それらの概念を使用する私たちにはそう知覚されるというだけのことである。私たちが「喜び」や「悲しみ」の発露として捉える表情や仕草を、異なる時代と場所に生きる人々は「喜び」や「悲しみ」とは異なる情動の表出として捉えるかもしれない。

とはいえ、情動が社会的な構成物であるとして、情動の切り分け方にはどの程度、バリエーションがあるのだろうか。情動が構成されるということは、私たちが体験・知覚する情動は恣意的に構成できるということを意味するのだろうか。たとえば、私たちにとっての「悲しみ」と「喜び」とを一つの概念によって構成し、同一ないし同種の情動として知覚・体験する人々も存在しうるのだろうか。それともバレットの主張は、私たちが「悲しみ」として知覚・体験している情動は、それと類縁の「嘆き」や「哀しみ」、あるいは「寂しさ」といった概念によって構成され、知覚・体験されることもある、という程度の穏当なものなのだろうか。すなわち、情動の切り分け方にはかなりの自由度があるとはいえ、その自由は色彩の切り分け方と同様に、自然が敷いたゆるい制約の範囲内でのものであって、理にかなった分け方とそうでない分け方とが存在するのだろうか。

バレットはその著書『情動はこうしてつくられる』(Barrett 2017=2019[3])において、一般の読者向けに自らの構成主義的情動理論(以下、バレット理論と略記する)を紹介し、さらに精神医学に関する主張を述べている。従来の生物学的精神医学の学説とバレット理論との違いは、「うつ病や不安障害といった精神科疾患のカテゴリーは情動と同様の構成物である」という主張にある。仮に精神科疾患が社会的な構成物だとすれば、精神科疾患をめぐる私たちの実践はどうなるのか。それは、構成という概念の意味によって異なる。私たちが知覚・体験する情動は構成物であるという主張と、情動は私たちのほしいままにできるという主張とは異なる。同様に、私たちが知覚・体験する精神科疾患は構成物であるという主張と、精神科疾患は私たちのほしいままにできるという主張とは異なる。

本章では、バレットの構成主義的情動理論をまとめたうえで、精神医学に関するバレットの主張を紹介する。そして、バレットの主張を認めたならば精神医学の実践はどうなるのかについて検討する。『情動はこうしてつくられる』からの引用は基本的に訳書によるが、一部の語句は筆者自身の訳である。筆者の見解をまとめるならば、次のものになる。バレットによれば、私たちには情動や精神科疾患の構成に寄与する概念を取捨選択することがある程度できるのであり、その責任がある。仮にそうであれば、メンタルヘルスの専門家には、精神科症候学ならびに診断学、心理的特性に関する様々な構成概念を、専門家としての自覚をもって運用することが求められる。

II

バレット理論の概要

バレットは古典的な情動理論を批判し、構成主義的情動理論を提唱している[3]。古典的な情動理論とは次のものである。ヒトの情動には基本的かつ普遍的なカテゴリーがある。基本的なカテゴリーは、たとえば怒り(anger)、嫌悪(disgust)、恐怖(fear)、喜び(pleasure)、悲しみ(sadness)、驚き(surprise)などと区分される。これらの基本的情動には本質がある。すなわち、ある情動の個別事例のすべてには共通する性質がある。そして、これらの基本的情動は生物の脳に生得的に備わっており、それぞれ異なる神経基盤がある。たとえば、ヒトは驚きや恐怖などの情動をもつようにあらかじめプログラムされているし、驚きには驚きの、恐怖には恐怖の神経基盤がある。そして、ヒトは理性や認知によって情動を制御しながら生きている。

それに対してバレットは、悲しみや嫌悪といった基本的とされる情動のカテゴリーであろうとも、その本質はないとする。すなわち、怒りのあらゆる事例にみられ、他の情動のカテゴリーにはみられない性質というものは存在しない。そして、基本的とされる情動カテゴリーの各々に特異的な神経基盤もない。すなわち、怒りに特異的な神経基盤や悲しみに特異的な神経基盤というものは存在しない。バレットによれば、それらの情動のカテゴリーは構成されたものである。ヒトは様々な感覚入力を通じて、脳に組み込まれた情動概念によって情動を構成し、それを情動として知覚・体験する。すなわち、喜びや悲しみとして体験・知覚される情動は、「喜び」「悲しみ」という情動概念によって構成されたものである。それらの情動概念が個人の脳に組み込まれているのは、その概念が社会的文脈において意味をもち、有用だからである。いかなる情動概念が脳に組み込まれるかは、遺伝子や脳などの生物学的要因によって必然的に決まるものではない。これがバレットの構成主義的情動理論である。

バレットの構成主義的情動理論のキーワードの一つは身体予算である。たとえば、身体を動かすためにはエネルギーが必要であり、そのエネルギーは身体のグルコースや水分などの資源（身体資源）を使って作り出される。この身体資源の収支の見積もりがいわば身体予算（body-budget）である。身体予算は、状況に応じて、心拍を速める、呼吸のペースを落とす、多量のコルチゾールを分泌する、グルコースの代謝を高める等のメカニズムによって管理される。身体予算管理を行う領域は情動の拠点とされる脳領域と重なっている。気分には快・不快という感情価、および覚醒（arousal）の度合いの高低があるが、「快や不快、あるいは興奮や落ち着きの感覚は、身体予算をめぐる状況の簡素な要約と見なすことができる」。そして「気分は、身体予算の状態に関する脳の最善の推測」であるという（Barrett 2017=2019: 第4章[3]）。

III

バレット理論からみた「心の病」

バレットはいわゆる「心の病」、とくに不安障害とうつ病について次のように論じている（Barrett 2017=2019: 第10章[3]）。痛みやストレスなどの現象、慢性疼痛、慢性ストレス、不安障害、うつ病などの病気は、人々が思う以上に関連している。それらは情動と同じように構成されたものである。これらの病気を理解する鍵は、予測する脳と身体予算にある。

脳は身体のニーズを予測して身体予算管理を行う。心理的緊張や社会的孤立が続く状況では、脳が必要なエネルギーを多く見積もり、多くのエネルギーを動員する。そのために炎症性サイトカインの放出やコルチゾールの分泌が続く。そして炎症性サイトカインや慢性的なコルチゾールの影響によって、疲労感や活力の喪失が生じる。炎症が脳内に生じた場合、脳内炎症は脳の構造とりわけ内受容ネットワークに変化を及ぼす。脳内炎症によって身体予算管理のための脳の予測は悪化する。とくに脳の身体予算管理領域が状況を適切に感じ取れなくなり、過剰な支出が続く可能性が高まる。身体予算の過剰な支出が続くと、さらに疲労や消耗が生じ、それが更なる炎症性サイトカインの放出やコルチゾールの分泌を招くという悪循環に陥る。また、エネルギー資源を温存するために活動性の低下、ひいては運動や食事量の減少が生じる。

科学者や臨床医は、慢性ストレス、慢性疼痛、不安障害、うつ病などに対して従来の古典的理論を適用し、これらの疾患には独自の生物学的指標があると考えてきた。そして「うつ病は身体にどのような影響を与えるのか」「不安障害とうつ病は、なぜ併発することが多いのか」などという問いを発してきた。こうした問いは、それぞれの障害は別個のものであるという前提に基づく、本質主義的なものである。しかし最近では、それらの障害の境界は曖昧になりつつある。同じ障害であっても人によって症状は大きく異なりうる。また異なる障害でも症状が重なることもある。違う病気なのに同じ脳領域の萎縮が起きることもあれば、同じ薬が有効なこともある。このような知見が積み重なったことで、研究者は、それぞれの疾病に独自の本質が備わるとする古典的理論から離れて、様々な疾病に対して人を脆弱にする共通因子に着目するようになりつつある。バレットは次のように言う（Barrett 2017=2019: 原著203, 邦訳334[3]）。

「私の見るところ、境界明瞭かつ「メンタル」なものと考えられているいくつかの主要な疾病はすべて、身体予算のバランスの慢性的な乱れと、抑制のきかない炎症に由来するものである。それらを私たちは文脈によって、異なる障害としてカテゴライズし、別の名前で呼ぶ。あたかも同じ身体の変化を異なる情動としてカテゴライズして別の名前で呼ぶように。私の考えが正しければ「不安(anxiety)と抑うつ(depression)は、なぜ併発することが多いのか？」などの問いはもはや謎ではなくなる。なぜなら、情動と同様、これらの疾病は本性において確固たる境界をもたないからである。」

バレットによれば、従来「心の病」とされてきた幾つかの主要な症候は身体予算の慢性的な乱れと抑制のきかない炎症によるものである。たとえば、うつ病は次のように考えられる。うつ病とりわけ「大うつ病性障害(major depressive disorder)」として分類される障害は、身体予算のバランスの喪失に始まる。通常、脳は身体からの感覚情報に基づいて予測を訂正している。しかし、うつ病の場合はこの訂正が機能せず、予測エラーがエラーであることが伝わらない。そのために過去の身体予算の支出に基づく誤った予測が繰り返されることになる。その結果、身体予算はバランスが崩れて悪循環に陥る。脳は代謝の需要を誤って予測し、実際には存在しない感染や損傷と戦おうとし、さらにエネルギーを温存しようとする。それによって活動性の低下や疲労など、うつ病の症状が現れる。それゆえ抑うつの治療では「身体予算の乱れによる悪循環を断ち切り、内受容予測をより環境に合ったものに変えること」(Barrett 2017=2019; 原著211, 邦訳347[3])が必要になる。

そして「心の病」には、情動と同様に、私たちが用いる概念によって構成されるという側面がうかがわれる。その例としてバレットは自らの体験を示している。バレットは、疲労が蓄積し体重が増加していたときに、医師から「落ち込んでいますか(Are you depressed?)」と尋ねられた。それに対して「そうですね、悲しい感じはしませんが、四六時中、ひどい疲れを感じます」と答えたところ、「あなたはそれと知らずに落ち込んでいるのかもしれませんね(Maybe you're depressed)」とコメントされた。しかしバレット自身は、その疲労を身体的な原因、たとえば睡眠不足、研究室の運営や親子関係の問題、更年期などによるものと考えていた。話し合いの結果、バレットは医師と共に身体予算の問題について検討し、改善する方法を探すこととなった。当時のことをバレットは次のように振り返る（Barrett 2017=2019: 原著 214, 邦訳 352[3]）。

「そのとき彼が私を単純にうつ病（depression）だと診断していたら、ただちに抑うつ（depression）の感情を私に引き起こしただろう。（中略）。医師の言うことに抗っていなければ、私は抗うつ薬の処方箋を受け取り、私自身の何かが、つまり状況にうまく対処できない自分の人生の何かがひどくおかしいという信念を抱きはじめたことだろう。そしてこの信念は、そもそもバランスが崩れていた身体予算の状態をさらに悪化させたに違いない（中略）。彼自身は気づいていなかったであろうが、彼は私の経験を、共同で構成していたのである。」

医師は最初、バレットの疲労を抑うつという概念を使って捉えようとした。しかし、バレット自身は自らの疲労を身体予算の乱れという概念で捉えていた。興味ぶかいのは、うつ病だと診断されていたら、それによって実際に抑うつの感情が生じ、状態は悪化していただろうとバレットが考えている点である。ここでのバレットの主張は次のように解釈できる。同じ身体の変化であっても、それを疲労という概念で捉えるか、抑うつという概念で捉えるかによって知覚・体験のされ方が異なる。うつ病（depression）という概念を用いていれば、その体験は抑うつ（depression）として構成され、バレットは実際にうつ病を患うことになっただろう。

IV

バレット理論が提起している問題

精神医学に関するバレットの主張は、次の三つに整理できる。

(a) 精神科疾患の境界について：不安障害やうつ病といった精神科疾患の境界は曖昧である。

(b) 心と脳の関係について（神経科学的還元主義）：精神科疾患の実体は、

身体予算管理の乱れや抑制のきかない炎症である。疲労や活動性の低下など心理・行動上の問題は脳を含む身体の変化から生じる。

(c) 精神科疾患の構成について（構成主義）：不安障害やうつ病といった精神科疾患は構成物である。

このうち (a) の主張は、筆者の見解では、精神医学の実践に大きな影響を与えるものではない。うつ病という概念によって扱われる状態には様々なバリエーションがあり、うつ病と不安障害とを併せ持つ患者も少なくない。しかし、うつ病というカテゴリーを解体し、その一部を不安障害と一括して「抑うつ不安症」と呼ぶことにしたとしても、それは精神医学における疾病分類の改訂という変化にとどまる。これまでも精神医学では、神経症やヒステリー、神経衰弱、ノスタルジアなど、様々な疾患概念が登場し、一時はかなりの隆盛をみせながらも消えていった。不安障害自体、かつては不安神経症として一括されていた疾病概念が、パニック発作に関する研究の進展を受け、パニック障害と全般性不安障害とに分かれた歴史をもつ。精神科臨床で用いられる疾病概念の解体や廃止、融合は、精神医学の歴史のなかで繰り返されてきたマイナーな変化にとどまる。

1 神経科学的還元主義

次に (b) の主張について検討する。バレット理論では、喜怒哀楽などの複数のカテゴリーからなる基本的情動は感情価と覚醒度という二つのディメンションからなる二次元座標空間に落とし込まれる。そして、その二つのディメンションは身体予算の状態に関する脳の予測であるとされる。このバレットの見解は、情動という「心」のレベルに位置づけられる物事の数を減らし、それをさらに「脳」の働きが生み出すものとして扱おうとしている点で還元主義的である。そしてバレットによれば、不安障害やうつ病などのメンタルな疾患は身体予算管理の乱れや抑制のきかない炎症に由来する。いうなれば、「心の病」とは実際には「脳の病」なのである。うつ病や不安障害といった種々の精神科疾患を、脳による身体予算管理の乱れや予測エラー、脳内炎症によって生じるものとして説明するバレットの試みも還元主義的である。以下、このような主張を神経科学的還元主義と呼ぶ。

神経科学的還元主義は精神医学にとって新しいものではない。むしろ、それは現代の精神医学のメインストリームである。たとえば、不安や抑うつの治療にはセロトニン再取り込み阻害薬(SSRI)が近年では用いられているが、その実践はうつ病や不安障害に関するセロトニン仮説に基づいている。不安や抑うつといった精神症状ないし疾病は、セロトニンという神経伝達物質の合成能や受容体の過感受性、扁桃体に投射するセロトニン作動神経系の機能といった神経科学的観点で説明される。すなわち、現在の精神科臨床では、不安障害やうつ病などの「心の病」はすでに「脳の病」へと還元されており、脳に働きかける治療が行われている。

バレットは昨今の神経科学の知見を踏まえて、精神症状や精神疾患に関連する脳部位は身体予算管理という機能を協働して果たしている広範な脳部位にあり、脳内炎症が重要な着眼点の一つとなりうる、ということを指摘している。この指摘は精神科疾患の生物学的研究や治療薬の開発に大きな影響を与える可能性がある。たとえば、精神科疾患と脳内炎症との関連に関する研究が進み、脳内炎症を抑える薬が治療の選択肢にいずれ加わるかもしれない。しかし、その変化はあくまで生物学的精神医学の内部にとどまる。臨床実践で用いられる説明と処方箋の内容は、セロトニン仮説とSSRIから脳内炎症仮説と抗脳内炎症薬へと変化するかもしれない。しかし、神経科学的還元主義という精神医学のメインストリームそのものは変わらない。

2
構成主義

それではバレットの(c)の主張、すなわち精神科疾患は構成されているという主張はどうだろうか。バレット理論と従来の神経科学的な情動理論との違いは、情動を脳の働きが作り出すものとして説明している点にではなく、情動を構成物としている点にある。それと同様に、精神科疾患は構成物であるという主張こそ、バレット理論を従来の生物学的精神医学とは異なるものとしている、バレット理論に独特の要素である。以下、この主張について検討する。なお、しかじかのものは構成物であるという主張を構成主義と呼ぶ。

精神科疾患に関する構成主義が精神医学の実践に与える影響を考えるためには、構成という概念を用いてバレットが言わんとしていることを正確に捉える必要がある。精神科疾患は構成物であるということで、バレットは何を主張しようとしているのか。疾患として現在扱われているものは、様々な疾患概念によって構成されることで疾患として知覚・体験される。仮にそうだとして,疾患概念は恣意的に操作できるのだろうか。たとえば、私たちは「うつ病」という概念を放棄することが可能であり、そうすれば「うつ病」が構成されることはなくなり、現在「うつ病」としてまとめられている問題は解消されるのだろうか。それとも、疾病概念の用法には理にかなったものとそうでないものとがあり、あくまで理にかなった範囲内において、精神科疾患は構成され、知覚・体験されるということなのだろうか。

次節ではバレット理論に含まれる神経科学的還元主義および構成主義について、デプレッションとデモラリゼーションという概念を用いて検討する。デプレッションとはdepressionのことであり、文脈によって抑うつ、うつ病とも表記する。

V

理由のあるデプレッションと理由のないデプレッション

精神療法家のフランクは、デモラリゼーション(demoralization)という概念を提唱した(Frank 1974[4])。デモラリゼーションとは経済的な問題や人間関係のトラブル、悪性腫瘍との闘病生活など、ストレスを生じる問題への対処に失敗し続けた結果、自信を喪失し、意気消沈した心の状態をいう。患者は自分や周囲の人々の期待を満たすことができず、自分の力ではどうすることもできないと無力感、孤立感、絶望感に苛まれる。自尊感情は損なわれ、人生は無意味に思えてしまう。デモラリゼーションではしばしば不安や抑うつが生じる。それらの不安や抑うつは、たとえば進行性の疾患の影響によって手足を自由に動かせなくなり仕事や趣味を続けられなくなったことなど、何らかの理由によって生じたものと理解できる。デモラリゼーションによって生じた抑うつは、いわば理由のあるデプレッションである。

一方、うつ病と今日呼ばれるものには、その人がデプレッションになる理由の見当がまったくつかないものがある。その人はデプレッションになっているけれども、その人自身に尋ねても、その人の元来の性格やその人の身に生じた出来事を考えても、デプレッションに陥る理由はわからない。そして、このデプレッションは数ヶ月ほどの経過で自然に消退してゆく。そもそも、このような理由のないデプレッションこそ、うつ病として精神医学が扱ってきたものであった。

国際的に用いられているアメリカ精神医学会の診断基準であるDSMでは、ストレスを生じる状況への反応として生じた不安や抑うつの一部は、適応障害としてまとめられ、大うつ病性障害すなわち「うつ病」とは区別される。しかし状況への反応であっても、抑うつエピソードの基準を満たす症状が出そろい、症状がもたらす機能障害や苦痛の程度が著しいと判断されれば、その抑うつは「うつ病」と診断される。そこで重視されるのは、理由の有無ではなく症状の組み合わせと重症度である。フランクのいうデモラリゼーションは、今日では「うつ病」として扱われるかもしれない。しかし、デモラリゼーションの表現としてのデプレッションに苦しむ人に「そのデプレッションは病気の症状なので抗うつ薬で治しましょう」と提案しても、その提案はいささか見当外れに思われるかもしれない。実際、デモラリゼーションの特徴をもつ患者に対しては抗うつ薬の効果は限定的であり、精神療法が優先される(玉田・大前 2015[5])。デモラリゼーションにみられる抑うつはその人にとって意味のあるものであり、患者の性格、状況、そこでの体験といった連続性のある心の動きとして了解されるべきもので、まず共感され、それを乗り越えてゆくサポートを行うことが精神科医の役割である(古茶 2019[6])。

精神医学では、デモラリゼーションとデプレッションに関して以上の議論がある。この議論を踏まえて、バレット理論の神経科学的還元主義および構成主義について、それが精神医学の実践に与える影響を考えるとどうなるか。

1

神経科学的還元主義について

バレットによれば、従来「心の病」とされてきた幾つかの主要な症候は、身体予算の慢性的な乱れと抑制のきかない炎症に起因する。そこで体験される疲労感や活動性の減退は、炎症性サイトカインやコルチゾールの過剰な分泌によって生じたものである。このように考えた場合、社会的孤立や逆境体験によって生じたデモラリゼーションと、そのような理由のないデプレッションとの違いは問題とはならない、という見解が導かれそうである。というのは、デモラリゼーションでみられるデプレッションも、身体予算管理の乱れやサイトカインの放出、コルチゾールの不適切な分泌、脳内炎症によって生じたものであり、その点では理由のないデプレッションと同じだからである。

このように考えると、バレット理論のうち神経科学的還元主義は、しかるべき理由のある心の苦しみまで、脳の身体予算管理機能の不全や脳内炎症の結果として説明する試みのように、ひいては人の心をモノのように取り扱い、心の大切さを損なう試みのように感じられる。しかし、還元主義的試みは必ずしも悪いものではない。何らかの問題が生じているときに、還元主義的な説明が事態を改善する介入を可能にするのであれば、還元主義の試みは理にかなった方法である。その一方で、ある人の犯罪行為に関する責任が問題となる場面で、その犯罪行為の動機を脳が生み出したものとして説明する試みのように、還元主義的な説明が場違いなこともある。大事なことは、そこで問題となっている物事にとって、還元主義的説明が適切かどうかである(Cooper 2007=2015: 第7章[7])。

デモラリゼーションを脳の身体予算管理機能の不全や脳内炎症の結果として説明する試みは場違いなものかもしれない。しかし、その説明はデモラリゼーションによる苦しみの緩和につながる可能性がある。たとえば、デモラリゼーションに苦しむ人の話を一通り聴取したうえで、可能な範囲で暖かく栄養のある食事をとり、十分な睡眠が確保できるように取り計らうことによって、身体予算のバランスを改善させる試みは、医療者の介入として的を射たものであろう。先に述べたとおり、神経科学的還元主義は現在の精神医学のメインストリームをなす主義主張である。バレット理論にしても、既存の生物学的精神医学の学説にしても、重要なのはそれが還元主義的か否かではなく、その還元主義的アプローチが適切に用いられているか否かであると筆者は考える。

2 構成主義について

ヒトは脳に組み込まれた情動概念によって情動を構成し、それを知覚・体験する。それと同じことが精神科疾患にも当てはまるならば、精神医学の実践にはどのような影響が生じるだろうか。筆者がみるところ、この問いに関して、バレット自身がすでに一つの答えを示唆している。

重い疲労に悩まされていたとき、その状態をデプレッションという概念を使って捉えていたなら、デプレッションが生じていただろうとバレットは言う。実際には、デプレッションという概念を持ち出した医師の主張にバレットは異議申し立てを行った。医師もまた、バレットの身に生じていることは多大な職務や睡眠不足、家族関係の悩みから生じた疲労なのだと考えを改めるに至った。デプレッションという概念を使わずに問題を定式化したバレットの身にデプレッションは生じなかった。

このバレットの経験を踏まえると、次のことが言えるだろう。重い疲労を「うつ病」として扱い、抗うつ薬を投与することが的外れであるのと同様に、デモラリゼーションを「うつ病」として扱い、抗うつ薬（あるいは抗脳内炎症薬）を処方して済ますことは的外れである。社会的孤立や貧困、挫折など、理由があるものとして理解できるデプレッションは、症候学的にはうつ病と同様の状態像を呈していたとしても、うつ病ではなくデモラリゼーションという概念を使って把握することが望ましいという指摘が現在の精神医学ではなされており、筆者も同感である。デモラリゼーションとうつ病とは区別して扱うほうが理にかなっている。デプレッションに陥るのも無理もない理由があるのであれば、その理由に即した対応こそ第一に検討すべきものである。そのような理由のあるデプレッションを、理由のないデプレッションと等しく医学的あるいは神経科学的問題として扱うことは問題のカテゴリーを見誤った対応であろう。

それでは、次のように考えることはできるだろうか。うつ病に似た状態、たとえば疲労やデモラリゼーションをデプレッションという概念で一括して扱うことで、実際にデプレッションが生じてしまう。そうであれば、その逆も言えるのではないか。すなわち「うつ病」に相当するデプレッションであっても、精神科疾患とは異なる概念、たとえばデモラリゼーションや疲労などの概念を適用して構成すれば、その状態は「うつ病」の事例でなくなるのではないか。

しかし、これは粗雑な見解だと筆者は考える。疲労という解釈に無理がある状態まで「疲労」として扱い、身体予算の是正だけを行う介入が問題解決のために有効だとは考え難い。バレットとしても、デプレッションとして医療者が構成しているものを疲労として扱うことにすればデプレッションは消え失せる、という主張を展開したいわけではないだろう。バレット自身の経験について言えば、当時のバレットの心身の状態は、まさしく疲労という概念で捉えることが理にかなうものだった。だからこそ、疲労の事例として構成され、経験されたのである。

バレットの体験談から導かれる主張は次のものであろう。昨今の精神科医療には、目の前にいる患者の心身の不調を、患者の生活状況や体験との関連を検討することなくデプレッションとして扱う風潮がある。情動や精神科疾患は構成物であり、したがってこの風潮は危険である。患者自身が悲しみやそれに類する概念を使って自らの情動を構成しておらず、生活状況からすると重い疲労を感じていても無理もない場合は、デプレッションではなく疲労という概念の使用を検討すべきである。同様に、ある人の悲哀や絶望、無力感について、そのような感情を抱くのも無理のない経験をその人が積み重ねてきたのであれば、それらの感情はデプレッションではなく、デモラリゼーションという概念を使って取り扱い、構成するのが適切である。疲労、デモラリゼーション、デプレッションのすべてを一律に「うつ病」として扱うような粒度の粗い疾病概念の用法は、無用の苦しみを生み出す危険なものである。

VI

おわりに

興味ぶかいことに、法と責任について論じるなかでバレットは「人は、自分が受け入れたり却下したりした概念に対して、最終的な責任を負っている」(Barrett 2017=2019: 原著249, 邦訳408[3]) と述べている。すなわち、バレットによれば、私たちには自らの責任のもと、何がしかの概念を受け入れたり却下したりする自由がある。概念によって情動や精神科疾患が構成されるということは、情動や精神科疾患を恣意的に作成、あるいは変更ないし消去できる、ということではない。概念の用法には制限がある。しかし、理にかなった範囲でという制約のなかでではあるけれども、私たちにはある概念を受け入れたり却下したりすることができる。それによって知覚・体験されることも変化しうる。

精神科臨床において私たちは様々な概念を用いて問題を定式化する。そして、いかなる概念を用いるかによって、生じる結果は、何らかの制限の範囲内ではあるけれども変化する。自らが採用し、あるいは却下する概念に応じて、成立する心的事象は変化しうる。その覚悟をもって概念を使用することが、臨床実践に携わる人々には求められる。それゆえ、「不安障害」や「うつ病」などの粒度の粗い概念で事足れりとするのではなく、デモラリゼーションや疲労など、狭義の精神科疾患の枠内にとどまらない様々な概念を手元に用意しておき、それらの概念を、専門家としての責任をもって運用することが望ましい。バレット理論からは、そのような実践上の含意を読み取ることができる。

文献

[1] 植野仙経.（2020）.“精神科医はいかにして心を理解するか”, 榊原英輔, 田所重紀, 東畑開人, 鈴木貴之編著. 心の臨床を哲学する. 東京: 新曜社, 41-60.

[2] Deutscher, G.（2011）. Through the Language Glass: Why The World Looks Different In Other Languages. London: Arrow Books.（椋田直子訳. 2022. 言語が違えば、世界も違って見えるわけ. 東京: 早川書房.）

[3] Barrett, L. F.（2017）. How Emotions Are Made: The Secret Life of the Brain. New York: Houghton Mifflin Harcourt.（高橋洋訳. 2019. 情動はこうしてつくられる―脳の隠れた働きと構成主義的情動理論. 東京: 紀伊國屋書店.）

[4] Frank, J. D.（1974）. Psychotherapy; The Restoration of Morale. American Journal of Psychiatry 131（1）: 271-274.

[5] 玉田有, 大前晋.（2015）. 大うつ病性障害に「励まし」は禁忌か: Demoralizationという概念とその有用性. 精神神経学雑誌 117（6）: 431-437.

[6] 古茶大樹.（2019）. 臨床精神病理学. 東京: 日本評論社.

[7] Cooper, R.（2007）. Psychiatry and Philosophy of Science. Stocksfield: Acumen Publishing.（伊勢田哲治, 村井俊哉監訳. 2015. 精神医学の科学哲学. 名古屋: 名古屋大学出版会.）

では非難される主体はどこにいるのか
――司法精神医学の立場から

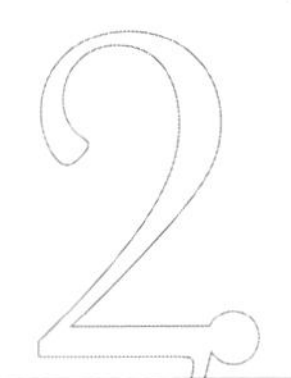

MURAMATSU Taro
村松太郎

I

主体

2003年、私はこの死刑判決文(大阪地裁2003[1])を読んだとき自分の目を疑った。日本の裁判官がオカルトを信奉していることが読み取れたからである(下線は筆者による)。

> 被告人は自己の人格の偏りに気づいていたとも認められるのであるから、人格をいくらかでも矯正し、あるいは矯正は困難なまでも、せめて社会に害をなさずに生きていくように心掛ける機会はあったのではないかと思われるのに、そのようにする努力すらしようとはせず、逆にそのような人格に凝り固まり、その偏りを強めてきたことが窺われるのであるから、結局のところ、<u>被告人自身が主体的に今日ある人格を築いてきた</u>ものと認めるほかはない。そして、そのような人格傾向の発露として三番目の妻に対する傷害事件や薬物混入事件、あるい

は本件傷害、暴行、器物損壊事件（これらも被告人の偏った人格傾向の発露として軽視できないものである。）等の犯罪行為を重ね、ついには犯罪史上未曾有の凶行である附属池田小学校事件に至ったのである。

小学校に侵入し、児童8人を殺害、児童等15人を負傷させた事件の被告人・宅間守は人格障害である（岡江 2013[2]）。裁判所はその診断を認めたうえで、上の通り、その「人格」を形成した「主体」を非難しているのであるが、いったい、「人格」以外のどこに「主体」が存在するというのか。「被告人自身が主体的に今日ある人格を築」くことなどできるはずがないではないか。それができるくらいなら誰も人格障害になどならない。この事件が「犯罪史上未曾有の凶行」である以上、被告人に最高刑を科すのが裁判所の責務であるということは理解できるが、オカルト理論を持ち出さなければそれを達成できなかったとすれば、日本の裁判は絶望的に非科学的だと言うしかない。

それから20年が過ぎ、現在の私はそのようには考えなくなった。もちろん「人格」と「主体」の二重過程理論を認めたわけではないが、科学的事実がどのようなものであろうと、「主体」を想定しなければ法律が成り立たないことに妥協的に納得したからである。バレットの「心理構成主義」（Barrett 2017=2019[3]）に接したとき、まず私の脳裏に浮かんだのはこの判決書に記された「主体」という概念であった。

II

理性

「主体」は「理性」と密接に関係している。人には自分の行動を、主体的に、理性によって、抑制することが義務づけられている。それをしなかったとき、人は非難される。それをしなかった結果としての行為が刑法に記された犯罪にあたるとき、刑罰という制裁が科せられる。ここでの「抑制」とは、自分がしようとすることの法的な是非ないし当不当を判別して、意思決定やそれに至る動機づけを抑制する能力を指す（井田 2018[4]）。ここには二重の過程がごく自然のものとして設定されている。すなわち、自分がしようとすることの「発想」が第一段階、その発想の内容について考え「意思決定」するのが第二段階である。結果としての行為が犯罪であるとき、非難のターゲットは第二段階に向けられる。なぜなら第二段階こそが、人が「主体的」に「理性」によってなすものだからである。これは刑法理論を持ち出すまでもなく、人々のごく常識的な感覚であろう。人は様々なことを発想するものであって、その中には良いことも悪いこともある。悪い発想をすること自体は犯罪ではない。その発想を実行に移したときに、犯罪として非難され、制裁を受けるという手順が社会のシステムとして正当であることは誰もが認めるであろう。二重過程は、人間社会における普遍的ともいえる人間観なのである。脳内の進化的に古い部分から発生した衝動を、進化的に新しい部分である前頭葉で抑制するという脳科学的な説明ともこの人間観はよく適合している。

このとき、「発想」を「感情」に置き換えても事情は変わらない。人はあ

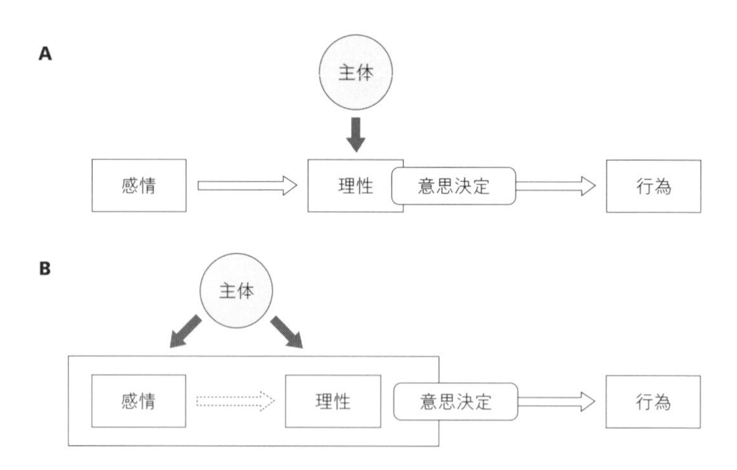

図1　感情と理性

A. 従来の［常識的な］考え方（=二重過程理論）
人は、自動的に発生した感情を行為に直結させるのではなく、理性によって判断し、行為を制御する。人が主体的にかかわるのはこの理性による判断・制御である。
B. バレットの考え方（=心理構成主義）
感情は主体が「つくった」ものである。感情と理性を分離することはできない。

らゆる感情を持ちうるが、その感情を直ちに行動に移すのでなく、「理性」によって制御することが求められる。制御するのは「主体」である（図1A）。これが感情の二重過程理論である。そして、適切に制御せず、適切な意思決定をしなかったとき、人は非難される。

だが、バレットが主張するように、二重過程理論が誤りであるとしたら、この人間観が根本から見直しを迫られることになる。バレットの心理構成主義にしたがえば、図1Aは図1Bに変換されなければならない。それは脳機能の進化論的理解の根本的見直しが求められるという意味で、従来の脳科学理論の大変革であるが、非難のターゲットたる主体の輪郭が拡散するという意味で、刑法理論もその影響から免れることはできない。その影響の一つは、犯罪をなしたにもかかわらず非難を免れることについての規定である責任能力論にかかわるもので、それは司法精神医学の主要なテーマの一つでもある。

III

命令幻聴——二重過程理論による解釈

刑法39条には「心神喪失者の行為は、罰しない」と定められている。心神喪失とは、精神障害により、理非善悪を弁識し（弁識能力）、同弁識に従って行動を制御する能力（制御能力）が完全に失われていることを指す（大審院判決 1931[5]）。弁識能力・制御能力のいずれか一方または両方が完全に失われていれば心神喪失で無罪である。

責任能力は刑法の中でも特に難解な概念とされているが、そんな中で比較的わかりやすい例としてしばしば提示されるのが、「犯行を命ずる幻聴に抗えなければ、心神喪失」というものである。これは、自分では（主体的には）行動を制御したくてもできなかったと解釈でき、そうであれば主体を非難することはできないとするのは納得できることであるから、抽象的な論理としてはわかりやすいと言える。しかしながら、抗えたか・抗えなかったかをどのように証明するかという実務的なレベルになると容易ではない。抗えなかったか否かは専ら主観の領域にある以上、証明することは不可能だからである。しかしながら刑事裁判は、その主観の領域を証明しなければ成り立たない。そこで我が国の裁判所は、「その被告人は犯行時、命令幻聴に抗えたか否か」という問いと格闘してきた。編み出された解法の一つが、被告人が聞いたとする幻聴の内容を逐語的に分析する「逐語法」で、それは、幻聴の具体的な内容に基づき、抗えない命令であったか否かを判定するというものである（村松ら 2021[6]）。

たとえばこんな判例がある。統合失調症の被告人が、自動車で2人を死なせ、3人に重傷を負わせた事件である（大阪地裁 2007[7]）。被告人は悪魔の声に従ってこの事件を起こしたのであるが、その「声」（幻聴）に、「そうしなければお前を殺す」という脅迫の文言が含まれていたことが、「その命令に抗えなかった」と裁判所が判定した大きな根拠になった。判決書にはこう記されている：

> 事件当日、朝刊を配り終わって帰る途中、幻聴から、母と妹を殺せと命令された。私は、家族を殺すことはできなかったので、そのときは我慢して耐えたが、罰はなかった。幻聴の命令に背くのは怖かったが、どうしても家族を殺すことはできなかったので、無視しようと思った。次の幻聴で、「5人ぐらい人を殺せ。」「もし、それができなかったら、お前を殺すぞ。」という命令が入った。私は、そのとき、恐怖で、全身が震えて、どうしようもなくて、もう人を殺すしかないと諦めて、今回の事件を起こすことにした。（中略）
>
> 上記被告人供述には信用性が認められ、母と妹を殺せという幻聴があった際、それに従わなかったら殺す（罰）という幻聴は存在しなかったと認定できる。
>
> （中略）
>
> 犯行の動機は、被告人が悪魔の声と称する幻聴から、母と妹を殺せと命令され、被告人は、家族を殺すことはできなかったので、我慢して耐え、幻聴の命令に背いて、無視すると、次に、幻聴から、5人殺さなければ、被告人を殺す旨命令されたので、恐怖の余り、もう人を殺すしかないと諦めて、犯行を決意したというものである。

判決書に記された裁判所の論理は図2Aのように示すことができる。これは、幻聴を他者からの声であると捉え、その声に従うか否かを理性で判断し意思決定をする、という二重過程にあてはめれば正当である。この図2Aは図1Aと全く同じ構造を取っており、ごく自然な論法であるように見える。しかし、統合失調症の幻聴を図2Aのように考えるのは精神医学的には明らかに誤っている。

なぜなら、統合失調症の幻聴は、元々は統合失調症の本人の脳内に発生した思考であり、それが外部に定位され、声として感知されたものだからである。すなわち幻聴とは本人によって「つくられた」ものにほかならない。図2Aは正しくは図2Bに変換されなければならない。

被告人は悪魔の声を聞き恐怖した。被告人の主観的体験としてはその通りである。裁判所は主観的体験についての被告人の供述に基づき命令の内

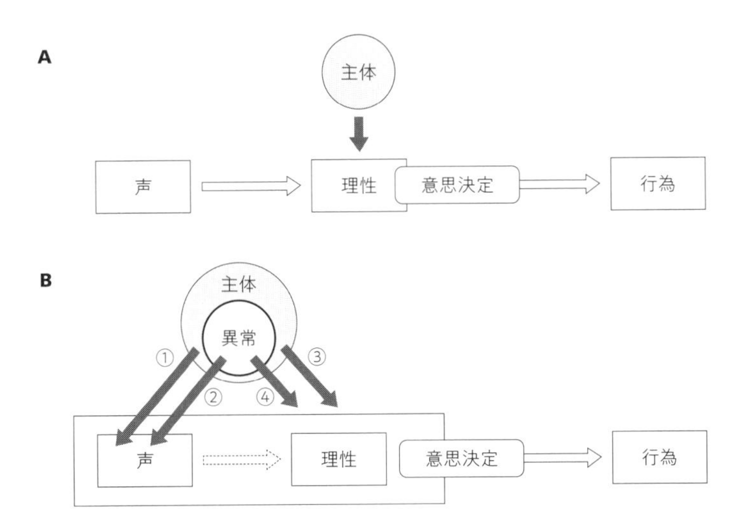

図2　命令幻聴

A．従来の裁判における優勢な考え方：主体が幻聴を聞き、理性により意思決定する。

B．脳科学的な事実：主体が体験する「声」は主体によって「つくられた」ものである。その「声」が主体の正常部分によってつくられたのであれば（①）、「声」の命令に従ったとしても、主体の本来の意思による行為であることに変わりはない。それに対し、異常部分によってつくられたのであれば（②）、行為について責任減免の可能性が生まれる。また、「声」を聞いたと体験する主体の意思決定は、正常な理性による場合（③）もあれば、異常な思考による場合（④）もある。

容を逐語的に分析し、その声には抗えなかったと判定した。これは結論としては正しかったかもしれないが、結論を導く裁判所の論考は、形式としては論理的でも、統合失調症の症状の本質から見れば全くの誤りである。なぜなら図2Bに示した通り、悪魔の「声」も、その声に従うかどうかを考えた「理性」も、どちらも主体から発生したことに変わりはないからである。健常者において「感情」と「理性」を分離する二重過程理論は、バレットによれば誤りであるが、少なくとも現時点においては、バレットの主張が広く認められているわけではない。だが統合失調症患者において「声」と「理性」を分離する二重過程理論（図2A）は、統合失調症の幻聴においては、明確に誤っている。

IV

感情

バレットの心理構成主義と呼ばれる理論は、「感情を受けて理性が制御し意思決定する」という古典的な二重過程理論へのアンチテーゼに位置づけることができる。この二重過程理論は、「幻聴を聞いて理性が制御し意思決定する」という命令幻聴と行動についての古典的なモデルと、構造的には同一である。図1Aと図2Aの相同性は一目瞭然であろう。図1Aは「感情」（第一段階）を受けて「理性」が判断し意思決定する（第二段階）というものであるのに対し、図2Aは「幻聴」（第一段階）を受けて「理性」が判断し意思決定する（第二段階）というものであるから、「第一段階を受けて第二段階として判断し意思決定する」という基本構造は全く同じである。

バレットは著書の中で、米国の法律では、いわゆる激情にかられた犯罪は、理性的な犯罪より罪が軽いことを指摘し、法律が古典的感情理論（二重過程理論）によって形成されていることを指摘している。つまり法律は過去の誤った科学による人間観（human nature）にとらわれてきたというのである。感情と理性が同じ主体から発している以上、「感情的な殺人」と「理性的な殺人」に、その責任非難において変わりはないとバレットは言っているのである。

V

命令幻聴――心理構成主義による理解

バレットの主張は「感情と理性が同じ主体から発している以上、感情がいかなるものであれ、責任が主体にあることに変わりはない」と一般化できるが、「同じ主体から発した」ということに着目するのであれば、統合失調症の命令幻聴に抗えずになされた犯罪も同一の構造であるから、常に完全責任能力ということになろう。幻聴として体験される「声」が、主体から発生した思考であるのであれば、その声に従った行動は主体の意思であって、犯行は主体の意思を実現したことにほかならないからである。幻聴の命令とは主体から主体への命令なのであるから、命令に従ったことが責任減免の理由になるはずがない。

だがこれは精神科の臨床感覚としてはいかにも納得し難いし、裁判実務の判決とも乖離している。統合失調症患者は確かに、幻聴に従って、本来の自分の意思によるとは到底思えない行動を取ってしまうことが臨床的にしばしば観察されるからである。図2Bの「主体」の中に「異常」という領域を記したのはこの理由による。異常な意思・思考が発生し、それが幻聴という形で体験され(図2B②)、主観的にはその幻聴に従って犯行をなした場合、責任減免されるというのが最も合理的な考え方ということになる[6]。するとここに、その幻聴の内容すなわち発生した意思・思考が異常か否かをどう判定するかという次なる問題が発生する。これは今のところ精神医学が回答することはできない問いであり、裁判所による事実認定すなわちその人物のその場面における意思・思考として異常か否かを、周辺事実等から認定する以外にない。この点をめぐって裁判所が精密な論考を行った最近の判例がある。統合失調症の被告人が交番を襲撃した事件である(大阪高裁2023[8])。判決書には次のように記されている：

> 被告人は、統合失調症による自我障害により、自分ではない誰かにやらされているという認識、自覚の下で110番通報をしたものであり、

その意味において、被告人の本来の意思（正常な精神機能）による行動ではなかったということであったと考えられる。

犯行動機は、「山に潜んでいるスティーブン・セガールと森田健作を殺す」という荒唐無稽なものである。これを実行するために被告人は、警察官から拳銃を奪おうと考え、その前段階として嘘の110番通報をして警察官を出動させ、交番にいる警察官を一人だけにして襲撃しやすくしたのであるが、被告人としては一連の行動は誰かにやらされていると認識していた。このことを裁判所は、被告人という「主体」本来の意思ではなかったと認めているのである。

このことは鑑定人のA医師が法廷で正確に説明したのだが、1審裁判員裁判では全く理解されず、懲役12年の判決が下された。今ここに引用しているのはその2審判決書である。2審高裁ではM医師（筆者である）が、A医師の説明の正当性を証言した。

M医師が指摘するとおり、A医師の意見の核心をなすのは、犯行やその前後の行動の根本となる動機、目的が統合失調症による異常な意思に基づくものであるということであり、自我障害がいかなる形で現れたか（幻聴なのか、思考吹入なのか、させられ体験なのか等）は、精神障害の犯行への影響を検討する上で本質的な事項とはいえない。

こうして被告人は心神喪失と認定され無罪判決となった。本件交番襲撃は、被告人の意思によってなされたといえばその通りである。だがそれだけをもって、その意思が具体化した行動について、常に主体に責任があるとは言えない。その意思が主体の本来の意思であるか、それとも異常な意思であるかによって、本人に責任を問うことができるかどうかが決まる。それがこの高裁判決の重要なポイントである。

結局のところ法は、社会の人々がそれに納得するかどうかということから分離できるものではない。科学的にいかに正しくても、納得されなければ社会的には正しくない。「感情による殺人」と「理性による殺人」のどちらがより強い非難に値するかはケースバイケースと思われるが、何らかの事情によりあまりに強烈な感情が発生した場合には非難の程度は弱まるとするのが世の人々の優勢な考え方であろう。我が国の刑法には米国のような1級殺人・2級殺人の区別はないが、例外的な事情による例外的に強烈な感情に基づく犯罪では責任能力が論点になることがある(林 2008[9])。これは二重過程理論と心理構成主義の二者択一という話ではなく、バレットの言うところのコアアフェクトとして強烈なものが発生し、いわば主体内で圧倒的な領域を占めてしまったことによって、主体というシステムが機能不全を起こしている(図3)と説明すれば、感情インスタンスのレベルで論ずる必要はなく、二重過程理論を持ち出す必要もない。主体が本来のコントロールを失っているという意味では、「命令幻聴に従ってしまう」という現象とも共通点があると言えよう。

バレットの主著に記されている“They are *made*. By *us*.”という簡潔な文章が心理構成主義を見事に描写している(“They”はemotions[3])。バレットのこの主張はおそらく科学的に正しい。そのうえでしかし、法との関係で最大の問題は、この“us”が何を指しているかである。もちろん「主体」であろう。ではその「主体」は、行為が犯罪であったときに非難のターゲット

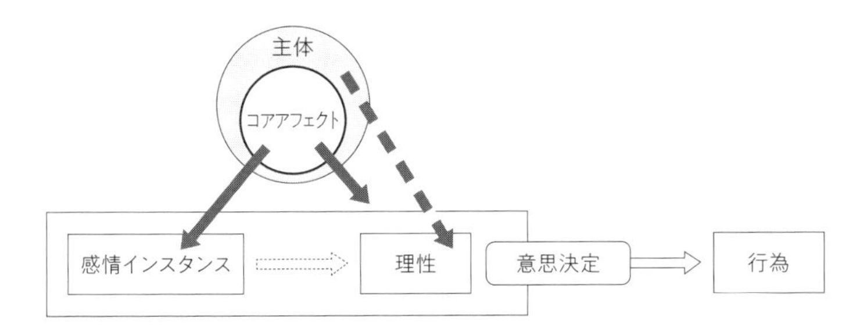

図3　コアアフェクエト、感情インスタンス、主体
バレットによれば、感情インスタンスは主体によってコアアフェクトから「つくられた」ものである。確かに、コアアフェクトが主体を圧倒するまでに強烈であれば、理性が関与する余地はなくなるであろう。しかしコアアフェクトがそこまで強烈でなければ、感情インスタンスに基づく意思決定は、主体による理性のコントロールを受けると考えられるが(図の、主体から理性に向かう破線矢印)、バレットはそうした可能性は認めていないようである。

になる主体なのか。帰責できる主体なのか。

VI

意思

幻聴にしても妄想にしても、その病理性の強さは、脳科学的に示すことは今のところできず、いわば常識的に判断するしかない。荒唐無稽な内容であれば誰が見ても病理性が強いと判定するであろう。それに対し、たとえば「他人からの中傷」という統合失調症によくある幻聴の場合は、単なる勘ぐりや曲解という解釈も成立するから、直ちに異常な内容であるとすることはできず、したがって病理性の強さの評価は難しい。しかし行為への影響の強度・抗えなさは、内容の異常とは別次元にあるから、異常性とは別の何らかの基準が必要であるところ、今のところそうした基準は存在しないため、荒唐無稽な内容の幻聴・妄想に比べると病理性は弱いと判定されがちで、それは抗えたはずだという判定にも繋がりがちである。

同様に、コアアフェクトの強烈さも客観的に示す手段はない。すると、コアアフェクトの行為への影響の強さは、感情インスタンスという形にカテゴリー化されたレベルで判定する以外になく、それはすなわち幻聴のときと同様、表現された言葉のレベルで判定する以外にないということである。

バレットは著書の中で、裁判官や陪審員が法廷での被告人の表情をもとに判定することの誤りを強く指摘している[3]。しかし、裁判では表情よりも言葉のほうがはるかに重視されているのであるから、主観的体験を説明する被告人の言葉をもとに判定することのほうがもっと根本的で重大な問題を孕んでいるというべきであろう。

実際の裁判においては、たとえば妄想の影響を論ずるとき、その妄想内容が切迫した恐怖をもたらすものであったか否かがしばしば責任能力判断のポイントになる。すなわち、「人物Pから殺される」という妄想を持っている病者が「人物Pを殺す」という行為は「切迫した恐怖から生まれた自己防衛としての他に選択の余地がなかった行為」とみなされて責任減免の理由になりやすいが、「人物Qから嫌がらせを受けている」という妄想を持っている病者の場合は、「人物Qを殺す」という行為は「復讐の一つの手段として自分で選択した行為」とみなされて責任減免の理由にはなりにくい。しかし妄想から行為に至る脳内過程としては、妄想によって脳内に発生したある強烈なコアアフェクトが主体を殺人に向かわせた原点であって、そのコアアフェクトが主体に自覚された段階である感情インスタンスは主体によってつくられたものにすぎないから、それが恐怖の形になるか憤怒の形になるかは本質的な問題ではないということになろう。ところが現代の我が国の裁判においては、その行為の責任は、非難は、そして判決として下される刑罰は、被告人による自らの体験の言語化の仕方によって（恐怖という形に言語化するか、憤怒という形に言語化するかによって）、大きく変わることになる。精神医学的には妄想によって行為に出たこと自体が、妄想に圧倒的な影響を受けたことの何より雄弁な根拠になることがしばしばあるが（Huber and Gross 1977: 60[10]）、犯罪においては、その論法は結果としての犯罪行為を判断根拠にすることにほかならず、トートロジーであって通用しない。裁判では犯罪という行為に出た意思決定の過程の解析が必要であり、それは本人の言葉による以外にないことが大部分である。意思決定が予測符号化によってなされたものだとしても、主観的体験としては思考過程の言語による表現として伝えられる以外にないから、事情は同じである。

では犯罪行為についての非難のターゲットはどの段階にあるのか。コアアフェクトか。それとも感情カテゴリーか。感情カテゴリーは主体によって「つくられた」ものだから、責任減免の理由にはなりえないというのがバレットの主張だが、コアアフェクトもまた主体によって「つくられた」ものではないのか。もちろん主体はコアアフェクトを「つくった」という自覚はないが、感情カテゴリーについても「つくった」という自覚はない。それぞれの「つくり方」は、脳科学的には異なると思われるが、それは非難のターゲットになる・ならないとは別次元の話である。

本稿の冒頭、「主体的に今日ある人格を築いてきた」という判決書の表現[1]をオカルトであると筆者は考えていたと記した。裁判所が言うところの「主体」については、我が国の刑法学の歴史的権威による記載がある（団藤 1988[11])：

> ……人格も、素質・環境による重大な制約を受けながら、主体的に形成されて来たものである。われわれの人格は、ある程度までは、自分じしんの主体的な努力によって形成して行くことのできるものである。(中略) 行為者が性格学的な人格に対して主体的になにかをすることができた範囲で、人格形成における人格態度に対して行為者に非難を加えることができるのである。

「主体」とは脳科学的には何を指すのか。それは難問であり、将来においても解明されうるか否かさえ明らかでないが、現実社会の法は、脳科学の進歩を待たずに、あるいは脳科学とは全く別次元に、「主体」を定める必要がある。主体が定められなければ犯罪を非難できないし、犯罪者に刑罰を科すこともできない。"Emotions are made by us." というバレットの命題はおそらく正しい。そしてこれによってバレットは重要な問いの数々を投げかけた。だが "us" すなわち「主体」の、そして "made" のさらに具体的かつ精密な追究なしには責任論には接近できない。科学と法のギャップはしばしば指摘されるところで、それは互いの無理解に基づくことが大部分であるが、両者の理解が進み極限まで接近したとき、それでもまだ残るギャップがあるとしたら、それは科学と法それぞれの本質をえぐり出すものになるであろう。「主体」をめぐって科学と法が真に接近し対話するためには、それぞれが「主体」の概念をより明確化するまで待たねばならない。

文献

[1] 大阪地裁. (2003). 平成15年8月28日判決.
[2] 岡江晃. (2013). 宅間守精神鑑定書. 東京: 亜紀書房.
[3] Barrett, L. F. (2017). How Emotions Are Made: The Secret Life of the Brain. New York: Houghton Mifflin Harcourt. (高橋洋訳. 2019. 情動はこうしてつくられる―脳の隠れた働きと構成主義的情動理

論. 東京: 紀伊國屋書店.)
[4] 井田良. (2018). 入門刑法学 総論 第2版. 東京: 有斐閣.
[5] 法曹会編. (1937). 傷害被告事件竝附帯私訴[昭和6年(れ)第1305号 同年12月3日第一刑事部判決 棄却] 大審院判決. 大審院刑事判例集. 第10巻. 東京: 法曹会, 682.
[6] 村松太郎, 下村雄太郎, 渡邉亮, 新井里沙, 狩野祐人, 前田貴記. (2021). 幻聴と責任能力をめぐる一考察. 慶應司法精神医学論文集. (https://muramatsu81.wixsite.com/keioforensicpsychiat/%E5%B9%BB%E8%81%B4%E3%81%A8%E8%B2%AC%E4%BB%BB%E8%83%BD%E5%8A%9B)
[7] 大阪地裁. (2007). 平成19年2月28日判決.
[8] 1審：大阪地裁. 令和3年8月10日判決(懲役12年); 2審：大阪高裁. 令和5年3月20日判決(心神喪失, 無罪).
[9] 林美月子. (2008). "情動行為の責任能力判断", 中谷陽二, 丸山雅夫, 山本輝之, 五十嵐禎人, 柑本美和編. 精神科医療と法. 東京: 弘文堂, 23-44.
[10] Huber, G. and Gross, G. (1977). Wahn. Stuttgart: Ferdinand Enke Verlag.
[11] 団藤重光. (1988). 刑法綱要総論 改訂版 (増補). 東京: 創文社.

心理構成主義的感情理論から見た心理療法
——認知行動療法の立場から

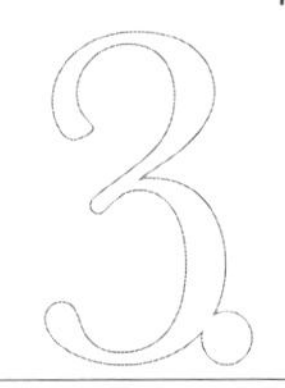

KUNISATO Yoshihiko
国里愛彦

本節では、バレットの心理構成主義的感情理論（Barrett 2017=2019[1]）が、どのように認知行動療法の捉え方や実践を変える可能性があるのか、認知行動療法もしくは心理療法からどのように理論への貢献が可能かについて論じる。認知行動療法とは、行動的技法と認知的技法を組み合わせて用いることで、クライエントの症状や問題の改善を目指す技法の体系である（佐々木 2021[2]）。行動科学や認知科学などで得られた知見に基づいて、複数の介入技法が開発され、それらをまとめてパッケージ化したものが認知行動療法であるといえる。認知行動療法は基礎研究の臨床応用領域という位置づけになるため、心理構成主義的感情理論などの新しい理論が提唱された場合には、それをどのように臨床実践に組み込むのか検討することになる。また、基礎から応用への方向だけでなく、応用領域で行われていることを基礎研究領域で精査するということもある。例えば、臨床で古くから行われてきた認知再構成を実験的に精査することで、感情制御モデルとして理論化されている（Gross 1998[3]）。そのため、臨床への応用だけでなく、応用からの理論への貢献を検討する双方向の関係性が重要になる。

I

認知行動療法における感情の扱い

認知行動療法では、心理的な問題を、認知、感情、行動、身体に分けた上で、それらの悪循環から理解を試みる。突然に動悸、めまい、呼吸困難、吐き気などのパニック発作が生じるパニック症を例に考えよう。パニック症の認知行動モデルでは、過去にパニック発作を経験した場所（例 急行電車など）において、予期不安が生じ、その状況や身体への脅威の知覚が不安を高め、不安が身体感覚を高め、その身体感覚を破局的に解釈し、さらに脅威の知覚を高めるという悪循環を想定している（Clark 1986[4]）。また、このような状況を避けるために回避行動がとられ、それによって問題が維持される。このように、認知、感情、行動、身体を分けて問題をモデル化し（ケースフォーミュレーション）、それをクライエントと共有した上で心理的介入を行う。

一般的に、精神障害ごとに発展した第2世代の認知行動モデルにおける感情の扱いは、基本感情説に基づいていることが多い。例えば、厚生労働省のウェブサイトにおいて配布されている「パニック障害（パニック症）の認知行動療法マニュアル」（関・清水 2016[5]）では、基本感情説に沿った認知行動モデルの説明が採用されている。また、このマニュアルでは、バレットによって批判されている大脳辺縁系を爬虫類脳とするマクリーンの三位一体説を採用している。実際の臨床場面での心理教育でも、三位一体説を用いることは多いだろう。上記のパニック症の場合は、過去にパニック発作を経験した状況や身体感覚などの刺激に対して、原始的な古い脳である扁桃体が反応して、恐怖感情が生起し、回避行動などの行動を生じさせるという説明をすることになる。

もちろん、認知行動療法には様々な立場があり、すべての認知行動モデルが基本感情説を採用しているわけではない。例えば、うつや不安に対する統合的な心理的介入法である統一プロトコルでは（Barlow and Farchione 2017=2020[6]）、感情障害をポジティブ・アフェクトとネガティブ・アフェクトからモデル化しており、基本感情説ではなく次元説に立っていると考えられる。認知行動療法研究の第一人者であるホフマンは、認知行動療法の基盤となる感情科学を整理し、基本感情説と次元説（コアアフェクト）について説明している（Hofmann 2016=2018[7]）。しかし、ホフマンは基本感情説も次元説も感情経験の複雑さを扱えてないと評価しており[7]、コアアフェクトは考慮しているが心理構成主義には深く触れていない。このように、現状において、バレットの心理構成主義的感情理論は明確に認知行動療法の中に位置づけられてはいないだろう。

II

心理構成主義的感情理論から認知行動療法へ

1
バレットの心理構成主義的感情理論

心理構成主義的感情理論では、本質主義に基づく感情研究を批判している[1]。本質主義では、感情について特定の脳部位などの実体を想定するが、心理構成主義的感情理論ではどの脳部位かではなく、神経回路上でどのように生成されるのかを問う[1]。そして、不安やうつに関わる特定の脳部位があるというわけでなく、さらには両者が明確に区分可能なカテゴリーに分かれているわけでもないことを指摘する。精神医学においては背後に隠された本質を探索する聖杯伝説が生じやすいとの村井の指摘があるが（村井 2014[8]）、感情研究にも聖杯伝説は生じやすい。バレットの批判するマクリーンの三位一体説もその現れの1つであるだろう。認知行動療法においても、理性を司る新皮質が辺縁系などの古い脳を制御するという図式を用いることは多く、マクリーンの三位一体説に基づいた認知行動モデルについては再検討が必要かもしれない。

心理構成主義的感情理論では、身体が望ましい状態になるように脳は絶えず身体内外から受け取る感覚入力を予測し、コアアフェクトの変化は内受容感覚の予測によってもたらされるとされる[1]。さらに、脳は身体内外の予測と過去の経験を用いて、分散化したシミュレーション(概念のインスタンス)を行って、最も適合したシミュレーションを採択することで、それが感情経験となる。このように、バレットの理論は、自由エネルギー原理に基づく感情理解(Seth and Friston 2016[9])に沿ったものである。感情が刺激に対して受動的に反応する生物学的実体ではなく、複数の脳内プロセスを経た能動的予測から生成されるものと捉えているといえる。このような感情の理解は、認知行動療法において用いられてきた刺激と反応の関係から感情を捉えるあり方とは異なる。

心理構成主義的感情理論によって認知行動療法における精神障害理解も変わるだろう。パニック症を例に考えてみよう。まず、パニック症で生じる不安は、過去にパニック発作を経験した状況などの刺激によって、扁桃体などの古い脳が自動的に反応したものとしているが、以下のように変わるかもしれない。過去にパニック発作を経験した場所の知覚から身体の変化が生じ、それは内受容感覚を変化させ、脳の内受容感覚の予測と予測誤差が発生し、内受容感覚の変化が知覚される。場所についての予測と内受容感覚の予測から行われるシミュレーションと過去の類似状況の突き合わせの結果、不安とされるインスタンスが選択される。このようにパニック症の不安を内在する実体ではなく、脳の予測プロセスから生成されたものと考える。

パニック症の認知行動モデルでは、不安、身体、認知、行動が分離したものとして整理され、それらの影響関係について検討する。しかし、心理構成主義では、これらは分離したものではなく、身体、認知、行動は脳が身体内外の予測をしている同一のプロセスと捉えられるかもしれない。さらに、感情は、これらの予測プロセスの中で経験されるものであり、身体や認知と不可分の関係にあるだろう。バレットは、不安症は外界に起因する予測誤差が過剰に受け入れられることで、多くの予測が失敗に終わり、次に何が起こるのかわからなくなった状態と仮説を立てている[1]。このように脳の予測と予測誤差からパニック症を理解できるかもしれない。

心理構成主義的感情理論によって、パニック症以外の精神障害の理解も異なってくる。バレットは、抑うつでは予測が重視され、予測誤差が軽視されるので、過去にとらわれると述べている[1]。脳による予測の観点から論じた類似のうつ病のモデルとして、うつ病のベイズ推論モデルがある（Stephan et al. 2016[10]）。ステファンらは、うつ病においては、内受容感覚関連脳領域に問題があり、変化する環境に対する内受容感覚の予測誤差への感度が低くなり、予測誤差が低下しない状態が続くとする。そして、これは疲労につながり、この状態が続くことで、メタ認知的な自覚（セルフ・エフィカシー）の低下が生じ、うつ病につながるとしている。バレットの心理構成主義に限らず、脳による予測プロセスの観点を用いることで、これまでとは異なった観点から精神障害の理解を深めたり、理解のための統一的なフレームワークを手に入れられる。

このようにバレットの心理構成主義的感情理論によって認知行動モデルによる精神障害理解をアップデートできる可能性があるとともに、介入方法についても示唆を得ることができる可能性がある。バレットの心理構成主義的感情理論からは様々な示唆があり得るが、以下では身体予算管理と感情粒度から認知行動療法への示唆を整理する。

2
身体予算管理と認知行動療法

バレットは脳がこれから生じるであろう身体内外の環境変化に対応するために予測して、身体のエネルギーバランスを調整することを「身体予算管理（body budgeting）」と呼ぶ[1]。私達が身体を動かす際にはエネルギーの消費が行われ、その予定される行動に合わせてエネルギーの補給や準備がなされる。このような内外の環境変化を予測して調節することをアロスタシスと呼ぶ。私達の家計のやりくりと同じ様に、身体もエネルギーの収入と支出をやりくりしている様子をバレットは身体予算管理と呼んでおり、直感的に理解しやすい。私達の脳は常時この身体予算管理のために予測を行っており、内受容感覚の予測や予測誤差の処理を通してコアアフェクトが生じる。

心理構成主義的感情理論は、脳の身体に対する予測的制御に基づいた感情理論であり、これまでの感情理論とは異なった視点から感情調整方略を考えることができる。バレットは、精神障害は身体予算のバランスの乱れとそれに対処するために抑制が効かなくなってしまった炎症性サイトカインに起因するとする[1]。そのため、感情の問題が生じた場合は、心ではなく身体予算のバランスを整える必要がある。バレットは、健康的な食事、定期的な運動、十分な睡眠、マッサージやヨガなどの炎症性サイトカインを低下させる活動、場所や状況を変えるなどの工夫を具体的に挙げている。一般的な健康に関わるアドバイスにも見えるが、身体管理予算の観点から統一的に説明ができている。

認知行動療法で行われていることには、身体予算管理に関わるものもある。例えば、うつ病の認知行動療法で用いられる行動活性化は、うつ病によって回避的な生活になっている状況に活動をスケジュール化することで身体予算のバランスを整えている可能性がある。また、不眠への認知行動療法なども、睡眠を改善することが身体予算のバランスを整えるのに寄与しているだろう。身体予算管理につながるような身体への働きかけは、マインドフルネスを含んだ第3世代の認知行動療法の特徴といえる。脳の身体に対する予測的制御や身体予算管理の観点から認知行動療法を再検討することで、新たな視点から作用メカニズムを明らかにできるかもしれない。

身体予算管理の観点は、認知行動療法に限定されるものではなく、広く心理療法に関係するだろう。原田らは、自由エネルギー原理とニューロサイコアナリシスと神田橋の『心身養生のコツ』との見解の重なりを整理して論じている(原田ら2023[11])。精神分析をベースとしながらも当事者が養生する際のコツに関する神田橋の思索は、「からだ」を重視するものである。神田橋の『心身養生のコツ』は、自由エネルギー原理を媒介して、バレットの身体予算管理の考えにもつながる可能性がある。このように自由エネルギー原理や身体予算管理の観点から様々な心理療法や当事者の取り組みの間の相違点を検討することは、統合的な視点の提供とともに、それぞれの特徴も明確にするだろう。

3

感情粒度と認知行動療法

バレットは、身体予算管理において、感情経験を表現する概念のきめ細やかさを表す感情粒度（emotional granularity）が重要であるとした[1]。感情の経験は、コアアフェクトと過去の経験を用いたシミュレーションから生成されるが、シミュレーション時に用いる概念によって感情粒度が異なってくる。もし、「良い気分」と「ひどい気分」の2つの感情概念しかもってない人の場合、身体予算管理はずいぶんとどんぶり勘定になってしまう[1]。一方で、きめ細やかな感情概念をもっている人の場合、身体に関する予測も緻密になり、もっとも適合した感情経験をすることになる。認知行動療法では、クライエントに「抑うつ」や「不安」を弁別した上で、その強度を尋ねる。しかし、バレットが指摘するように、抑うつと不安を明確に区分できている者もいれば、区分が曖昧な者もいる[1]。

感情粒度は身体予算管理に影響することから、感情粒度の粗さは精神障害とも関係するとされる。例えば、うつ病（Demiralp et al. 2012[12]）、社交不安症（Kashdan and Farmer 2014[13]）、自閉スペクトラム症（Erbas et al. 2013[14]）、ボーダーラインパーソナリティ症（Zaki et al. 2013[15]）、統合失調症（Kring et al. 2003[16]）において、ネガティブ感情についての感情粒度の粗さが指摘されている。感情粒度の粗さが、身体に関する予測の粗さにつながり、結果として身体予算管理がうまく機能しなくなる可能性がある。これまで身につけてきた感情概念が精神障害の発症や維持に影響するかもしれない。

感情粒度が粗いことが問題であれば、感情粒度をきめ細やかにする方法は、認知行動療法の介入法として利用できるかもしれない。例えば、Kircanski et al.（2012[17]）は、クモ恐怖のある者がエクスポージャーする際に、①感情をラベルづけする（例「クモが飛びかかってきそうで不安」）、②認知的再評価をする（例「こんな小さいクモは危険じゃない」）、③気晴らしをする（例「部屋に大きなテレビがある」）、④特に教示をしない、の4つの群に分けてその効果を検討した。その結果、感情をラベルづけした群だけ、皮膚コンダクタンス反応が低下した。感情をラベルづけできるだけでも、感情調整に良い効果が生じる。認知行動療法や治療的なコミュニケーションにおいて、クライエントに感情の言語化を促すことがあるが、感情粒度を細かくする取り組みといえるかもしれない。また、認知行動療法の前提となる対話スキルの中に、感情の認識スキルがあり（堀越 2015[18]）、クライエントだけでなく心理療法を行うセラピストにも必要とされる。認知行動療法の実践において、心理構成主義の観点から、感情の認識スキルを高める方法を検討する必要があるかもしれない。

精神的な苦悩を長引かせないためにも感情概念を発達させて、感情粒度をきめ細やかにする必要がある。新たな感情概念を得る方法として、バレットは、新しい経験をすること、感情概念を表す新しい言葉を学ぶこと（外国語学習を通して新たな感情概念を知ることも多い）、概念を組み合わせたり、状況にあった感情概念を探すなどを挙げている[1]。感情概念は、言語や文化によって形成されるため、日本文化に合わせた感情概念についても明らかにしておくことが重要かもしれない。菅原らは、日本語のポジティブ感情概念を網羅的に調べて、その階層構造を検討している（菅原ら 2018[19]）。感情概念の文化比較を含め、日本の文化を踏まえた感情概念の検討も今後の課題といえる。

III

心理療法から心理構成主義的感情理論へ

最後に、認知行動療法に限定せず広く心理療法の観点から、心理構成主義的感情理論への臨床からの貢献について論じる。

心理構成主義的感情理論から認知行動療法の作用メカニズムや新たな介入法を検討することもできるが、心理療法の実践で生じていることから心理構成主義的感情理論に貢献できる可能性もある。身体予算管理において、自由エネルギー原理とニューロサイコアナリシスと神田橋の『心身養生のコツ』の関連についての原田らの論考[11]を紹介した。このように自由エネルギー原理の枠組みは、臨床実践を通じて得られた知見や知恵と最新の感情科学や神経科学研究が交差する場所になりつつある。まだ科学的な検討がなされていない臨床家の知恵を検討し、それを理論に組み込んだり参照することで、心理構成主義的感情理論で扱う感情概念がより豊穣なものになるかもしれない。

心理構成主義的感情理論の応用や理論の精緻化において、認知行動療法を含む心理療法で用いられる単一事例研究法も有用であるかもしれない。身体予算管理やコアアフェクトに関しては多くの者で共通するプロセスを経ると考えられるが、そこから感情のカテゴリー化は個別性が高くなる。心理学では集団の平均値で議論することも多いが、感情経験の個別性を考慮すると、ある個人から複数の指標について反復してデータ収集する単一事例研究のような手法を用いることで理論の精緻化に貢献できるかもしれない。感情概念の形成については、自由エネルギー原理に基づく能動的推論モデルを用いたシミュレーションも行われている(Smith et al. 2019[20])。個人から反復かつ精密に測定されたデータと計算論的モデルを用いたシミュレーションを組み合わせた研究法などの工夫を通して、さらに心理構成主義的感情理論を磨くことが期待される。

文献

[1] Barrett, L. F. (2017). How Emotions Are Made: The Secret Life of the Brain. New York: Houghton Mifflin Harcourt. (高橋洋訳. 2019. 情動はこうしてつくられる―脳の隠れた働きと構成主義的情動理論. 東京: 紀伊國屋書店.)

[2] 佐々木美保. (2021). "認知行動療法", 子安増生, 丹野義彦, 箱田裕司監修. 現代心理学辞典. 東京: 有斐閣, 596-597.

[3] Gross, J. J. (1998). The emerging field of emotion regulation: An integrative review. Review of General Psychology 2(3): 271-299.

[4] Clark, D. M. (1986). A cognitive approach to panic. Behaviour Research and Therapy 24(4): 461-470.

[5] 関陽一, 清水栄司. (2016). パニック障害(パニック症)の認知行動療法マニュアル. 不安症研究 7(Special_issue): 94-154.

[6] Barlow, D. H. and Farchione, T. (2017). Applications of the Unified Protocol for Transdiagnostic Treatment of Emotional Disorders. Oxford: Oxford University Press. (伊藤正哉, 堀越勝監訳. 2020. 不安とうつの統一プロトコル―診断を越えた認知行動療法 臨床応用編.

東京: 診断と治療社.)
[7] Hofmann, S. G. (2016). Emotion in Therapy: From Science to Practice. New York: Guilford Press. (有光興記監訳. 2018. 心の治療における感情—科学から臨床実践へ. 京都: 北大路書房.)
[8] 村井俊哉. (2014). 精神医学の実在と虚構. 東京: 日本評論社.
[9] Seth, A. K. and Friston, K. J. (2016). Active Interoceptive Inference and the Emotional Brain. Philosophical Transactions of the Royal Society B: Biological Sciences 371 (1708): 20160007.
[10] Stephan, K. E., Manjaly, Z. M., Mathys, C. D., Weber, L. A. E., Paliwal, S., Gard, T., Tittgemeyer, M., Fleming, S. M., Haker, H., Seth, A. K. and Petzschner, F. H. (2016). Allostatic Self-efficacy: A Metacognitive Theory of Dyshomeostasis-Induced Fatigue and Depression. Frontiers in Human Neuroscience 10: 550.
[11] 原田誠一, 神田橋條治, 岸本寛史. (2023). 意識, ニューロサイコアナリシス, いのち・病・養生(神田橋). 精神療法 49 (5): 679-688.
[12] Demiralp, E., Thompson, R. J., Mata, J., Jaeggi, S. M., Buschkuehl, M., Barrett, L. F., Ellsworth, P. C., Demiralp, M., Hernandez-Garcia, L., Deldin, P. J., Gotlib, I. H. and Jonides, J. (2012). Feeling blue or turquoise? Emotional differentiation in major depressive disorder. Psychological Science 23 (11): 1410-1416.
[13] Kashdan, T. B. and Farmer, A. S. (2014). Differentiating emotions across contexts: comparing adults with and without social anxiety disorder using random, social interaction, and daily experience sampling. Emotion 14 (3): 629-638.
[14] Erbas, Y., Ceulemans, E., Boonen, J., Noens, I. and Kuppens, P. (2013). Emotion differentiation in autism spectrum disorder. Research in Autism Spectrum Disorders 7 (10): 1221-1227.
[15] Zaki, L. F., Coifman, K. G., Rafaeli, E., Berenson, K. R. and Downey, G. (2013). Emotion differentiation as a protective factor against nonsuicidal self-injury in borderline personality disorder. Behavior Therapy 44 (3): 529-540.
[16] Kring, A. M., Barrett, L. F. and Gard, D. E. (2003). On the broad applicability of the affective circumplex: representations of affective knowledge among schizophrenia patients. Psychological Science 14 (3): 207-214.
[17] Kircanski, K., Lieberman, M. D. and Craske, M. G. (2012). Feelings into words: contributions of language to exposure therapy. Psychological Science 23 (10): 1086-1091.

[18] 堀越勝. (2015). ケアする人の対話スキルABCD. 東京: 日本看護協会出版会.
[19] 菅原大地, 武藤世良, 杉江征. (2018). ポジティブ感情概念の構造. 心理学研究 89 (5): 479-489.
[20] Smith, R., Parr, T. and Friston, K. J. (2019). Simulating emotions: An active inference model of emotional state inference and emotion concept learning. Frontiers in Psychology 10: 2844.

感覚刺激から感情がつくられるまでに何が起こっているのだろうか
——精神分析の立場から

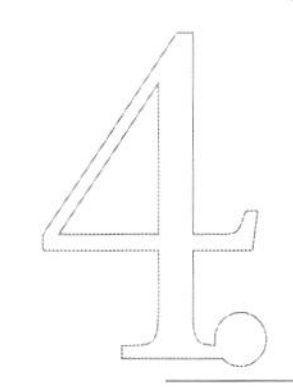

SHIWAKU Senchō
塩飽千丁

I

はじめに

本章ではバレットの構成主義的感情理論（Barrett 2017=2019[1]）と精神分析の感情理論とを比較する。

バレットは精神分析の創始者であるフロイトを、彼が理性による感情の飼い慣らしを推奨する伝統のなかにいるという理由で論敵のひとりに加えている。しかしフロイトはその伝統のなかにはいない。筆者のみたところ、バレットとフロイトは対立しているどころか説明の原理の一部を共有している。たしかにフロイトの感情に関する理論に欠点がないわけではない。しかしフロイト以後の精神分析の理論家のなかには、バレットと同じように感情は「つくられる」と考えている者もいる。これからいくつかの論点を整理しながら、バレットと精神分析の細かな概念を見比べていきたい。

II

バレットの主張の要約

他の章でも行われていることだが、まずは筆者なりにバレットの主張を要約してみたい。

彼女の主張は、彼女が論敵とみなしている立場と比べるとわかりやすい。彼女が古典的感情理論と呼ぶ立場だ。その古典的感情理論によれば、人間には生まれながらにひとそろいの感情が先天的に組み込まれていて、それらを識別する能力も誰にでも備わっている。他人の感情表現の知覚および背後の感情の推論についても、それが何であるかわかるように人間はできあがっており、あとは教育の努力がそれを顕在化するのに成功するか失敗するかの問題しかない。古典的感情理論を手厳しく批判する彼女は、そのような感情理論は喧伝された神話であって、それが世界中の常識となっているのは古典主義者たちがこれまで大きな影響力をもってきたからにすぎない、という。この古典主義者の列のなかにフロイトも並べられてしまっている。

バレットのような構成主義者の立場からすると、感情とは、脳が一定の感覚刺激を受けとり、その後の出来事の予測とそのエラーの修正の繰り返しによってつくり出される意味である。脳によってつくり出される意味としての感情は、一定の文化のなかの有用性（役にたつかたたないか）の論理にしたがって積み重ねられてきており、文化の多様性の数だけ細部の異なる感情の概念が存在する。人間の脳は学習するプロセスのなかで自文化の感情の概念にアクセスすることはできるが、決して普遍的な感情を発見するわけではない。もちろん感情とその身体的表現が一対一対応で合致するような指標なども存在しない。目の前に生起し続ける現実に対する「統計的学習の並外れた能力」（Barrett 2017=2019: 162[1]）をもつ脳が、ある程度文化的に類型化された感情の概念、つまり言語を参照しつつ、その都度の予測に感情を調整しながらつくりあげるのだ。脳は一定のプロセスのなかで情報としての感覚刺激の意味づけの最適化を行っており、無駄を削ぎ落とし、起こりうる可能性の高い事態を予測し、与えられた情報にそぐう妥当な感情をつくり出している。
古典的感情理論と構成主義的感情理論の違いを対比して説明するとこうなる。

III

快・不快という例外的な感情

ここからは大まかな対比ではみえてこない細かい論点をみていきたい。最初に注目したいバレットの興味深い論点がある。

> 幸福や怒りなどの感情は普遍的ではないとしても、快や不快は普遍的であり、人生のあらゆる瞬間を通じて川のように流れている。(Barrett 2017=2019: 104[1])

バレットにとって快と不快は、脳によってつくり出された感情ではなく、生まれてから死ぬまでつねにすでに「川のように流れている」例外的な感情なのだ。脳にできるのはただそれらを感知するだけだ。「川のように流れている」という比喩は巧みである。
この快と不快を彼女は「気分(affect)」とも言い換えているが、ここでは議論をシンプルにするため例外的な感情としておきたい。彼女の理論のなかでこの快と不快が例外的な感情である理由は、それらが身体の内側からやってくる感覚に根ざしているからである。身体の内側からやってくるその感覚刺激は「内受容(感覚)」で説明される。

> 単純な快や不快の感情は、「内受容」と呼ばれる体内の継続的なプロセスに由来する。内受容とは、体内の器官や組織、血中ホルモン、免疫系から発せられるあらゆる感覚情報の脳による表象を意味する。(Barrett 2017=2019: 104[1])

「内受容」は、外的世界へと開かれている感覚器官からとり入れられる刺激との対比で「内」という接頭辞がつけられている。引用中の「表象」という言葉については、訳者である高橋によって次のような補足がつけ足される。「representationの訳。感覚刺激をもとに脳によって、身体や外界の事象の代理として形成される心的事象を指す」(Barrett 2017=2019: 104[1])と。もちろん人間には「体内の器官や組織、血中ホルモン、免疫系から発せられるあらゆる感覚情報」を意識することはできない。しかし脳がそれを「表象」に形成し直しているおかげで、わたしたちは快と不快のあいだの「基本的な感情のスペクトル」(Barrett 2017=2019: 105[1])を、「川のように流れる」単純な感情のあわいを感知し続けている、ということになる。

バレットは「内受容」を、快と不快という例外的な感情の産みの親とするだけではなく、喜怒哀楽などの複雑な感情の主たる構成要素でもあると議論を進める。「内受容」は、外的世界から与えられる情報をノイズか意味のあるものかにふりわけるときの重要な指針の役割も果たしているのだ。そして同時に感情のなかに折り込まれてもいる。それは解剖学的事実なのだとバレットはいう。そのうえで彼女は次の問いにたどり着く。

> では、内受容刺激はいかにして感情になるのか？ なぜ私たちは、感覚刺激(実際には予測)を、身体的な徴候、世界の知覚、単純な感情〔つまり、快と不快〕、あるいはときに〔喜怒哀楽などの複雑な〕感情などとして、実にさまざまな様態で経験するのか？[1] (Barrett 2017=2019: 144[1])

実はこの論点は、彼女が知らず知らずのうちに足を踏み入れているフロイトの理論でもある。「内受容」のプロセスの結果として感じられ続けている快と不快は、百年前にフロイトが精神分析の土台においたものでもあるのだ。もちろんフロイトが参照していた当時の脳神経科学では「内受容」という言葉こそなかったわけだが、フロイトが快と不快においた強調点は、バレットの議論と重なっている。ではそのフロイトの快と不快の理論を確認してみよう。

1 〔 〕内は筆者補足。以下同様。

IV

フロイトの最早期発達論における不快

フロイトは1911年の「心的生起の二原理に関する定式」のなかで、快と不快は人間が自らの身体と出会うときの最初の、そして直接与えられている情報であり、その後の人生の羅針盤になると考えた。彼は、少なくともこの論文のなかでは脳の解剖学的見地を参照せずに、乳児の感覚経験をまるで顕微鏡でのぞくかのように拡大してみせる。

いわく、乳児は外的世界から感覚刺激を受けとる前に身体内部の出来事と出会っている、より正確にいえば、内と外との区別がない段階でさまざまな感覚刺激におそわれている。フロイトの最早期発達論が出発点におくのは「刺激の増大」(フロイト 2009: 262[2])である。この「刺激の増大」がフロイトの考える不快の雛形なのだ。多くの場合この「刺激の増大」は緩和し、新生児にとって不快が快に変わるときがおとずれる。つまり、外的世界から乳児の口のなかに栄養となる物体や液体が放り込まれるときである[2]。しかし「刺激の増大」は即座に緩和するわけではなく、しばらく先延ばしされる。そのときなんとかその「刺激の増大」に対処しなければならないが、それが乳児の泣き喚きである。フロイトはそれを「運動による放散」(フロイト 2009: 262[2])と呼ぶ。その後乳児の「心的装置」は現実を修正したり回避したりしながら、自らを現実に適合させつつ、知覚と協力しながら外的世界への注意や記憶の機能を獲得していく。

補足しておかなければならないのだが、このフロイトの「刺激の増大」としての不快やそれの「運動による放散」は、乳児のときにだけ存在していてその後消えてしまうようなものではない。それらは形を変えて生まれてから死ぬまで「心的装置」の土台として作用し続ける。外の現実と心の

2　精神分析では典型例として空腹の際に感じられる「刺激の増大」を考えるが、実際は、もともとfragileな感覚部位をもっていることもあるだろうし、さまざまな「刺激の増大」があるはずである。

現実を区別しつつ、不快を避け快を求めるという「心的装置」の土台であり続けるのだ。フロイトの最早期発達論は、大人の意識や行動の発生論と同じ説明原理をもっている[3]。

V

フロイトの経済論とバレットの経済論

「刺激の増大」とそれへの対応をせまられる「心的装置」の理論は、「快や不快の感情は、『内受容』と呼ばれる体内の継続的なプロセスに由来する」というバレットの発言と重なる。一言でいうと、バレットもフロイトも感情の指針や基盤に快と不快を前提としている。

さらにフロイトとバレットを比較することでわかるのは、「内受容」のプロセスの結果感じられているものは、快よりも不快のほうがより重要な価値をもつということである。フロイトによれば、乳児の脳あるいは「心的装置」は不快を感知すると「運動による放散」などを用いて対処しなければならないし、大人であれば、なんらかの行動を起こすことによって現実に対処しなければならないからだ。

ただしフロイトは不快を感情の一部に加えられてはおらず、あくまで「(感覚)刺激の増大」とだけ言っていることに注意しなければならない。彼のいう「刺激の増大」はいまだ感覚の領域の強度であって感情ではない[4]。

では乳児であれ大人であれ、「心的装置」のなかでこの「刺激の増大」としての不快はどのように感情に変容するか。これはバレットの問いをフロイトに向けたものである。しかし残念ながら、フロイトの著作のなかに、この問いに対する満足のいく答えをみつけることはできない。しばしば批

---

3 これは快原理の現実原理による置き換えと呼ばれる。新生児の心的装置はまず快原理にのみしたがう。その後現実原理にもしたがうが、現実原理はあくまで充足(=快)の先送りなので、人間は先送りされる快原理にしたがわざるをえない、というのがフロイトの説明である。

4 フロイト以後の精神分析では、不快は即座に怒りや攻撃性と同一視される傾向がある。

判されることでもあるのだが、「刺激の増大」は一定の法則にしたがったなんらかのエネルギー量の移動の結果とみなされ、フロイトが名づけたところの経済論で説明される。すなわち、「心的装置」のなかには移動可能な物質（液体のようなものと考えるとわかりやすい）が存在しており、それが質量保存の法則とエネルギー消費の節約という法則にしたがいながら分配され、身体のとある場所に「備給」されたときは身体の内側の「（感覚）刺激の増大」となり、ある表象に「備給」され「拘束」されたときはその表象に対する愛や憎しみに変わる。しかし、エネルギーの移動が感情として現れる理由がフロイトにあってはよくわからないままなのだ。

この不明瞭さを最初に指摘したのは哲学者のポール・リクールである。リクールいわく、フロイトの理論的著作はその全年代を通して、エネルギーの移動に関する物理学的説明と、ひとりの人間の感情や行為の歴史の謎を解き明かす解釈学的理解とが無理矢理合成されている。エネルギーがある場所に送り込まれたり引き上げられたりすることと、誰かを好きになったりその人を憎んだりすることがなぜ同じことだといえるのか、フロイトはその問いに答えられないのだとリクールはいう（リクール1982[3]）。

エネルギーの増減がなぜ感情になるといえるのか。フロイトの弱点をついたリクールのこの問いは、先に見たバレットが自分に向けている問い、「内受容刺激はいかにして感情になるのか？」と重なる。バレットはどう答えているのだろうか。なんとバレットも、フロイトの経済論と似たような仕方でこの問いに答えている。バレットの考えでは、「内受容」は脳内にネットワークを張り巡らしており、そのなかの「身体予算管理領域」でエネルギーが見積もられているようなのだ。彼女の説明をみてみよう。

> 脳はつねに、身体の予算を立てるかのごとく、身体のエネルギー需要を予測しなければならない。そのために、企業が会社全体の予算運用のバランスを保つべく、預金や引き出し、あるいは口座間での資金の移動を管理する経理課を設置しているように、脳は身体の予算管理の責任を負う神経回路を設置している。この神経回路は、内受容ネットワーク内に存在する。かくして身体予算管理領域は、過去の経験を

指針として予測を行い、無事に生きていくのに必要な資源の量を見積もるのだ。なぜそれが感情と関係するのか？なぜなら、人間の感情の拠点とされている脳領域はすべて、内受容ネットワーク内の身体予算管理領域でもあるからだ。(Barrett 2017=2019: 120-122[1])

この議論をみるとバレットはあくまで脳神経科学者であることがよくわかるが、この「身体予算管理領域」に課せられている仕事は、フロイトの「心的装置」に課せられている仕事とほとんど同じではないだろうか。これはバレット流の経済論とでもいえるのではないか。一方のバレットの「身体予算管理領域」が資源とするエネルギーは体内の環境（コルチゾールの分泌やグルコースの代謝など）を効率的に働かせるために必要なエネルギーで、他方のフロイトの「心的装置」が資源とするエネルギーは心を他者との関係のなかで働かせるために必要なエネルギーだ、という違いはある。しかし「身体予算管理領域」も「心的装置」も、エネルギーの節約（あるいは使用の効率化）の法則にしたがっている点と、エネルギーの移動が感情の発生に関わっている点で同じだともいえる[5]。

ただし本章の議論にそって考えると次の違いは大きい。フロイトは「心的装置」のなかで身体に接するある場所でエネルギー量が増えること、すなわち「刺激の増大」を不快と同一視していた。しかしバレットは、「内受容」のプロセスの結果である不快をエネルギー量の増加と考えているわけではない。「内受容ネットワーク」内にある「身体予算管理領域」はあくまで（感情を含めた）現実を構築するための予測を行っているにすぎない。

バレットの理論では、脳のなかで感覚刺激から感情がつくられるまでの間、一定の予測に応じた「身体のエネルギー」の予算管理が行われているだけではなく、別のプロセスもさしはさまれている。それはフロイトが考

5　筆者は科学史に詳しくないが、フロイトの経済論とバレットの経済論が同じ原理を共有している理由は、両者がともに「無意識的推論」の提唱者であるヘルマン・フォン・ヘルムホルツ（1821-1894）のエネルギー論を前提にしているからともいえる。つまり精神分析と認知神経科学は同じ幹から枝分かれした学である、と考えることができる。この点は編集過程においてご指摘していただいた。

えていなかったプロセスである。どのようなプロセスか。

VI

感情の構成プロセスにおける概念の役割

それは概念が関与してくるプロセスである。順不同だが次のバレットの三つの言葉からその答えがはっきりとわかる。

> 人は概念を用いて分類し、内受容刺激や五感から意味を作り出している。(Barrett 2017=2019: 149[1])

> 感情は意味である。(Barrett 2017=2019: 212[1])

> 意味の生成とは、与えられた情報〔つまり、内受容刺激や五感からの刺激〕を超えることである。心臓の鼓動の高まりは、走れるよう十分な酸素を手足に供給するなど、〔身体予算管理領域で行われる〕身体的な機能を持つ。それに対して〔概念による〕分類は、自文化のもとで理解されている意味や機能を付け加えることで、身体機能を幸福や怖れなどの感情的な経験に変える。不快な感情価を帯びた気分や高い覚醒状態を経験すると、脳は、それをどのように分類するかに応じてそこから意味を生成する。(Barrett 2017=2019: 211-212[1])

意味としての感情は、「川のように流れている」快や不快、そして五感を通じて外から到来する感覚刺激などが素材となり、一定のプロセスを経てつくられるわけだが、そのプロセスのなかには必ず概念が関与してくる。概念の関与によって与えられた情報が分類のふるいにかけられ、意味としての感情がつくられる。これがフロイトにはなかった発想だ。バレットは直接参照していないのだが、この発想はソシュールの「差異の体系としてのラング」(ソシュール 2016: 169[4])の学習という考えにもとづく言語論的転回を経た時代でなければ出てこないものといえる。

もちろん脳はいくつもの感情の概念を学習しなければならない。概念もまずは感覚刺激として（音や形や凸凹として）外から到来する。脳は、ひとつひとつの概念を学ぶなかでエラーを繰り返しつつ感情を構成する予測の精度をあげていくのだ。バレットはそういった概念を「感情語」や「感情に関する知識」と言い換えてこう説明する。

> 感情語は、コンピューターファイルのごとく脳内に蓄積されている、世界内に実在する感情的な事実に関する情報なのではない。それには、私たちが感情に関する知識を用いて、外界から入って来る単なる物理的な信号から構築した、種々の感情的な意味が反映されている。感情に関する知識の一部は、私たちに配慮し、語りかけることで、社会的な世界を築き上げる手助けをしてくれた人々〔つまり他者〕の脳内に蓄積されている、集合的な知識から得られたものなのだ。(Barrett 2017=2019: 177[1])

この引用内の「集合的な知識」としての概念はそっくりそのままソシュールのいうラングと合致する[6]。

さてバレットの構成主義的感情理論をまとめるとこうなる。内受容感覚であるところの快と不快や五感からえられた感覚刺激と学習され続ける差異の体系をもつ諸々の概念とが、脳のなかでその都度組み合わされたり修正されたりしながら、意味としての感情はその都度つくられている、と。バレットの構成主義的感情理論のなかには、フロイトの経済論とソシュールのラング論が一定の割合を占めているともいえる。

6　たとえば、「ラングというのは、パロールを実行することによって、同じ共同体に属する主体のなかに蓄えられた宝物であ」るというソシュールの考えと符号する（ソシュール 2016: 31[4]）。

VII

ビオンの転換とバレットの構成

話を少し戻そう。

フロイトは、「刺激の増大」がなぜ感情になるのかという問いには答えられない。しかし、精神分析の感情理論もフロイトの経済論的説明で止まったわけではない。フロイトの「心的生起の二原理に関する定式」における快と不快の議論を改訂し、それらに新しい概念をつけ加えて新しい感情理論を説いた人物がいる。フロイトの孫世代の精神分析家にあたるウィルフレッド・ルプレヒト・ビオンである。

ここからはビオンの感情理論とバレットの感情理論を比較してみてみよう。

ビオンは前提として、フロイトの最早期発達論における「刺激の増大」としての不快の理論を受け継いでいる。ただし経済論は退ける。ビオンいわく、身体の内側からやってくる「刺激の増大」は当初乳児には利用することができない。乳児がそれを利用できるようになるには、一旦その不快が乳児にとっての外部へ、すなわち他者のもとへ排出されなければならない。排出された「刺激の増大」は、他者がもつある機能のもとで意味をもつ感情へと転換される。そして転換された感情が乳児のもとへ送り返され、それを乳児が自らのものとして利用することができる。乳児が利用できるとは、記憶したり、忘れたり、夢の一部になったりする、ということである。これがビオンの考える「刺激の増大」が感情になるプロセスの要約である。つまり感覚が感情になるプロセスに、必然的に他者が介在している。

以上の要約のなかの「刺激の増大」を、ビオンは独特の概念で「ベータ・エレメンツ」と呼び、他者が有するある機能を「アルファ・ファンクション」と呼び、意味をもち利用できる感情を「アルファ・エレメンツ」と呼ぶ。「アルファ」や「ベータ」というギリシャ語が選ばれていることの理由は偏見をもたれないようにするためなので意味はないが、「エレメンツ」は数学の集合論における要素の意味があり、「ファンクション」には数学の関数の意味がある。ビオンが心理学ではなく数学から用語を借りてきているのは、抽象度の高い理論構築のために数学の論理を用いようとしているからである。感覚と感情の関係は、ビオンにとっては他者論でもあり、関数の関係でもあるのだ。少し回りくどい言い方なのだが、ビオンの言葉を引用してみよう。

> 乳児のパーソナリティはそれ自体で感覚情報〔ベータ・エレメンツ〕を利用することができず、この感覚情報というエレメンツを、母親のところへ排出しなければならない。そのとき乳児のパーソナリティは、母親が感覚情報をアルファ・エレメンツとして利用するのにふさわしい形へと転換(convert)するためになされなければならないことは何でもしてくれるのだと、母親に頼っているのだ。(Bion 1967: 116[5])

> 感覚情報をアルファ・エレメンツに転換するアルファ・ファンクションを想定すると便利だろう。(Bion 1967:115[5])

乳児にとって母親という他者は、感覚器官から得られた「ベータ・エレメンツ」を意味のある「アルファ・エレメンツ」へ「転換」するファンクションそのものなのである。なおここで「母親」と呼ばれている人物は養育者であるところの他者であれば誰でもよい。フロイトが「運動による放散」と呼んでいたものがビオンでは「排出」と呼ばれ、さらにそれを受けとる他者が想定され、その他者は無意味を意味へ転換するファンクションをもっている、と考えられている[7]。これをさしあたって他者による感情生成論と呼んでおこう。

7　この理解は十川によるビオン解釈を参考にしている。十川は、ビオンのこのファンクション理論について次のようにいう。「ベータ要素は感覚の回路で作動している要素である。アルファ要素は思考の萌芽であり、言語以前の情動的要素と考えられる。とすればアルファ機能とは、感覚の回路と情動の回路がカップリングするさいに生じる心的機能ということができる」(十川 2003: 56[6])。十川はアルファ・ファンクションを乳児の内側で形成される「回路」の「カップリング」と考えているが、本論では、あくまでアルファ・ファンクションを乳児の「パーソナリティ」の外部にあると考えているという細かな解釈の違いはある。

このビオンの他者による感情生成論とバレットの構成主義的感情論とを比べてみるとその違いはシンプルで、感覚刺激を感情に変えるものが受け皿としての他者なのか概念による分類なのか、という違いである。なんらかのプロセスをへて感覚刺激が意味としての感情に変わる、と考えているところまでは同じなのだ。バレットは、脳が感覚刺激を素材にしつつ概念の分類によって感情を「構成する(construct)」と考える。ビオンは、感覚刺激の排出を受けとる他者がそれを感情に「転換する(convert)」と考える。ふたりとも感情は「つくられる」と考えているのだ。

VIII

ビオンの前–概念とバレットの概念

実は、ビオンは生成した感情が発展するときに概念の関与をみている。しかもそこにも他者が介在してくる。最後にそれをバレットのものと比較しておこう。

もう一度フロイトの最早期発達論を思い出してもらいたい。乳児が「刺激の増大」としての不快を経験しそれを回避するか修正するかの場面である。ビオンはそれを乳児が欲求不満に耐えている場面とみなし、さらに、その欲求不満から満足にいたるまでのプロセスをフロイト以上に細かく分析する。

ビオンによれば、その場面は、口という器官に産まれながらに備わっている外部に向かう志向性が作動している場面でもある。この外部というのは、具体的にいえば赤ちゃんが欲するところのおっぱいだが、ここでは、口という器官がそれにふさわしいものを志向する外部と考えておく。ビオンはその先天的な志向性を「前–概念(pre-conception)」と呼んでいる。「前–概念」はそれにふさわしいもの、つまり外部を志向し、そしていつかそのふさわしいものによって充足する。つまりお腹がいっぱいになる。しかし「前–概念」はしばらくは充足されない。つまり赤ちゃんはお腹がすく場面に必ず出会わなければならない。満たされていない間、乳児の「前–概念」は「負の実現(negative realization)」を起こしており、乳児という主体は、ここにあるべきはずだが存在しない何かについて考えはじめる。それこそが思考の生成の起源であるとビオンは考える。不在が思考を促すのだ。そして、思考が発生してそれが発展するかどうかは乳児のなかの「欲求不満に耐える能力」[8]に依存している。

ビオンの考えでは、この「前-概念」と「負の実現」とがつがうことによる思考の発生と、感覚刺激が他者のもとに排出されそれが感情に「転換」されるプロセスは同時に起こっている。思考の生成と感情の生成は同時進行なのである。これが同時進行な理由は明白で、乳児にとって、養育者たる他者は自分の身近にいたり（感情の生成を手助けしてくれたり）、いなかったり（思考の生成を手助けしてくれたり）するからである。そして乳児のなかでこの思考の発生と感情の発生は折り重なりあいながら発展していくのだ。

バレットの「概念」はソシュールのラングに近く、「集合的な知識」の一部として他者から届けられるものだった。「私たちに配慮し、語りかけることで、社会的な世界を築き上げる手助けをしてくれた人々」（Barrett 2017=2019: 177）がバレットの考える他者なのだ。一方のビオンは、先天的に備わった他者への志向性である「前–概念」が「負の実現」を起こすときに思考になるという。こうして比べてみると、「つくられる」プロセスに他者が関与すると考えている点では両者は同じなのが、その機能が異なっている。バレットの他者は脳に「集合的な知識」を届けてくれるものだが、ビオンの他者は、そこへ自分では利用できない何かを排出する場所であり、意味がそこから届けられる場所であり、さらにそこにいないことで影響を与えてくる存在なのだ。

IX

さいごに――どのような他者になるか

バレットと精神分析は、感情について似たような論立てを行いながらも

8　ちなみにビオンはこの「欲求不満に耐える能力（A capacity for tolerating frustration）」を詩人ジョン・キーツの「ネガティブ・ケイパビリティ」と同一視している。

決定的に異なるところもあった。バレットとビオンにいたっては、一方は「構成(construct)」で他方は「転換(convert)」という意味合いの違いはあれど、感情とは「つくられる」ものだという結論を共有している。

さいごに、感情が「つくられる」という立場にたったうえで、感情を対象とする実践のあり方について一言だけ触れておく。筆者の見解では、構成主義的感情理論にもとづく実践も精神分析の感情理論にもとづく実践もどちらもありえる。ただし、どちらの理論に依拠するかで誰かにとってのどのような他者になるかの違いがでるはずである。バレットの理論に依拠すれば、誰かに対して「配慮し、語りかけることで、社会的な世界を築き上げる手助け」をする他者になるだろう。そしてビオンの理論に依拠すれば、誰かから無意味な何かを受けとる(苦痛を伴う)場所となり、その誰かに意味を送り返す場所になり、さらに、その誰かの身体が志向する対象になりつつ不在において思考を促す他者になるだろう。

文献

[1] Barrett, L. F. (2017). How Emotions Are Made: The Secret Life of the Brain. New York: Houghton Mifflin Harcourt. (高橋洋訳. 2019. 情動はこうしてつくられる—脳の隠れた働きと構成主義的情動理論. 東京: 紀伊國屋書店.)

[2] フロイト, ジグムント. (高田珠樹訳.) (2009). フロイト全集11: 心的生起の二原理に関する定式. 東京: 岩波書店.

[3] リクール, ポール. (久米博訳.) (1982). フロイトを読む: 解釈学試論. 東京: 新曜社.

[4] ソシュール, フェルディナン・ド. (町田健訳.) (2016). 新訳 ソシュール一般言語学講義. 東京: 研究社.

[5] Bion, W. R. (1967). Second Thoughts: Selected Papers on Psychoanalysis. London: Karnac Books.

[6] 十川幸司. (2003). 精神分析. 東京: 岩波書店.

第4部

社会科学・工学

近年のAIの発達はめざましく、人間に特有のものと考えられてきた数多くの認知的タスクを人間以上の質と量でこなせるようになった。それでも感情は人間および人間に近い動物に独特のものである——と言いたいところであるが、そうだろうか。バレットが主張するように、感情が概念として私たちの脳に組み込まれ、構成されたものだとすれば、同様にして、AIに感情を実装できるかもしれない。実際の「AI研究」では、このことはどのように考えられ、実用化の取り組みがなされているのか。

感情が実装されたAIの登場は、私たちの社会の変化を一層推し進めるだろう。とはいえ、AIに感情が実装されるか否かに関わりなく、私たち人間にはすでに感情が実装されている。そして、人々の感情と社会とは相互に影響を及ぼしあう。たとえば戦争や選挙などの政治的活動には、力の優劣や利害関係に関する合理的な判断のみならず、不安や怒り、あるいは嫌悪や親愛などの感情を帯びた価値判断が関わる。感情と政治との関わりについて「政治学」ではどのように論じられてきたのか。また、人々の具体的な関わりのなかで感情はいかにして構成されるのか。たとえば「人類学」におけるフィールド調査の知見に照らした場合、感情の社会的構成はどのように捉えられるのだろうか。

AI・ロボットに情動は創発するか
——AI・ロボット研究の立場から

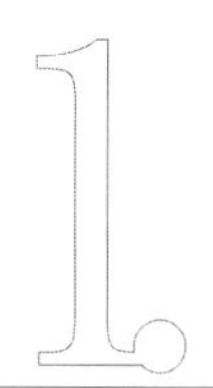

ASADA Minoru
浅田 稔

I
はじめに

本書『感情がつくられるものだとしたら世界はどうなるのか』の企画意図を本章で、どの程度汲めるかは甚だ心もとない。その理由は、他の章では、「感情」に関する説明原理に基づく議論を展開しているだろうと察せられるのに対し、本章では、設計論の立場からの議論を展開する。「つくる」ことが起点であり、「世界はどうなるか」という受け身ではなく、「世界はどう設計するか」が問いだからである。

筆者らは、人間の認知発達過程の構成的理解を目的とする認知発達ロボティクスを提唱・推進してきた（Asada, et al. 2009[1]; 浅田 2020[2]）。そこで、核となるのは「身体性」と「社会的相互作用」であり、特に、人工システムの知的行動生成の必要条件として「身体」の重要性を説いてきた（浅田 1998[3]; 2001[4]; 2004a[5]; 2004b[6]; 2009[7]; 2010[8]; 2023a[9]）。そして、身体をベースに情動から知能への道筋を探ってきた。これは、ダマシオのソマティック・

マーカー仮説(ダマシオ 2000[10])と考え方を同じくする。社会的相互作用の観点からは、他者の「感情」を理解し、共有する「共感」が重要な研究テーマである。

本章では、情動・認知発達ロボティクスにおける情動・感情をテーマにした研究例を示していくが、情動と感情はしばしば混同され、心理学、生理学、神経科学など分野によって定義が微妙に異なっている。分野毎に目的が異なるので、やむを得ないかもしれないが、設計の観点からは、この点を明確にしなければならない。ここでは、設計論の立場からわかりやすいダマシオとカルバーロの定義(Damasio and Carvalho 2013[11])を用いる。彼らは、感情を以下のように定義した。「感情(Feelings)は、身体の状態変化を伴う心的経験である。視覚や聴覚などの外受容によって示される外界の変化は知覚されるが、多くは、感情の意味では、直接に感じられない。しかし、外界の変化に対応して身体の状態変化を生じさせる行動プログラムにより、間接的に感情を誘起させる場合がある(これが情動に対応)。」

図1に、これらの関係について、人工物を想定した場合を上書きして示す。身体の恒常性(ホメオスタシス)を内因的に変化させた場合の内受容に

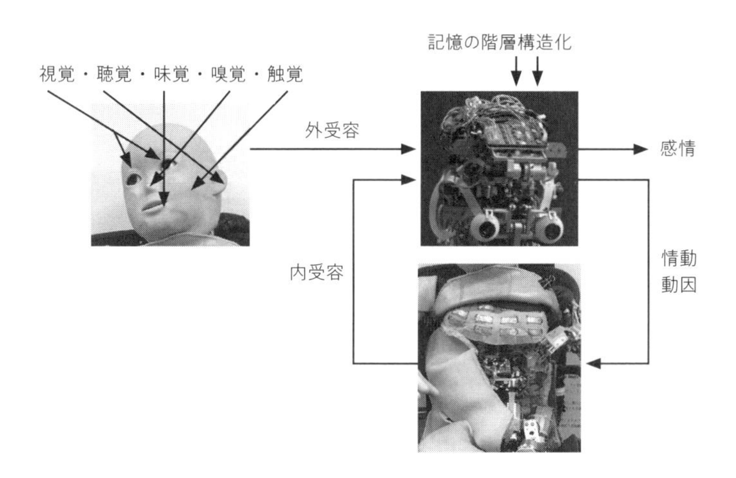

図1 Damasio and Carvalhoの感情と情動の定義
(文献[11]のBox 1の図に基づく。ヒューマノイドロボットはJST ERATO浅田プロジェクトのCB2[12])

よる感知が「感情」であり、これ自身が新たな身体状況の変化を及ぼす(動因(行動プログラムのサブセット))。これに対し、外受容によって示される外界の変化が引き起こす行動プログラムが「情動」である。そして、情動の帰結として感情が引き起こされる。ややこしいのは、同じ名前が情動と感情の両方に付されていることである。すなわち、「恐怖」は恐怖刺激によって引き起こされる生理学的な行動プログラムである「情動」と恐怖自体の意識的経験である「感情」に名づけられているのである[11]。外受容からの入力に対する解釈は、記憶の階層構造化(浅田 2004[13])により、原初的な応答から認知過程を経た高度な情動応答に渡る。

図2に、情動の神経科学的な様相について示す。情動表出に関連する神経回路の下降投射システムの概念図である(Purves et al. 2012[14])。そこでは、自発的な運動経路と相まって、情動による特定行動やリズミックな運動生成などが最終的な筋肉や腺の運動と活性に結びついている。柔軟な皮膚で覆われた筋骨格系が環境との豊かな相互作用を生み出す身体(細田 2016[15])に加え、生命を維持するための各組織および分泌系を内包する身体が情動

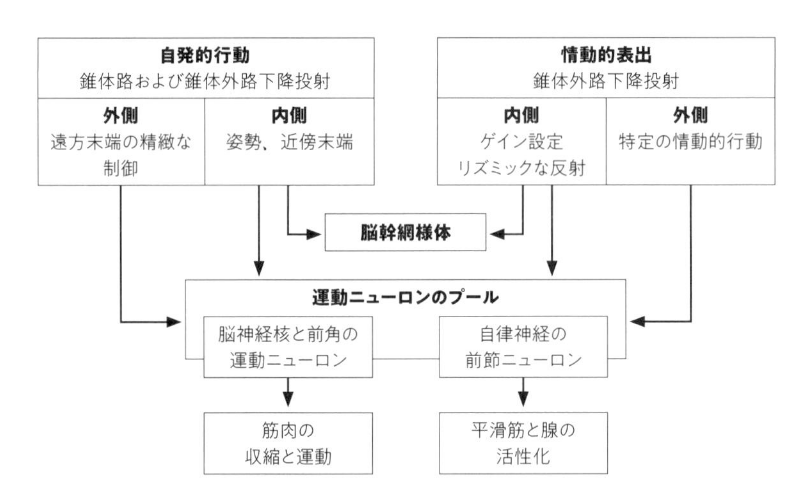

図2　情動表出に関連する神経回路の下降投射システム
(文献[14]のFig. 29.2に基づく)

と深く関わっている事を意味する。後者は、従来のロボティクスではあまり扱われてこなかったが、最近のソフトロボティクスが扱う前者と相まって、今後の一つの方向性を示している。

以下では、最初に認知発達ロボティクスの思想的背景の概略を述べ、情動や感情の発達や創発の設計の指針となる基本的な考え方を示す。次に、この考え方に基づく感情や情動の発達・創発の設計例を示し、ヒトとの類似性や相同性について議論する。そして、バレットの構成主義（Barrett 2019[16]）と認知発達ロボティクスにおける構成論的手法との比較を通じて、設計論の立場を明確にする。最後に今後の課題を示す。

II
認知発達ロボティクスの思想的背景の概略

認知発達ロボティクスは、人間の認知発達をロボット実験やシミュレーションを用いて解明する目的を持つ。この領域の核心的な問題は、「ココロ」[1]とは何かである。

この分野の理解は、多様な哲学的背景からの示唆に基づき構築されている（図3）。特に、物理的埋め込み（身体性）と社会的相互作用のアイデアが中心に位置づけられている。これらの考えは、近代哲学の基盤とされるデカルトの思想とは異なる。デカルトは「われ思う、ゆえにわれあり」と「心身二元論」で知られている。彼の考え方では、ココロは「主体」として、物体は「客体」として理解される。

認知発達ロボティクスは、ココロを物理的に再現する目的を持つため、デカルトの考えからは一線を画している。ヘーゲル以降の哲学は、この分野に新しい視点をもたらしている（詳細説明は浅田 2023a[9]; 2023b[17]を参照）。

フッサールは、デカルトが主張するような「わたし」を知識の中心として位置づけない。彼は、私たちが普段考えている客観的な物体の存在、例

1　筆者は健常者の大人の「心」、子供や発達障害者の「こころ」、そして人工物の「ココロ」と使い分けている（浅田 2020[2]のまえがき参照）。

えば目の前のコップなど、に関する判断を一時的に保留する「現象学的還元」(例えば、フッサール2001[18]など)の考え方を提唱した。この考え方において、意識は単なる「わたし」だけでなく、他者と共に形成されるものであり、これを「間主観性」と呼ぶ。この共同的な意識のあり方が、人間の認知の特徴として重要であるとされる。

そして、認知発達ロボティクスの分野では、ココロや意識を孤立した存在として見るのではなく、他者や環境との相互作用性を重視することが一つの大きな流れとなっている。これは、単に物体に対して作用するだけでなく、物体や他者との間での相互作用として心や認知を理解しようとする考え方を示している。

メルロー＝ポンティ(Merleau-Ponty)は、現象学と実存主義の交点としての立場から、知覚や身体性に関する深い考察を行った。彼の主著『知覚の現象学』(Merleau-Ponty 1967[19]; 1974[20])を通じて、「知覚の主体」と「知覚された世界」の関係性に新たな視点を提示した。彼の中心的な考えは、人間の身体が知覚や認知のプロセスにおいて基本的な役割を持っているという点にある。多くの哲学者が知覚や認知を抽象的な精神活動として理解していたのに対し、メルロー＝ポンティは身体を通じた経験や感覚が知覚の根

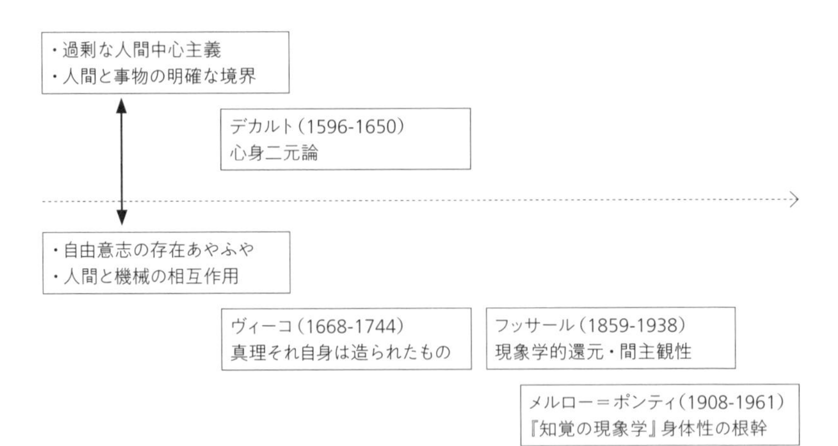

図3　認知発達ロボティクスの思想的背景の概略
(文献[17]の図2を改編)

底にあると強調した。これは「知覚の主体」と「知覚された世界」が共に形成される場としての身体の重要性を指摘している。この身体的経験の考え方は、後の認知科学や心の哲学に「身体性」という概念として取り入れられた。認知発達ロボティクスにおいても、この「身体性」は中心的な役割を果たしている。ロボットの動作や知覚は、身体の形状、センサーの配置、そしてその動きと環境との関係性を通じて形成されるため、メルロー＝ポンティの身体観はこの分野において基盤的な影響を持っている。

認知発達ロボティクスが注目する視点は、17〜18世紀の哲学者ジャンバッティスタ・ヴィーコ（Viso）に端を発する。彼の言葉、「真理はそれ自体が創り出されたものである」（Verum esse ipsumfactum）[2]は、伝統的な科学の説明原理よりも、設計原理を持つ構成的方法の思想的基盤として位置づけられる。この構成的アプローチにより、人間の多くの謎が明らかになるだけでなく、共生する社会における人工システムの役割も新たに定義されることを筆者は望んでいる。

III

身体性と感情・情動

関連する初期のパイオニア的研究の一つは、早稲田大学のWAMOEBA（Sugano and Ogata 1996[21]; Ogata and Sugano 2000[22]）で、彼らは、自己観察システムとホルモンパラメータに基づく自己保存と連結した情動状態を表出する情動モデルを提案した。このシステムは外界からの刺激に対して、身体感情を安定に保つように適応的であった。したがって、最適行動は、エネルギー消費を最小にするため、外界からの刺激がないかぎり、睡眠することであった。この研究は、自己保存と本能的な部分に繋がる情動に関して先駆的であった。これらの情動モデルに従い、情動的表情表出する点も評価される。ここで、本能的な部分は、生き残りパラダイムを意味し、生物進化にならい、設計者がロボットに埋め込んだものである。これは、上

2　https://iep.utm.edu/vico/

記でいう「行動プログラム」に対応する。

人工システムの設計論からの考察として、以下がポイントになろう。

1. バッテリーの充電度合い、電源の安定度、モーターの温度などのロボットの内受容がホメオスタシスに対応し、人工感情のベースとなる（詳細は、菅野の解説（菅野 2015[23]）参照）。
2. 外界からの刺激により起動される行動プログラムは、恐怖など瞬時に対応しなければならず、進化的要因から事前に埋め込まれることが上記では想定されているが、ロボットの場合、設計者による埋め込みと学習過程により獲得することもありうる。
3. 情動による行動プログラムにより内部状態変化が生じ、結果として感情が想起されうる。また、行動プログラムが起動されなくても、記憶などにより、直接、情動に関連した感情が想起されうる。
4. 「痛み」の感覚は、通常の触覚刺激が過大になるのではなく、別の異なる神経経路が存在し、痛覚経路を構成している（Purves et al. 2001[24]）。このことは、人工システムにおいても緊急回避的な行動プログラムの前提としての受容器を想定することになるであろう。外受容であれば、外界からの大きな打撃などが、内受容であれば、故障による機能不全などが考えられる。

以下では、構成論的手法として、人工情動や人工感情に関連する計算モデルの例として、「直感的親行動による情動マッピングの獲得」と「社会的関係性に基づく共感発達」を紹介し、認知発達ロボティクスの観点から考察する。さらに、上記4の痛覚に関しては、神経回路の説明ののち、人工痛覚の設計論に関して、思考実験の経過を示して、これらの計算モデルとヒトの情動・感情との関連について論じる。

IV

直感的親行動による情動マッピングの獲得

人間は幼児時代に養育者による「直感的親行動（intuitive parenting）」と呼ばれる行動を受ける（図4（a））。直感的親行動とは、養育者が自分自身の経験と幼児の経験を対応づけるように幼児を促し、その経験の感じ方、表現の仕方などを実況解説的に教える行動である。直感的親行動を受けることによって、幼児はその経験から得た状態と表現すべき人間の表情の関連性を強固にすると考えられる。我々は、ロボットにダイナミクスを持つ情動モデルを組み込み、養育者が幼児に行う直感的親行動を基にして、変化した情動状態とそのとき表出されている他者の表情との結合を強める学習モデルを提案した（図4（b））。学習後、ロボットは内部状態空間中で基本的な表情の範疇を見出すことが可能となり、入力された表情から情動状態を推測し、推測した人間の情動状態によって人間に同調した表情の表出が可能となった（Watanabe et al. 2007[25]）。

図5に結果を示そう。図5（a）では、図4（b）の左上の他者の顔表情を内部状態表現に投射した様子を示す。驚きや笑い、快不快などの顔表情が結果として、ラッセル（Russell 1980[26]）の2次元情動表現（内部表現）と対応し

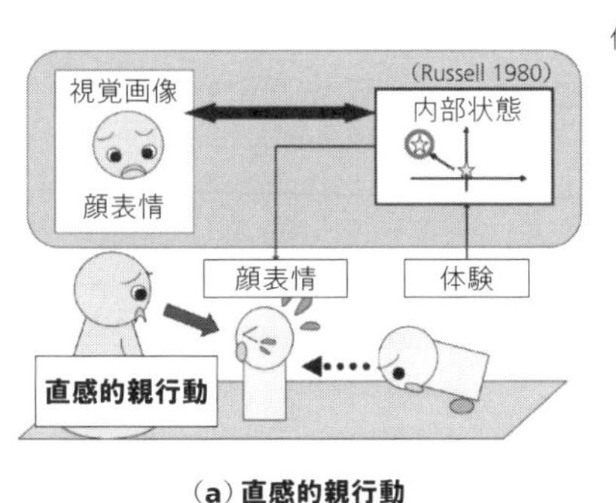

（a）直感的親行動

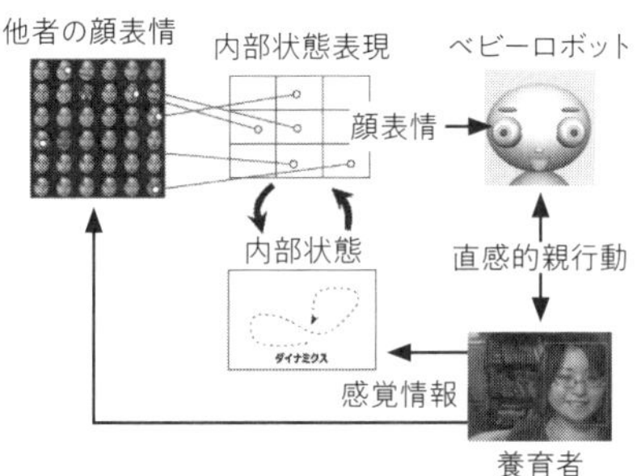

（b）直感的親行動の動作モデル

図4　直感的親行動による情動マッピング
（文献[25]のFig.1とFig.2に基づく）

ている様子が窺える。

図5(b)では、学習後の赤ちゃんロボットと養育者との間の共感的コミュニケーションの様子を示している。赤ちゃんロボットは養育者の顔を見ることで、その顔表情から内部状態を推測し、自身の内部状態を推定された養育者の内部状態に合わせるようにする。結果として、顔表情を真似たように見えるが、直接的な顔表情模倣ではなく、あくまでも養育者の内部状態を顔表情から推定した結果としての行動(同じ顔表情表出)を取る。最初、普通の状態、すなわち内部状態としての快が0、覚醒も0の状態から、養育者の笑い顔に引きづられ、ともに上昇する。養育者が不満顔を見せると、覚醒を維持しながら、快が下降していき、さらに養育者が普通の顔になると、覚醒を維持して、不快から徐々に普通に戻っている。

上記の直感的親行動による情動マッピングの計算モデルについて考察する。

1. 初期状態(仮定)は、赤ちゃんロボットには、快不快の情動のみが埋め

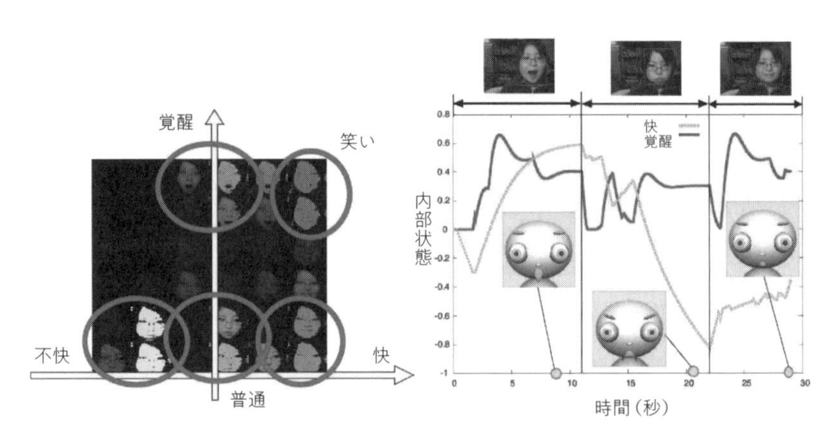

(a) 内部状態に連結した顔表情

(b) 学習後の共感的コミュニケーション

図5　学習結果
(文献[25]のFig.14(左)とFig.16(右)に基づく)

込まれており（生得的）、社会的な相互作用（直感的親行動による学習過程）により、情動状態が細分化され、各種の感情が内部に状態として表現されたとみなせる。しかしながら、本来、何がどこまで生得的かの判断は困難であり、生得的要因と環境要因が複雑に絡みあって発達してきたとみなせる（リドレー 2004[27]）。

2. 学習後の状態について、上で定義した情動と感情を適用すると、養育者の顔刺激に対する応答（内部状態空間での推定値）は情動で、それに応じて、顔表情を表出する（顔の表情筋肉を駆動）部分は、主観的体験となるので、感情と言える。しかしながら、明確な区別とは言い難い。その理由の一つは、内部表現の情動空間が自己と他者で区別されておらず、自他識別が困難で、未分化の状態だからである。その意味では、情動から感情へのマッピングの発達の過渡期と言えるかもしれない。

3. 関連文献（Fana et al. 2011[28]; Shamay-Tsoory et al. 2009[29]; Liddell et al. 2005[30]）中の共感に関する神経学的実体を考慮して、上記の計算モデルのための神経解剖学的構造の概要を図6に示す。それぞれの文献では、異なるタスクデザインと機器で行っており、神経学的実体の統一性は保証

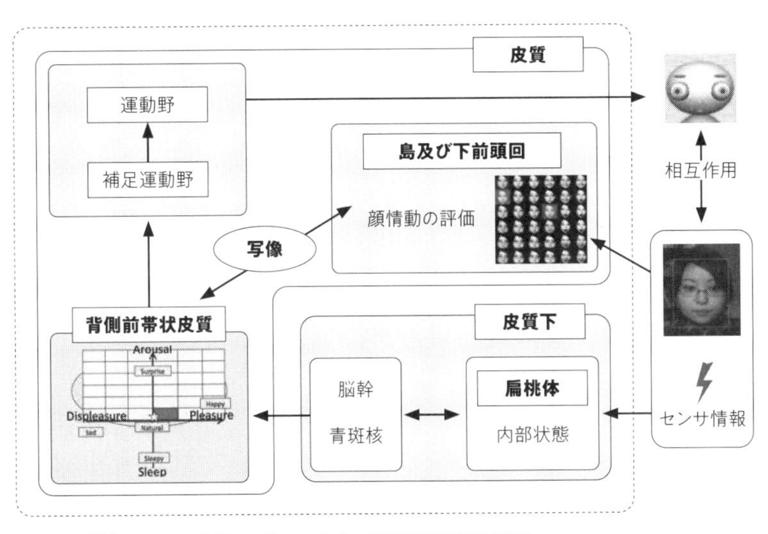

図6　文献[25]における計算モデルのための神経解剖学的構造

されない。むしろ、この構造はおよそのネットワーク構造を伝えることを意図している。学習者が相互作用中に偶然遭遇する養育者の顔表情は、下前頭回(IFG)と島で処理されると想定され、背側前帯状皮質(dACC)に投影される。そこは、自身の情動状態を表出するための顔筋を駆動する学習者の情動空間を保守管理すると想定される。

V

社会的関係性に基づく共感発達

上記の共感発達では、養育者は常々子ども見守る立場であり、社会的関係性が保たれている。大人の死亡要因のメタ解析(Holt-Lunstad et al. 2010[31])では、喫煙、アルコール、大気汚染などの直接的要因を抑えて、この社会的関係性の破綻が上位を占めている。それほどに人間の場合、社会的関係性が重要である。荻野ら(Ogino et al. 2013[32])は、社会的関係性を要求する乳幼児の様子を表すスティルフェースパラダイム(still-face paradigm)(Tronick et al. 1978[33])において、その計算モデルを構築し、社会的関係性に対する要求のメカニズムを学習を通じて表している。スティルフェースパラダイムとは、乳幼児と親との相互作用中に突然、親が乳幼児からの応答に何も反応しない静止顔になると、乳幼児の笑顔が減少し、ぐずり、親の注意を引こうと発声することから、他者との関係性を維持したいという欲求が親子間相互作用を動機づけていると考えられているパラダイムである。

図7(a)に親子間相互作用の各種パラメータを示している。親子とも同じパラメータからなる。図7(b)に各種の知見を考慮した関係性学習モデルを示す。親子それぞれがこのモデルを利用して相互作用する。このモデルにおいて、各種パラメータの依存関係は固定であり、生得的に構造化されていると仮定している。快不快の情動空間にマップされる行動はジェスチャや顔表である。親子間で構造は同じだが、各種係数は異なるとしている。

実験結果を示そう。図8(a)は、乳児エージェントが推定した実験者の情動状態を示している。実験者はインタラクションフェーズと再会フェーズで肯定的な情動状態を示しているが、スティルフェースフェーズ中はその覚醒度と快は0になる。図8(b)は、乳児のバーチャルエージェントの情動状態が時間とともにどのように変わるかを示している。最初のインタラクションフェーズ中、肯定的な情動は続き、関係性が増すにつれて快レ

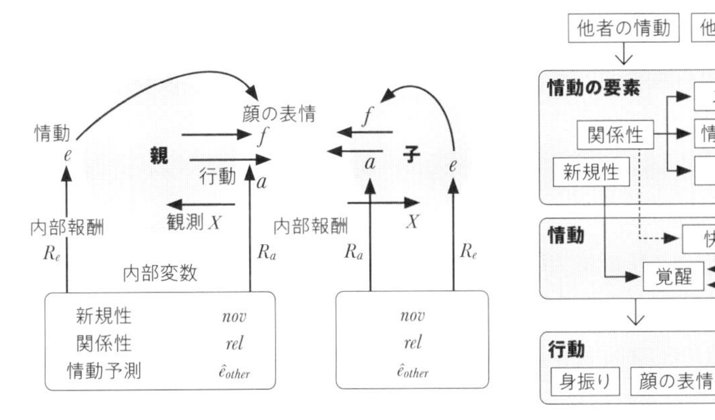

(a) 関係性学習モデルパラメータ (b) 関係性学習モデル

図7　社会的関係性を動機づけとする学習モデル
(文献[32]のFIGURE 1に基づく)

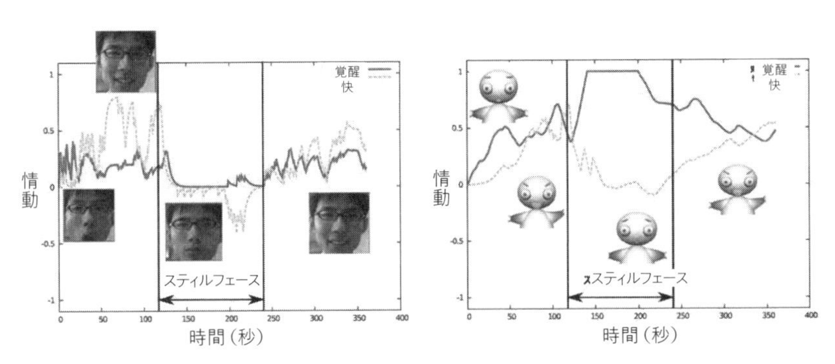

(a) 乳児エージェントが推定した実験者の情動状態 (b) 乳児のバーチャルエージェントの情動状態

図8　社会的関係性を動機づけとするモデルの学習結果
(文献[32]のFIGURE 8に基づく)

ベルも増加する。スティルフェースフェーズで覚醒度が突然上昇する一方で、快レベルは減少する。再会フェーズ中、覚醒度は約0.5に落ち着き、快は回復する。

本モデルを考察する。

1. 本モデルでは、親子間相互作用は主に新奇性と関係性を通じて媒介される。新奇性は環境との相互作用を促す。新奇性の値は事前に学習された状態遷移モデルから評価されるため、動的な動きの知覚によって増加し、静止した環境では減少する。この性質に基づき、親はどの行動が、乳児に高い新奇性を引き出すかを予測する。例えば、物体を動かすことがそれに当たる。
2. 乳児が親の行動の新奇性を検出すると、その覚醒度と反応の頻度が高まる。その結果、乳児の反応は親の中で新奇性、そして覚醒を引き起こす。両者の覚醒が増加することで情動の共有が増加し、その結果、エージェント間の関係性が高まる。この強化された関係性は快の情動を促進し、さらに情動の共有を強化する。シミュレーション実験は、この相互に交換される報酬のポジティブフィードバック効果を示している。
3. 提案モデルの興味深い結果は、最初に驚きが相互作用に現れ、次に快が現れることである。これは、新奇性の検出による覚醒の誘発に起因しており、関係性に関係なく発生する。したがって、最初の相互作用中、関係性が低いとき、最初に覚醒が引き起こされる。次に、覚醒が共有されると、関係性が増加し、快が続く。これが微笑の反応を引き起こす。このように、情動の感染はさらなる情動の共有を強化する。

VI

心的機能創発の要としての痛覚神経回路と人工痛覚

Ⅲ節のポイント4で「痛覚」に触れたが、人工物が心のようなものを持つ可能性として、痛覚が重要な必要条件と想定される。この痛みを共有しているという感覚が共感の元(情動感染)(Chen et al. 2009[34])となっていると考えられる。実際、筆者の人工共感のサーベイ(Asada 2015[35])で紹介した神経科学、認知科学、心理学の多くの文献が痛みを題材にしていることもそのことを示している。よって、ロボットの神経系に触覚系とは別の痛覚回路を埋め込むことは、生物進化の観点からも、過度な人工的なバイアスにはならないと考えられる(後述)。痛み感覚の共有は、ミラーニューロンシステム(以降、MNSと略記)[8]に代表される自己と他者の行動の同一性理解のみならず、同一の知覚励起(Keysers et al. 2004[36])に起因しており、自他認知を通じた他者の行動や知覚を無意識に模倣したり、感じたりする傾向の源と考えられる。作業仮説はAsada (2019)[37]を一部修正して、以下の4段階である。

1. ロボットが痛みを感じるように痛覚神経回路を埋め込む。
2. 痛覚を始めとする多様な感覚運動体験から主体感、運動所有等の初期自己が形成される。
3. 共感の研究をベースに、MNSの発達を通じて、ロボットは他者の痛みを感じる。
4. 情動感染、情動的共感、認知的共感、同情、哀れみの感情をロボットが発達させる。

筆者の解説(浅田 2019a[38]; 2019b[39]; 2020[40])等で、これらの大まかな流れを説明している。特に2や4の先に関しては、「AI白書2022」(AI白書編集委員会編 2022[41])のコラム(浅田 2022[42])に詳しく説明しているので、ここでは1や3あたりを最近の研究を参考に更新する。

1
痛覚神経系

痛覚神経系は遺伝的に設計され、すでに構築されていると考えられるが、このようなシステムがいつ、どのように構築されるかは、胎児や乳児の発達において重要な課題である。実際、マルミジェールとエルンフォースは、ラットの胚(E9-birth)の実験で、侵害受容、機械受容、固有受容のニューロンが神経堤に存在し、脊髄後角へ移動することを見出した(Marmigère and Ernfors 2007[43])。なお、E9はヒト胎児の妊娠25週齢以降に相当する。また、スレーターらは、早産児の大脳皮質には月経後25週目から不快情報が伝達されると主張している(Slater et al. 2006[44])。また、妊娠28～46週齢の早産児を対象に、触覚と痛覚の両方から生じる脳波信号波について、ファブリーツィらによれば、妊娠35週齢以前では、侵害受容性ニューロンと機械受容性ニューロンの神経活動は、2つの異なるグループとして明確なバーストを達成しなかったが、妊娠37週齢以降では、これらの同じ神経活動は、触覚と痛みの間で明確な区別を示した(Fabrizi et al. 2011[45])。したがって、満期産児は、侵害受容と機械受容の神経経路が適切に確立されて生まれてくると結論づけることができる。

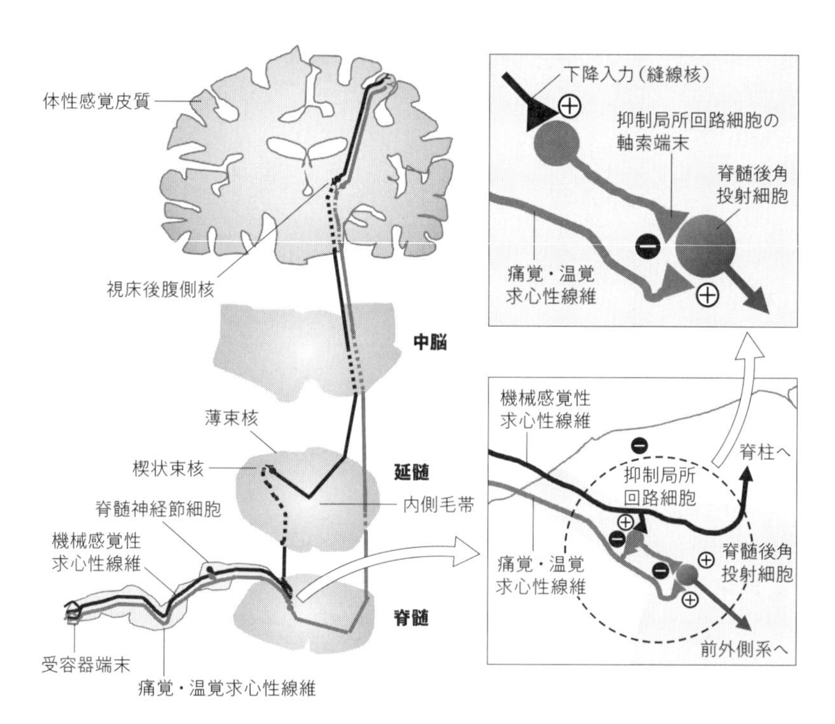

図9　痛覚受容器(Nociceptor)と通常の触覚や体性感覚などの機械受容器(Mechanoreceptor)の神経経路
(Purves et al. 2012[14]の図を改編)

これらの胎児期から新生児期にかけての神経系の発達により、侵害受容器(Nociceptor)の神経経路は通常の触覚や体性感覚などの機械受容器(Mechanoreceptor)の神経経路と異なる経路を持っている(Purves et al. 2012[14]のChapter 10)。図9にその様子を示す。グレーの線で示した経路が痛覚で、黒の線が通常の触覚の神経経路である。指先などの受容器端末で捉えられた触覚や痛覚は、脊髄神経節細胞を経て、前者は脊柱に向かい、後者は脊髄や脳幹に向かう。両者は別経路であるが、右下の拡大図にあるように、脊髄で抑制局所回路細胞が両者を接続しており、機械感覚性求心性線維系が励起されると、痛覚温覚求心性線維系が抑制される。すなわち、痛いときに擦ること(「痛いの痛いの飛んでいけ!」)により通常の触覚系が励起され、痛覚系をブロックすると言われている(ゲート理論と呼ばれている)。

痛みは、触覚や温覚のみならず、他感覚も含めてマルチモダルに存在し、2つの異なるアスペクトがある。図10に示すように、前外側(アンテロラテ

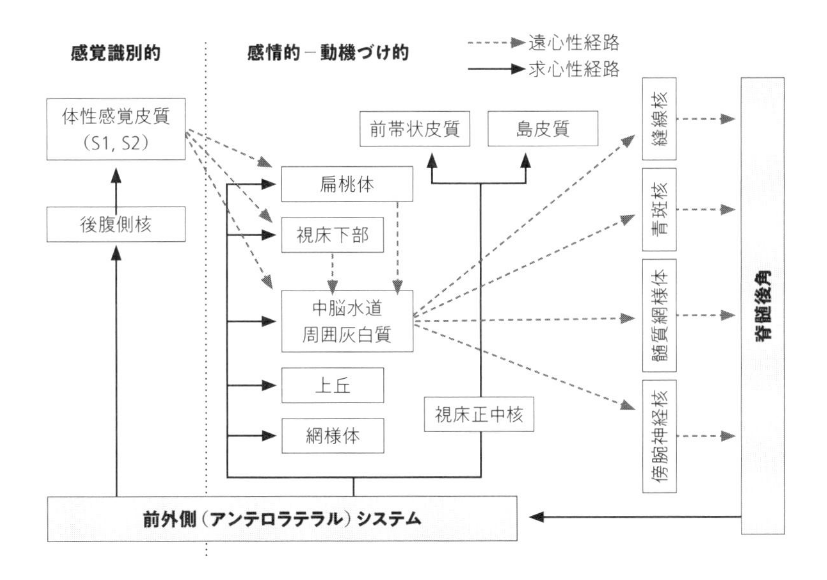

図10　痛覚の2つの側面
(Purves et al. 2012[14]の図から適用)

ラル）システムに伝わった痛覚信号は、感覚識別的な側面と感情的－動機づけ的側面を持つ。前者は、痛みの種類、場所、強さを識別し、体性感覚野に至る。先に示したように、出産までには、この神経経路が確立されていると考えられる。それに対し、後者は、痛みの情動的な側面を担い、扁桃体、前帯状皮質、島皮質など広範囲に及び、特に、他者の痛みに対する共感を想起するための重要な部位である。この機能は埋め込みではなく、生後の社会的環境を通じて、学習・発達するものと想定される。

2

人工痛覚

人工痛覚の考え方自体は新しいものではない。例えば、キューンとハダディンは、ロボットアームに人工痛覚を埋め込み、痛みを回避する反射的な運動生成を可能にした（Kuehn and Haddadin 2016[46]）。彼らの意図は、人間との協調作業における安全性の確保の考え方をロボットにも適用したものと考えられる。ただし、回避行動生成に主眼があり、以降の人間との共感などを意図したものではない。以降では、柔軟触覚センサを導入し、人工痛覚の実装の可能性を議論する。

人工痛覚実装の予備段階として、我々は磁性エラストマとスパイラルコイルを用いた柔軟触覚センサを開発してきた（Kawasetsu et al. 2018[47]）。メカニズムの詳細を省くが、柔軟かつ頑強であることが特徴である。図11にその様子を示そう。左は優しく撫でる感じで、中央はハンマーで強く打ち込んでいる様子である。右にそのときの3軸の力の応答波形を示している。優しく撫でている場合は通常のメカノレセプターすなわち機械受容器の反応に対し、ハンマーで打ち込んだ場合は、痛覚受容器が応答すると期待され、シャープな波形から容易に識別可能である。このことは、識別に関連する経路は最初からの埋込（生得的）として実装可能と考えられる。

それに対し、情動的－動機づけ的経路は、情報の流れとともに、痛みの主体的体験や養育者との相互作用を通じて痛みの表象が獲得（学習）されると想定される。これが痛みのクオリアに対応するのかもしれない。この表象が他者にも存在することを仮定するMNSが共感の重要な要素となる。MNS発達の計算モデル(Seker et al. 2022[48])やその後の共感モデルの発達に関しては、解説(浅田 2023[49]; Asada 2020[50])などに詳しいので、参照されたい。

人工痛覚に関して考察をまとめる。

1. 痛覚のもととなる侵害ニューロンは、進化的に埋め込まれており、胎児期にその神経回路が形成され、ヒトの場合、満期産での出産直前頃に、触覚と痛覚が識別可能になり、新生児期においては、結果として生得的に神経回路が埋め込まれているとみなせ、痛みの識別回路が与えられる。よって、痛覚神経回路をロボットに埋め込むことは、過渡な人工的なバイアスには当たらないと考えられる。
2. 痛みの修飾は求心性経路と遠心性経路があり、前者では擦るなどの行為により低減される。後者では予測により低減されたり、記憶により増強されたりする。急性痛から慢性疼痛への移行は記憶回路の原点とも言われている(Price and Inyang 2015[51])が、未だに未解明部分が多く、人工痛覚の実現によって、新たな理解が生まれると期待される。
3. 人工システムが痛みを感じ、MNSを通じて他者の痛みを感じること

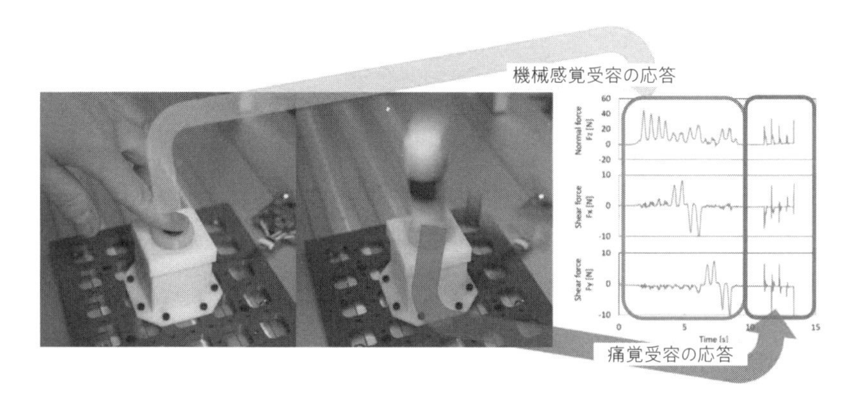

図11　開発した磁性エラストマとスパイラルコイルを用いた柔軟触覚センサの応答：撫でる場合と引っ叩く場合の波形

で、共感が生まれ、そのことにより人工モラルの発生を期待したい。最終的には道徳(被)行為者としての位置づけがなされれば、法制度の適用に関しても大きな問題となるが、現在、自動運転を始めとして、人工システムの責任問題が問われており、アジャイルガバナンスが有効手段の一つとして考えられている(稲谷 2023[52])。

VII

認知発達ロボティクスからの構成主義的情動理論考察

バレットによる構成主義的情動理論[16]は、古典的な情動理論や情動に対する本質主義的な見解とは異なるアプローチを提唱しており、その主要なポイントは以下である。

1. 情動の本質主義的見解への異議：情動は生体的な反応や文化的要因などのさまざまな要素から構成される。
2. 情動の構成主義的アプローチ：情動は「予測」に基づくものであり、個人が脳内の情報を解釈して、その状況に適した感情の経験を形成する。
3. コンストラクトの役割：感情は脳が外部と内部の情報を統合して生成するコンストラクト。
4. 個人差と文化的影響：感情の経験は個人差や文化的背景によって異なる。

バレットの構成主義的情動理論は、近年の認知神経科学の研究から得られた知見を取り入れていると考えられるが、それらは、予測プロセスと感情生成、エンボディメント(体験による理解)、脳のネットワークと情動制御、文化と社会的コンテキストの影響などである。

構成主義の観点は、認知発達ロボティクスの構成論的手法との類似性を感じるが、より具体的には以下が考えられる。

◦情動の構成性への注目：両者のアプローチは、情動を単一の生理学的・

神経的プロセスから成るものではなく、複数の要素が組み合わさることで成り立つものとして捉えている。
◦予測と感情生成：どちらの理論も、情動の生成が予測プロセスに基づいており、外界の情報や内部の状態を解釈して感情を構築するという考え方を共有している。特に予測に関しては、予測情報処理理論に基づく認知発達モデルが提唱されている（長井 2023[53]）。
◦個人差と文化の影響：両者のアプローチは、感情は個人差や文化的背景によって異なることを強調しており、ロボティクスの場合も個々のロボットが異なる経験や文脈から情動を学習する必要があることを示唆している。

逆に相違点は以下が挙げられる。
◦主体の特性：バレットの理論は、人間の感情体験を中心に捉えているが、認知発達ロボティクスはロボットやAIなどの人工的な主体に情動を組み込むことを目指している。
◦生物学的基盤：バレットの理論は、生体的感覚と情報処理に焦点を当てているが、ロボティクスのアプローチではこれに加えて、ロボットのセンシングやアクチュエーションなどの技術的側面も考慮されている。
◦学習とプログラミング：認知発達ロボティクスでは、ロボットが経験を通じて情動を学習し、自己生成することが重要である。一方、バレットの理論は感情の構成プロセスを説明するための枠組みであり、ロボットの学習メカニズムとは一部異なる側面もある。

要約すると、両者のアプローチは情動の構成性と予測プロセスに焦点を当てているが、バレットの理論は主に人間の感情体験に関して展開されているのに対し、認知発達ロボティクスはロボットなどの主体に情動を組み込むための手法を追求している。しかしながら、認知発達ロボティクスが人間の情動や認知発達の新たな理解を追求するアプローチとして、バレットの構成主義的情動理論が実証実験において一部の手助けを提供する可能性がある。それらは以下にまとめられる。

1. 情動生成のメカニズムの検証：バレットの理論は、情動が外界の刺激と内部の状態から構築されるプロセスであると主張している。認知発達ロボティクスにおいては、ロボットが実世界の環境で学習し、感情を生成する能力を持つことが求められている。この際、バレットの理論に基づいて、ロボットがどのようにして情報を統合し、予測を行いながら感情を生成するかを検証する実験が考えられる。
2. 身体と感情の相互作用の模倣：バレットの理論では、身体的な感覚と感情の生成は密接に関連していると強調されている。認知発達ロボティクスでは、ロボットの身体的なセンサーとアクチュエータを活用して、バレットの理論に基づく感情生成のプロセスを模倣することが考えられる。ロボットが外部環境との相互作用を通じて感情を発現する場面を実現することで、バレットの理論の一部の側面を実証的に評価できるだろう。
3. 個人差と文化的影響の考慮：認知発達ロボティクスにおいて、異なるロボットが異なる学習経験を通じて異なる感情を持つ場面を考えることができる。これは、バレットの理論における個人差や文化的影響を反映した実証実験として構築できる可能性がある。異なるロボットが異なるコンテキストで感情を発現する様子を通じて、感情生成における個人差や文化的影響の理解を深める手がかりとなる。

総括すると、認知発達ロボティクスとバレットの構成主義的情動理論は、実証実験を通じて相互に補完し合う可能性がある。バレットの理論は、感情の構築プロセスを説明する枠組みを提供し、認知発達ロボティクスはそれを実際のロボットの行動と感情生成に適用することで、理論の妥当性や有効性を検証し、さらなる理解の一助になる可能性がある。

VIII

大規模言語モデルのインパクト

バレットによる構成主義的情動理論[16]は、情動に限らず、認知も含めて、人間の脳活動による心的機能一般に通じる理論であり、設計論の立場から眺めると、人間の心的・知的活動の人工物による再現である最新AIの進展は看過できない。以下では、ChatGPTに代表される大規模言語モデル（以下、LLMと略記）の可能性と限界について論じる。まず、最初にLLMの基本能力を述べ、次に身体性の持つ意味を再考する。最後に将来のLLMの可能性と課題について論じる。

1
LLMの基本能力

LLMは、確率的テキスト予測・生成のための言語モデルであり、系列変換タスクのためのニューラルネットワークモデルであるTransformer（Vaswani et al. 2017[54]）によって実現されている。テキストデータで学習させたマルチヘッド自己注意を持つ変換器アーキテクチャであり、パラメータ数は数兆に及び、BERT、GPT-2、GPT-3、PaLM、Bard、GPT-4などが開発され、常時に更新されている。LLMは、不完全ではあるが、会話と文章、プログラミング、数学、理論的・実践的な推論、説明力などに驚くべき一般的な能力を持っており、以下の特徴を有する。

- コンテキスト理解：前後の文脈を把握し、その文脈に適した言語表現を生成する。
- 感情的なニュアンス：訓練データに基づいて、感情的な表現を再現し、対話の中で感情的な応答を生成できる。
- 高い流暢性：人間の言語に非常に近い形で、自然な文章を生成することができる。

このように、LLMはあたかも感情を理解しているかのように振る舞い、人間との対話において感情的なつながりを感じさせることができる。しかし、ここで重要なのは、LLMが実際に感情を「理解」しているかどうかについての問いである。Sejnowskiは、LLMの言語に関する不思議な能力を研究することで、我々が言語性知能の一般原理を解明できるかもしれないと指摘している(Sejnowski 2023[55])。この視点から、LLMが感情を模倣する過程も、新たな視点から感情理解を深める手がかりとなる可能性がある。設計と探求を通じて、新たな感情理解が生まれる可能性があることを強調する。

2

身体性の欠如とその影響

LLMが高度な言語能力を持つ一方で、身体性の欠如は重要な課題となっている。チャルマーズは、現在のLLMが言語的な応答を生成する際、感情的な文脈を模倣することはできるが、実際の身体的経験(例えば痛みや快感)を伴った感情表現はできないと指摘している(Chalmers 2023[56])。身体的な感覚や感情は、意識や感情の根底にある重要な要素なので、彼は、VR(仮想現実)技術などを利用して、LLMの身体性をある程度補完する可能性についても言及している。このような技術の進展により、LLMがよりリアルな感情体験を提供できる可能性があるという見解である。

一方で、セイノスキー[55]は、LLMが言語的なレベルで感情を模倣することができても、身体的なフィードバックがないため、実際の感情体験と同等のリアリティを提供することはできないとしている。例えば、恐怖や喜びといった感情は、身体的な反応(心拍数の上昇や筋肉の緊張など)と深く結びついており、これらが欠如しているLLMは、単なるシミュレーションに過ぎないという。まとめると、以下が非常に困難である。

- 身体的感覚の再現:内受容感覚や外受容感覚に基づくリアリティの再現。
- 情動と身体反応の統合:感情と身体的反応を統合したリアリスティックな感情体験の提供。
- 自己認識の欠如:身体を通じた自己の存在感や意識が形成されないため、真の意味での「自己」や「感情」を持つこと。

ただし、彼は、LLMの発達は短縮されており、AGA(人工汎用自律性)と整合性を達成するためには、長い「幼少期」が必要であると指摘している。これは、LLMが真に感情を理解するためには、時間をかけた学習と身体的な経験の積み重ねが不可欠であるという考えに基づいている。

3
将来のLLMの可能性と課題

将来的に、LLMがこれらの身体性の欠如を克服し、よりリアリスティックな感情体験を提供するためには、いくつかの方向性が考えられる。

- 身体性の統合：今後のLLM開発においては、身体的なセンサーやアクチュエータを統合することで、感情表現に身体的反応を組み込むことが重要になる。これにより、感情と身体反応の相互作用を再現し、より現実に近い感情体験を提供できる可能性がある。例えば、内受容感覚をシミュレートする技術や、身体的なフィードバックを提供するインターフェースが開発されることで、LLMは単なる言語的な応答を超えた、より深い感情表現が可能になるかもしれない。
- 情動の構成と予測処理：LLMが感情を構成する際に、予測処理が果たす役割も重要である。将来的には、LLMが予測モデルを用いて、文脈や環境に応じた感情表現を動的に構築することができるようになるだろう。これにより、より柔軟で適応的な感情表現が可能になり、個々のユーザーとのインタラクションを通じて感情のリアリティを高めることが期待される。
- 設計を通じた新たな理解の可能性：セイノスキー[55]が指摘するように、設計や実験を通じて、LLMと身体性の統合がもたらす新たな感情理解が生まれる可能性がある。これは、単に感情を模倣するだけでなく、感情の根本的な理解や、感情表現の新しい形を探求する道を開くかもしれない。このプロセスを通じて、LLMは人間の感情体験に関する深い洞察をもたらし、感情表現の新たな次元を切り開くことが期待される。
- 人工物における倫理的課題：また、LLMが身体性や感情表現を高度に統合するようになると、倫理的な問題も浮上してくる。感情を持つとされる人工システムに対する責任や権利、社会的な影響についての議論が必要となる。これには、LLMが本当に感情を持つかどうかだけでなく、その感情表現が人間にどのような影響を与えるかという視点も含まれる。

これらの議論を踏まえて、LLMの未来は、技術的な進歩だけでなく、社会的、倫理的な視点からも深く考察されるべき領域であると言える。

IX

おわりに

認知発達ロボティクスの構成論的手法による設計論の観点から、感情や情動のあり方を一部の具体例を通じて論じた。少し古い2つの研究は、発達心理学の知見に基づき、計算モデルを構築し、仮想赤ちゃんロボットと実験者のコミュニケーション実験を通じて、モデルを実証するとともに、可能な神経科学的説明を試みている。構成論的手法の観点から、バレットの構成主義的情動理論[16]との比較も試みた。根源的な違いの一つとして、生物的身体と人工身体が挙げられている。その本質は、感情や情動の情報生成の起源としての内受容感覚であり、痛覚神経回路はその一つである。しかしながら、思考実験にとどまっており、今後の研究が期待される。その中には、ウェットタイプのロボットが含まれる。

ウェットタイプのロボットでは、油圧人工筋、エネルギー源としての液体水素、全身をカバーするゾル、循環系で自己修復のための流路などの液体系の構造設計が考えられ、これらの素材の変遷は発達の観点からは成長する身体や朽ちていく身体とも関係し、その感知には痛覚が重要な位置を占める。また、これは、内受容感覚とも深く関連する。これまで筋骨格系を主体とした固有感覚や視覚・聴覚・触覚などの外受容感覚が中心であったが、ヒトを始めとする動物には身体内部にさまざまな内臓器官があり、これらが、感情に関係すること、さらに内臓の振動信号が脳の自発的なネットワークの振動にも影響を与えている(大平 2022[57])。ロボットの内受容感覚として、モーターのオーバーヒート、電源チャージ不足などに加え、ウェットタイプのロボットのように、体内のさまざま状態が情動や感情を創発する可能性がある。これらが実現されることで、ヒトの感情や情動により近づき、より深い共感が人工システムに中に生じると期待したい。これらは、前節で議論したポイントで、LLMがより生体に近い身体と結合することによって、さらにAGIに近づく可能性が高い。

これらの能力を有するロボットが社会に与える影響は重く、設計段階での注意を要する課題である。研究者、設計者、ユーザーだけでなく、すべてのステークホルダーが参集し、志向性のある社会システムの構築に向けて議論を進める必要がある[52]。

文献

[1] Asada, M., Hosoda, K., Kuniyoshi, Y., Ishiguro, H., Inui, T., Yoshikawa, Y., Ogino, M. and Yoshida, C. (2009). Cognitive developmental robotics: a survey. IEEE Transactions on Autonomous Mental Development 1(1): 12-34.
[2] 浅田稔. (2020). 浅田稔のAI研究道. 東京: 近代科学社.
[3] 浅田稔. (1998). 身体性による知能の発現. 人工知能学会誌13(1): 14-15.
[4] 浅田稔. (2001). 再考: HAL設計論. 人工知能学会誌16(1): 86-89.
[5] 浅田稔. (2004a). 認知発達ロボティクスによる赤ちゃん学の試み. ベビーサイエンス 4: 2-27.
[6] 浅田稔. (2004b). "意味を取り出すためのハード—身体", けいはんな社会的知能発生学研究会編. 知能の謎—認知発達ロボティクスの挑戦. 東京: 講談社, 91-109.
[7] 浅田稔. (2009). 認知発達ロボティクスによる身体・脳・心の理解と設計の試み. 心理学評論 52(1): 5-19.
[8] 浅田稔. (2010). ミラーニューロンシステムが結ぶ身体性と社会性. 日本ロボット学会誌 28(4): 386-393.
[9] 浅田稔. (2023a). ロボット學の創成と社会工学としてのロボット工学. 科学 93(1): 18-25.
[10] アントニオ R. ダマシオ. (田中三彦訳.) (2000). 生存する脳. 東京: 講談社.
[11] Damasio, A. and Carvalho, G. B. (2013). The nature of

feelings: evolutionary and neurobiological origins. Nature Reviews. Neuroscience 14(2): 143-152.
[12] Minato, T., Yoshikawa, Y., Noda, T., Ikemoto, S., Ishiguro, H. and Asada, M. (2007). Cb2: A child robot with biomimetic body for cognitive developmental robotics. Proceedings of the IEEE/RSJ International Conference on Humanoid Robots. CD–ROM.
[13] 浅田稔. (2004). エンタテイメントロボティクスと情動・知能. 人工知能学会誌 19(1): 5-20.
[14] Purves, D., Augustine, G. J., Fitzpatrick, D., Hall, W. C., LaMantia, A.-S., McNamara, J. O. and White, L. E. (eds.) (2012). Neuroscience, Fifth edition. Sunderland, MA: Sinauer Associates.
[15] 細田耕. (2016). 柔らかヒューマノイド. 京都: 化学同人.
[16] リサ・フェルドマン・バレット. (高橋洋訳.) (2019). 情動はこうしてつくられる—脳の隠れた働きと構成主義的情動理論. 東京: 紀伊國屋書店.
[17] 浅田稔. (2023b). 認知発達ロボティクス再訪を通じたロボット學の創成. 日本ロボット学会誌 41(5): 419-426.
[18] フッサール. (浜渦辰二訳.) (2001). デカルト的省察. 東京: 岩波書店.
[19] メルロー=ポンティ, モーリス. (竹内芳郎, 小木貞孝訳.) (1967). 知覚の現象学 1. 東京: みすず書房.
[20] メルロー=ポンティ, モーリス. (竹内芳郎, 木田元, 宮本忠雄訳.) (1974). 知覚の現象学 2. 東京: みすず書房.
[21] Sugano, S. and Ogata, T. (1996). Emergence of mind in robots for human interface-research methodology and robot model. Proceedings of IEEE International Conference on Robotics and Automation, 22 April 1996, 1191-1198.
[22] Ogata, T. and Sugano, S. (2000). Emotional communication between humans and the autonomous robot wamoeba-2 (waseda amoeba) which has the emotion model. JSME International Journal, Series C: Mechanical Systems, Machine Elements and Manufacturing 43(3): 568-574.
[23] 菅野重樹. (2015). 感性を生み出す「心」はロボットで実現できるか—機械システムへの自己保存の導入. 感性工学 13(4): 191-194.
[24] Purves, D., Augustine, G. J., Fitzpatrick, D., Katz, L. C., LaMantia, A.-S., McNamara, J. O. and Williams, S. M. (eds.) (2001). Neuroscience, Second edition. Sunderland, MA: Sinauer Associates.
[25] Watanabe, A., Ogino, M. and Asada, M. (2007). Mapping facial

expression to internal states based on intuitive parenting. Journal of Robotics and Mechatronics 19 (3) : 315-323.

[26] Russell, J. A. (1980). A circumplex model of affect. Journal of Personality and Social Psychology 39 (6) : 1161-1178.

[27] リドレー, マット. (中村桂子, 斉藤隆央訳.) (2004). やわらかな遺伝子. 東京: 紀伊国屋書店.

[28] Fana, Y., Duncana, N. W., de Greckc, M. and Northoffa, G. (2011). Is there a core neural network in empathy? an fMRI based quantitative meta-analysis. Neuroscience and Biobehavioral Reviews 35: 903-911.

[29] Shamay-Tsoory, S. G., Aharon-Peretz, J. and Perry, D. (2009). Two systems for empathy: a double dissociation between emotion al and cognitive empathy in inferior frontal gyrus versus ventromedial prefrontal lesions. Brain 132 (Pt3) : 617-627.

[30] Liddell, B. J., Brown, K. J., Kemp, A. H., Barton, M. J., Das, P., Peduto, A., Gordon, E. and Williams, L. M. (2005). A direct brainstem-amygdala-cortical 'alarm' system for subliminal signals of fear. Neuroimage 24 (1) : 235-243.

[31] Holt-Lunstad, J., Smith, T. B. and Layton, J. B. (2010). Social relationships and mortality risk: A meta-analytic review. PLoS Medicine 7 (7) : e1000316.

[32] Ogino, M., Nishikawa, A. and Asada, M. (2013). A motivation model for interaction between parent and child based on the need for relatedness. Frontiers in Psychology 4, No. Article618, pp. 324-334.

[33] Tronick, E., Als, H., Adamson, L., Wise, S. and Brazelton, T. B. (1978). The infant's response to entrapment between contradictory messages in face-to-face interaction. Journal of the American Academy of Child & Adolescent Psychiatry 17 (1) : 1-13.

[34] Chen, Q., Panksepp, J. B. and Lahvis, G. P. (2009). Empathy is moderated by genetic background in mice. PloS One 4 (2) : e4387.

[35] Asada, M. (2015). Towards artificial empathy. International Journal of Social Robotics 7: 19-33.

[36] Keysers, C., Wicker, B., Gazzola, V., Anton, J.-L., Fogassi, L. and Gallese, V. (2004). A touching sight: SII/PV activation during the observation and experience of touch. Neuron 42 (2) : 335-346.

[37] Asada, M. (2019). Artificial pain may induce empathy, morality, and ethics in the conscious mind of robots. Philosophies 4 (3) : 38-47.

[38] 浅田稔. (2019a). 人工痛覚が導く意識の発達過程としての共感, モラル, 倫理. 哲学 70: 14-34.

[39] 浅田稔. (2019b). なじみ社会構築にむけて: 人工痛覚がもたらす共感, 道徳, そして倫理. 日本ロボット学会誌 37(4): 287-292.
[40] 浅田稔. (2020). 再考: 人とロボットの自律性. 日本ロボット学会誌 38(1): 7-12.
[41] AI 白書編集委員会編. (2022). AI 白書 2022. 東京: 角川アスキー総合研究所.
[42] 浅田稔. (2022). "意識", AI 白書編集委員会編. AI 白書2022. 東京: 角川アスキー総合研究所, 75-97.
[43] Marmigère, F. and Ernfors, P. (2007). Specification and connectivity of neuronal subtypes in the sensory lineage. Nature Reviews Neuroscience 8(2): 114-127.
[44] Slater, R., Cantarella, A, Gallella, S., Worley, A., Boyd, S., Meek, J. and Fitzgerald, M. (2006). Cortical pain responses in human infants. Journal of Neuroscience 26(14): 3662-3666.
[45] Fabrizi, L., Slater, R., Worley, A., Meek, J., Boyd, S., Olhede, S. and Fitzgerald, M. (2011). A shift in sensory processing that enables the developing human brain to discriminate touch from pain. Current Biology 21(18): 1552-1558.
[46] Kuehn, J. and Haddadin, S. (2016). An artificial robot nervous system to teach robots how to feel pain and reflexively react to potentially damaging contacts. IEEE Robotics and Automation Letters 2(1): 72-79.
[47] Kawasetsu, T., Horii, T., Ishihara, H. and Asada, M. (2018). Flexible tri-axis tactile sensor using spiral inductor and magnetorheological elastomer. IEEE Sensors Journal 18(14): 5834-5841.
[48] Seker, M. Y., Ahmetoglu, A., Nagai, Y., Asada, M., Oztop, E. and Ugur, E. (2022). Imitation and mirror systems in robots through deep modality blending networks. Neural Networks 146: 22-35.
[49] 浅田稔. (2023). 人工痛覚が導くロボットの共感. 科学93: 54-60.
[50] Asada, M. (2020). Rethinking autonomy of humans and robots. Journal of Artificial Intelligence and Consciousness 7(2): 141-153.
[51] Price, T. J. and Inyang, K. E. (2015). Commonalities between pain and memory mechanisms and their meaning for understanding chronic pain. Progress in Molecular Biology and Translational Science 131: 409-434.
[52] 稲谷龍彦. (2023). 人・法・ロボット—科学技術と共進化する社会のあり方を求めて. 日本ロボット学会誌 41(5): 432-436.

[53] 長井志江 . (2023) . ロボティクスによる神経多様性の理解と支援 . 科学 93: 41-46.

[54] Vaswani, A., Shazeer, N., Parmar, N., Uszkoreit, J., Jones, L., Gomez, A. N., Kaiser, L. and Polosukhin, I. (2017) . Attention is all you need. Proceedings of the 31st International Conference on Neural Information Processing Systems, NIPS'17. Red Hook, NY: Curran Associates, 6000-6010.

[55] Sejnowski, T. J. (2023) . Large language models and the reverse turing test. Neural Computation 35: 309-342.

[56] Chalmers, D. J. (2023) . Could a large language model be conscious? arXiv: 2307.07103. (https://doi.org/10.48550/arXiv.2303.07103)

[57] 大平英樹 . (2022) . 内臓感覚に基づく感情科学とロボットの設計 . 日本ロボット学会誌 40(1) : 10-13.

心理構成主義は政治的行為を捉えなおせるか
——政治学の視点から

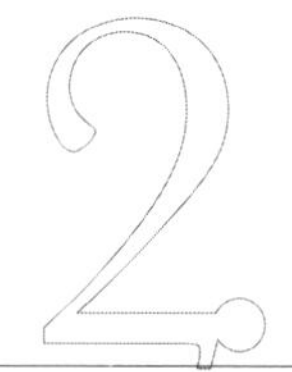

YOSHIDA Toru
吉田 徹

I

「政治的なもの」とは

ソクラテスないしアリストテレス以来の長い歴史を持ちつつも、政治学の内実は、対象は不変なるものの、その方法において大きな変化を経験してきた。誇張を恐れず言えば、現代の政治学は、問題意識を社会学から、そして方法論に関しては経済学から「密輸入」しつつ、共同体(国、地域、家族、国際社会等)における「政治的なもの」の自律性と普遍性を追求してきたと言えるだろう。自律性とは具体的に言えば、共同体とその内外における権力作用の在り方をめぐってであり、普遍性とはこの権力作用の偏在のことである。アリストテレスが自著『政治学』で、なんの躊躇もなくポリス的人間—「人間がその自然の本性において国家をもつ動物であることも明らかである」—を出発点としていることからもわかるように、「政治的なもの」の中心に据えられるのは、当然ながら、共同体であり、ここに現代の社会科学で主流となった方法論的個人主義(社会をめぐる考察が個人に出発する方法）に留まらない、政治学固有の特徴が他方では存在している。

II

感情の地位

そうした政治学において感情がどのように位置づけられ、扱われてきたのかを概観するのは容易ではない。それでも、おおまかに言って以下のように変遷してきたと言えるだろう。

まず、古代ギリシャ哲学では、ストア派を含め、理性への偏重はありつつも、感情も重要な位置を占めてきた（広川 1994[1]）。例えば、幸福を主題に据えるアリストテレス『ニコマコス倫理学』においては激情や欲望が徳に対置される一方で、自己や他者、共同体への愛（フィリア）の重要性が説かれていた。

その後、トマス・アクィナスなどのスコラ哲学を経由して受け継がれてきた感情論は、近代に入って、それまで個人と共同体との調和を前提としていたパラダイムの変化とともに、位置づけが変わっていく。この時代の象徴こそがトマス・ホッブズをはじめとする社会契約論者であった。「恐れ」という感情（passion）とともに書かれたとする彼の『リヴァイアサン』（1651）は、人々は自己の欲求を貫徹し、生存することの感情を持つとし――「すべての人の同一の、意欲、恐怖、希望等々の、諸情念の類似性」（ホッブズ 1651=2012 : 39[2]）―、ゆえにそうした自然状態を治めることができる国家という、神に代わる理性的な人工的構築物の正当性を主張した（萩原 1994[3]）。近代科学の基礎である理知的な演繹的推論と因果関係の思考法を応用した同書はまた、現代政治学に至るまでのひとつのパラダイムを提供した。

感情を元手にして、社会契約を訴えたのはホッブズに留まらない。後に続くモンテスキュー『法の精神』（1748）は、ホッブズのいう自然状態と真逆の世界を前提としつつも、人間の情念（passions humaines）が自己統治の障害になると説いた。ほぼ同時代を生きたルソーは、やや異なるものの、その『社会契約論』（1762）をはじめ、他者への共感である憐みの感情が共同体にとって不可欠であることを説いた(王寺2023[4])。こうした感情を資源とした共同体構築の主張は、ヒューム『人間本性論』(1739)でもみられた。

あまりにもおおまかな見取り図だが、近代以前にあっては、共同体と個人の感情は一体のものとして扱われていたのに対し、近代以降の政治学は、個人を出発点として感情を説き起こすようになった。つまりは、善きもの、悪しきものの区別はあっても、感情そのものを特別視していたわけではなかった。

III

「政治科学」の登場

その後、政治が「科学」として発展していく契機を作り、現代政治学の出発点を作った人物として、マックス・ウェーバーの名を挙げるのは不自然ではないだろう。彼は社会科学の任務として価値(規範)よりも事実(手段)を優先し、共同体と個人との関係の調和ではなく、むしろ両者間の葛藤に説明の力点を置いた(犬飼2011[5])。「神が死んだ」(ニーチェ、1900)時代にあって、科学はもはや価値同士の優劣を決することができず、できるのは価値に基づく行為や決断が持つ事実性を問うことでしかない。かくして、20世紀に入り「政治学(political studies)」と「政治科学(political science)」との裂け目が生まれ、感情の地位も後景に退いていくことになる。

「政治科学」は、アメリカで発展をみた行動論(behaviouralism)をその基盤とする。行動論とは、20世紀初頭から後半にかけて、政治学者チャールズ・メリアムやデヴィッド・イーストンらによって牽引されてきた、より「科学的」であることを目指す学術ムーヴメント(「行動論革命」)であった(Berkenpas 2016[6])。アメリカ政治学会会長(1968-69)を務めたイーストンによれば、それは人間行動理解に自然科学の手法を適用し、観察を計量可能なものとし、方法論的個人主義を特徴とするものであった。彼が著した『政治体系』(イーストン1953=1973[7])は、政治行為における規則性を発見し、検証可能性に開かれ、技法に自覚的であり、数量化を進め、価値評価・経験的説明を回避し、体系だった知識を構築し、純粋科学であることに努め、学際的であることを導きとした。

確かに、行動論はそれまで国家学や憲政論の一分野に留まっていた政治学（イーストンの言葉を借りれば「伝統主義的政治学」）を刷新し、政治学に心理学や経済学、社会学との協働可能性をもたらした。例えば、マルクス主義を発展的に解釈してファシズム論を著したドイツのフランクフルト学派の一部と、戦後社会心理学の草分け的存在となったラザースフェルドらが、アメリカで共同研究を開始できたのも、こうした時代的転換があったからである（奥村2013[8]）。少なくとも、政治学はここで国家を政治システム、制度を政治過程、近代化を政治発展、国民性を政治文化などと読み替え、より多くの説明可能性と比較対象を手に入れることになったことは事実である。

ここまでの展開を整理するならば、アリストテレスに端を発する「社会構成論（sociological constitutionalism）」とプラトンに端を発する「法的構成論（legal constitutionalism）」という2つの太い幹は、前者においてJ.S. ミル、トクヴィル、マルクス、ウェーバーなどを培養し、後者はアルトゥージウスやボダンに受け継がれ、両者は行動論革命を経て政治発展論、利益政治、投票行動論、公共政策分析、公共選択論、社会運動論、世論研究などを、ともに政治学の範囲とすることができるようになった（Schmitter 2009[9]）。

ただ、ここに至って、理性の影に隠れていた政治行為における感情は、もはや正面から据えられることなく、封印されることになった。こうしたアメリカでの政治学の発展を、未開の地にあっては歴史的経験よりも、人智を通じて現象を理解しようとした新大陸ならではの知的伝統の延長線上として理解することも可能だろう（Crick 1958[10]）。日本における行動論革命も、1988年に猪口孝、村松岐夫、大嶽秀夫、蒲島郁夫が創刊した雑誌『レヴァイアサン』によって本格的に発展していくようになっていった。同誌は創刊号で日本の政治研究が「歴史や思想史あるいは外国研究の片手間で行われることによって、評論的、印象主義的になっている」と評した。

もちろん、こうした「行動論革命」に包摂されなかった政治学の重要な潮流も存在する。戦後に限っても、T. アドルノ、H. マルクーゼ、M. フーコー、H. アーレント、J. ハーバーマス、J. ロールズ、I. ウォーラスティンなど、「政治理論」や「社会理論」、「政治哲学」の枠内に押し込められつつも、多大な影響を及ぼした研究群が存在していたことも忘れてはならない。ただ、これら政治思想や政治哲学においても、感情が必ずしも重要な地位を与えられてこなかったことも事実である(Ferry and Kingston 2008[11])。いずれにせよ、政治学者・川原彰の図式を借りれば、この時代に至って、政治学は行動論に典型的な政治行為のパターン変数の発見や確率論的な理論に足場を置く「ウェーバー=パーソンズ」的な視座と、政治理論がこだわる人間行為の可能性や創造性を問う「ウェーバー=マンハイム」的な視座への分化を決定的に経験したと総括できよう(川原1997: 37-38[12])。

IV

「合理性」とは?

もちろん、行動論革命に対する批判も多い。それは、まず定性・定量可能な分析対象に縛られ、政治の記述に重きを置くため批判的観点を失い、政治的に必ずしも重要な争点ではなく、より狭小な領域に特化するようになったからである(佐々木1999: 11[13])。こうした批判に最も適合するのは、政治学が経済学の視点を取り入れた「合理的選択論(Rational Choice)」である。批判的な論者から「Rat-Choice(ネズミの選択)」と揶揄される50年代に生まれたこのアプローチは、政治的行為においてはコストとベネフィットが優先的な基準であり、個々人は自身の利益を最大化するための固定的な「選好(preference)」を持つことを前提とする。個人や集団の行動を理解し、その行動がなぜ取られたのかを外在的に認識し、操作可能(尺度を統一して比較考慮する)なものとするためには、予め「選好」が何であるのかを特定しておかないとならないからだ。

これはまた、経済的・厚生的報酬が事後的かつ外在的に検証可能であるのに対して、感情的な報酬が主観的要素であることから、政治学のいう科学分析—追試可能であること—に馴染まないことに関係していよう。そこには、ハーシュマンが主張したように、理性的な「利益」の追求によって世界は恒常性と予測可能性を帯び、社会は調和的なものとなるという近代思想の前提が流れ込んでいることも間違いない(ハーシュマン 1976=1985[14])。

合理的選択論のうち、最も知られているもののひとつは、ライカーらの「合理的投票者のパラドクス」だ。すなわち、投票に当たって有権者は自身の利益を第一に置く。その場合、投票で得られる利益は投票にかけるコストより上回らないとならない。しかし、その投票者の一票で決まるような選挙はまずなく、政策的利益も不明瞭であるから、棄権が合理的になるというモデルである(Riker and Ordeshook 1968[15])。ただし、実際に投票率はゼロにはならないゆえ、これは「パラドクス」として定置されることになる。合理的選択論に対しては、多くの研究が現実政治の理解につながらず、事後的な解釈に留まると批判される(Green and Shapiro 1994[16])。また、経済学者センは、人間の選好が単一のものであり、かつその順序が固定的であるとすること自体が、社会環境を無視する「合理的な愚かさ」だとこきおろした(Sen 1977[17])。こうした手法の拡大を菅原琢は政治学の「アメリカ化」と呼び、計量分析の普及と仮説検証型論文の量産によって、実証可能なものばかりが分析対象となったり、十分な追試ができなくなったりしている状況が日本でも進んでいると警鐘を鳴らしている(菅原 2010[18])。

ただし、政治的行為―ここでは投票―における「ベネフィット」が何であるのかという点において、合理的選択論が先験的に定義しているわけではないことに注意する必要もある。ウェーバーの定義を借りれば、政治とは「価値の分配」のことでもあるが、ここでいう価値には、当然ながら経済的・厚生的価値だけではなく、名誉や承認といった感情的価値が含まれること自体は合理的選択論も否定はしない(ライカー自身、人間には利他主義的行動が備わっていると指摘していた)。砂原は、「投票行動モデルのコロンビア学派とかミシガン学派の人たちもそもそも有権者のことを『合理的』だとは思っているわけではない(略)ここは、理論や思想の人が言うことと、行動論の実証の人の言うこととが、うまく嚙み合わないポイントの一つのように思います。そもそもどちらも別に有権者を合理的だと思っていないのに、お互いに、あなたは合理的だと思っているだろうという話をしてしまう」と指摘している(砂原ほか 2023: 16[19])。

V

政治学における感情論の再興

社会科学の多くでみられた「感情論的転回(emotional turn)」が政治学に及ばなかったわけではない。この点、バレット『情動はこうしてつくられる』に最も近接的な政治学の領域は、心理学や社会心理学の知見を応用して政治現象を分析しようとする政治心理学の分野だろう(Osborne and Sibley 2022[20])。古くは、やはり行動論革命の一翼を担い、政治アクターの分析にフロイト心理学を応用したラスウェル(Lasswell 1930[21])などによって先鞭が付けられた同分野では、例えば異なる党派を持つ相手や対立候補に対する怒り、テロ事件など生じる不安、社会運動などにおける希望などの感情が、大きな役割を果たすと主張する。同分野で先進的な研究を進めるマーカスは、脳科学の知見を一部取り入れつつ、それまでの脳の反復的手続きによって生まれる「手続き的記憶」と、これに反応する「感情システム」を「情念(sentiment)」と呼び、その情念の作用が政治的文脈によって大きく変化することを、実験を通じて証明した(Marcus 2002[22])。あるいは、日本でも話題を呼んだハイト『正しいと思う精神(邦題:社会はなぜ左と右にわかれるのか)』は、理性よりも直観が優位に立つことを前提に、人間の道徳基盤をケア、公正、忠誠、権威、神聖、自由の6つに分類できることから、政治的なリベラルよりも保守の方がより包摂的な基盤を持つと主張した(ハイト2012=2014[23])。現実政治でしばしば問題にされるポピュリズム政治やアメリカ政治を舞台にした「トライバリズム(部族主義)」や「感情的分極化」といった現象も、人々の政治意識と感情が無関係でないことを示唆している。これらは、現代政治の有権者は、特定政党の掲げる世界観やイデオロギーに従うのではなく、憤りや不安に沿って行動・認知するようになっていることを知見として示すものだ(Whitt et al. 2021[24])。

神経科学の領域にも政治学が取り組んでいないわけではない。学問領域の壁は依然として厚いものの、一部ではfMRI(機能的磁気共鳴イメージング)を用いて、選挙キャンペーン時の脳の反応を調べる「ニューロポリティクス」の可能性を探る研究もある(加藤ら2009[25])。これらは何れも、行動論革命の極致として、政治的行為の内在的理解よりも外在的理解を優先するパラダイムを確固とすることを目指すものと位置づけられるだろう。さらに脳科学と心理学の知見を借りての「進化政治学」の領域も発展しており（森川2008[26]; 長谷川・長谷川2009[27]）、その国際政治学への応用も進んでいる（伊藤2020[28]）。

政治科学に対置される政治理論からも、感情へのアプローチが再興するようになった。現代において感情を基礎に据えた行動理解を迫るのは、「熟議民主主義」と呼ばれる潮流である。これには多様な立場があるものの、一般的には「人々の間の理性的な熟慮と討議、すなわち熟議を通じて合意を形成することによって、集合的な問題解決を行おうとする民主主義の考え方」（田村2008: 2[29]）と定義されよう。もっとも、ここで「理性的な熟慮と討議」とされていても、熟議民主主義は感情の次元を排除するものではなく、そこには多様な人々の選好—理性的でない声を含め—が含まれていなければならないから、かかる選好が感情的なものであっても、正当に処遇されるべきだと主張される。集団的討議を通じ個々人の選好は変容していくことが期待され、新たな合意内容がそこにもたらされることになる。斎藤の言葉を借りれば、民主的な意思決定において「利益」ではなく「理由」を、「合理性」ではなく「道理性」を重視するのが熟議民主主義である限り、固定的な選好は集団的な討議を通じて、変容し、より最適な集合的意思決定が可能であると主張される（斎藤2012[30]）。

VI

政治学における構成主義

バレットのいう「構成主義的情動理論」は、いうまでもなく、2000年代から各ディシプリンで取り入れられるようになった構成（構築）主義の認知心理学への応用でもある。政治学でも同様の流れがあり、初期に国際政治学で取り入れられた後（Wendt 1992[31]）、理論的に洗練されて、広がりを見せてきた。論者によって力点は多少異なるものの、基本的には「利益」の定義を広く取り、それが（広義の）制度、言説、アイディアなどによって構成されるとするのが政治学における構成主義だ。「構成主義者にとって、政治とは明らかな物質的利益に対する盲目的な追求ではなく、そうした概念を創出し、明瞭なものとし、また行動可能なものとするものであり、道具性(とされるもの)と、より感情的な動機との間の均衡のこと」(Hay 2006: 64[32])とされるように、政治アクターの利益を所与とするのではなく、より広い文脈と環境によってこれがいかに認識されるのかという点に、より高い説明可能性が置かれる。細かな話になるが、政治学における構成主義は、合理的選択論への反発から生まれた「新制度論(広義の制度によって政治的主体は意味づけられ行為するという視角)」の派生であり、その点では感情におけるインスタンスを重視し、人間の完全合理性を疑うバレットと立場を共有するものといえよう。ただ、その機能は脳や神経に求められるのではなく、国家や個人、組織といった政治的主体に求められる点が、依然として政治学としての役割として期待されている点が異なる。有機体でない国家や組織といった共同体は、当然ながら身体もなければ、感情も持たない。よって、人間の心理や脳に基づく政治的判断や行為、そして個人が形成する政治的組織や集団、さらにこれらが行う行為や意思決定がどのように直線的につながっているのかの検証は—社会運動論などを除いて—、おそらく不可能に近い(いわゆる生態学的誤謬)。ここから、政治学における感情は、いわば共同体におけるそれを主語に据える「マクロ・アプローチ」と、指導者や政治家が抱く感情に注目する「ミクロ・アプローチ」に分化したままになっている(Hutchison and Bleiker 2014[33])。

VII

感情は政治に欠かせない

もっとも共同体と個人の感情がどのように連関するのかが検証されたところで、政治的現象を理解する上での大きなパラダイム転換とはならないものとも思料される。なぜなら「『人間の意志は僥倖、遺伝子の意志に過ぎない』と分子生物学的に述べたところで、政治哲学上の課題の解決にとってほとんど意味」がない。それは政治においては「必然的な法則が見出されたとしても、その予測性は自覚によって打破(予測された時点で異なる選択肢が生まれるため——引用者註)されてしまう」(小野1982: 221[34])からである。予測可能性を打破するのが政治的行為の特徴であり、この点に限って言えば、政治的行為は科学に従うのではなく、本質的につかみどころがないものへと変質する。ここに政治的行為の限界と可能性、いわば本質が宿るのである。

先に引用したクリックは、イギリス世論のナチズム台頭を分析した書籍の書評文において当時のイギリスの「リベラル」が個人主義や経済的利益の理論を盲目的に前提としていたために、時代的な条件から台頭してきた感情的な熱狂主義を帯びた共産主義やナチズムに有意に対応できなかった事態を「リベラル認識の失敗」と呼んだ(Crick 1971: 203-215[35])。政治哲学者ウォルツァーは「リベラルな合理主義」の誤謬を同様に指摘している(ウォルツァー 2004=2006[36])。両者は何れも、理性と感情を対置させ、政治において前者を優先させるリベラル的解釈は、政治的な行為をむしろ退けることになる、としているのである。歴史的な政治変動の原動力は人々の感情を基礎としていたし、感情的な傾きなくして、確信的な理性擁護も可能にならないからだ。いわば、「情念(の幾分か)を合理化し、理性に情念の息吹を与えるために、理性と情念と区別する線を曖昧なものとする」(ウォルツァー 2004=2006: 208[36])ことを通じて、政治はその可能性を拡張することになる。ウォルツァーはそして「この単純な命題を理論的な心理学のようなものに訴えることなく」証明することができた[36]。その言が正しいのであれば、政治学にとってバレットの主張は何も目新しいことはではないと言えるだろう。

文献

[1] 広川洋一. (1994). アリストテレスの感情論. 思想842: 103-127.
[2] ホッブズ, トマス. (水田洋訳.) (1651=2012). リヴァイアサン. 岩波文庫. 東京: 岩波書店.
[3] 萩原能久. (1994). "「政治的なもの」の概念", 萩原能久ほか編. 国

家の解剖学. 東京: 日本評論社.
[4] 王寺賢太. (2023). 消え去る立法者. 名古屋: 名古屋大学出版会.
[5] 犬飼裕一. (2011). 方法論的個人主義の行方. 東京: 勁草書房.
[6] Berkenpas, J. R. (2016). The Behavioral Revolution in Contemporary Political Science: Narrative, Identity, Practice. Dissertations, 1427.
[7] イーストン, デイビッド. (山川雄巳訳.) (1953=1973). 政治体系. 東京: ぺりかん社.
[8] 奥村隆. (2013). 亡命者たちの社会学. 応用社会学研究 55: 59-78.
[9] Schmitter, P. C. (2009). The Nature and Future of Comparative Politics. European Political Science Review 1 (1): 33-61.
[10] Crick, B. (1958). American Science of Politics. Berkeley, CA: University of California Press.
[11] Ferry, L. and Kingston, R. (2008). "Introduction: The Emotions and the History of Political Thought", Kingston, R. and Ferry, L. (eds.). Bringing the Passions Back In. Vancouver: University of British Columbia Press.
[12] 川原彰. (1997). 比較政治学の構想と方法, 東京: 中央大学出版部.
[13] 佐々木毅. (1999). 政治学講義. 東京: 東京大学出版会.
[14] ハーシュマン, アルバート O. (佐々木毅, 旦祐介訳.) (1976=1985). 情念の政治経済学. 東京: 法政大学出版局.
[15] Riker, W. H. and Ordeshook, P. C. (1968). A theory of the calculus of voting. American Political Science Review 62 (1): 25-42.
[16] Green, D. and Shapiro, I. (1994). Pathologies of Rational Choice Theory. New Haven, CT: Yale University Press.
[17] Sen, A. K. (1977). Rational Fools: A Critique of the Behavioral Foundations of Economic Theory. Philosophy & Public Affairs 6 (4): 317-344.
[18] 菅原琢. (2010).「アメリカ化」する日本の政治学. 思想地図 5: 381-405.
[19] 砂原庸介ほか. (2023). 座談会 政治学の教科書は何をめざすのか. 書斎の窓 no.689.
[20] Osborne, D. and Sibley, C. G. (2022). "Political Psychology. Advancing an International Perspective on the Psychology of Political Behaviour", Osborne, D. and Sibley, C. G. (eds.). The Cambridge Handbook of Political Psychology. Cambridge: Cambridge University Press, 3-21.
[21] Lasswell, H. D. (1930). Psychopathology and Politics. Chicago:

The University of Chicago Press.
[22] Marcus, G. E. (2002). The Sentimental Citizen: Emotion in Democratic Politics. Pennsylvania: Pennsylvania State University Press.
[23] ハイト, ジョナサン. (高橋洋訳.) (2012=2014). 社会はなぜ左と右にわかれるのか. 東京: 紀伊國屋書店.
[24] Whitt, S., Yanus, A. B., McDonald, B., Graeber, J., Setzler, M., Ballingrud, G. and Kifer, M. (2021). Tribalism in America: Behavioral Experiments on Affective Polarization in the Trump Era. Journal of Experimental Political Science 8 (3): 247-259.
[25] 加藤淳子, 井手弘子, 神作憲司. (2009). ニューロポリティクスは政治的行動の理解に寄与するか. レヴァイアサン 44: 47-70.
[26] 森川友義. (2008).「進化政治学」とは何か？ 年報政治学 59 (2): 217-236.
[27] 長谷川寿一, 長谷川眞理子. (2009). 政治の進化生物学的基礎. レヴァイアサン 44: 71-97.
[28] 伊藤隆太. (2020). 進化政治学と国際政治理論. 東京: 芙蓉書房出版.
[29] 田村哲樹. (2008). 熟議の理由. 東京: 勁草書房.
[30] 斎藤純一. (2012). "デモクラシーにおける理性と感情", 齋藤純一, 田村哲樹編. アクセス デモクラシー論. 東京: 日本経済評論社.
[31] Wendt, A. (1992). Anarchy is what states make of it: The Social Construction of Power Politics. International Organization 46 (2): 391-425.
[32] Hay, C. (2006). "Constructivist Institutionalism", Rhodes, R. A. W, Binder, S. A. and Rockman, B. A. (eds.). The Oxford Handbook of Political Institutions. Oxford: Oxford University Press.
[33] Hutchison, E. and Bleiker, R. (2014). Theorizing emotions in world politics. International Theory 6 (3): 491-514.
[34] 小野修. (1982). 政治における理性と情念. 京都: 世界思想社.
[35] Crick, B. (1971). Political Theory and Practice. London: Allen Lane/ Penguin Press.
[36] ウォルツァー, マイケル. (齋藤純一, 谷澤正嗣, 和田泰一訳.) (2004=2006). 政治と情念. 東京: 風行社.

相互行為の人類学による感情へのアプローチ
——人類学の立場から

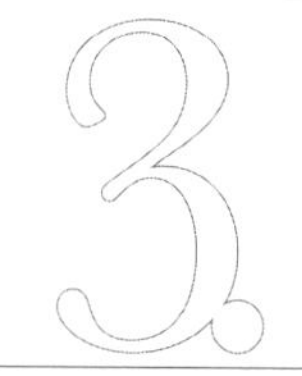

TAKADA Akira
高田 明

I

はじめに

現代社会に流布している素朴な見方によれば、感情とは、物事によって身体的に喚起される様々な情的過程のことを指す。それは表情、身振り、言語などを通じて現される。感情は、私たちの共感の基盤をなす一方で他者に深刻なコンフリクトを引き起こす危険性もはらんでいる。感情の表出をコントロールし、社会的文脈に適合した形でこれを行うことは、一人前の社会人として生活するために必須の能力だとみなされている。本章では、こうした感情についての見方を相対化すると共に人類学、特に筆者が推進してきた相互行為の人類学のアプローチ（詳しくは高田 2019[1]：特に第7章を参照）から感情を分析していくための論点を整理する。

人類学は19世紀に産声をあげた当初、諸学問の知を結集してヒト／人間の特徴を総合的に明らかにしていくという目標を高らかに掲げた。そのうち文化や言語を扱う人類学は、人間の精神能力の様々な集合的発現を研究する役割を担うとされた(Sperber 1982=1984: 10[2])。感情もそうした精神能力の一ジャンルと位置づけられる。この役割を果たすためには、人間の生活をありのままに捉える質的な問いかけが不可欠である。また、フィールドワークを通じて文化や言語の多様性についての知見を蓄積してきた人類学は、経験論的でもある。両者、つまり質的問いかけと経験論的知見を結びつけることは挑戦的な課題だ。その回答は様々で、文化や言語を扱う人類学に数多くの流派を生んできた。

1

社会的状況と「感情」

その中でも有力な回答の1つは、フィールドワークの現場で起こっていることを徹底的かつ微視的に分析することである。このアプローチを切り開いた一人として、アーヴィン・ゴフマンがあげられる。ゴフマンは、「ある人がそこに『居合わせている』他人全ての素の感覚に接することができるし、同様に全ての他人もその人に接することができると気づく環境」のことを「社会的状況」と呼んだ。そして、それまで社会的状況は人類学や社会学において無視されてきたが、真剣な学問的探究の対象になりうると主張した(Goffman 1964[3])。こうした呼びかけに応え、日常生活における微視的な行為のやりとりとその文脈の分析にその関心を集中するのが、相互行為の人類学である[1]。元ゴフマンの指導院生であり、相互行為の人類学を牽引してきたグッドウィンによれば、「対面相互行為の分析は言語、社会組織、文化を統合的な見地から研究する機会を与えてくれる」(Goodwin 1990: 2[4])。

本書の随所で登場するリサ・フェルドマン・バレットの構成感情理論は、感情を中核感情(core affect)と呼ばれる自身の内的状態に外的状態を加味した概念化の産物だという。この概念化にあたって、構成感情理論は私たちが日常生活で用いるような感情カテゴリーの適用を積極的に肯定する(Barret 2016[5])。この点で、日常的な言語の使用に焦点をあてる相互行為の人類学とは親和的である。相互行為の人類学の日本におけるパイオニアである菅原は、従来の心理学的及び社会学的な感情論を、以下のように断罪している。心理学者たちはあまりに気楽に「感情」を実体化し、感情が人間の心の中にくっきりと輪郭をもって現れる「もの」のように扱っている。一方社会学者たちは、心理学的実体としての感情が存在することを断固否定する。だが一旦感情を社会的・歴史的に構成されたものと規定した後は、ためらいもなく権力作用、商品化といった華々しい議論にこの言葉を使用する。こうした観点のいずれにも満足しない菅原がめざすのは、自らの経験の直接性に還りながら、その中に潜む「自然」と「社会」の深い癒合を解きほぐすことである(菅原2002: 6-7[6])。この試みを推進し、生きられた感情を研究の俎上にのせるためには、心理学的実体としての感情の存在を一旦括弧に入れるだけではなく、それが社会的に構成される過程をつぶさに分析していく必要がある。相互行為の人類学は、これを通じて私たちのリアリティを構成し、それを彩る感情を分析し、より深く理解しようとするのだ。以下では、このアプローチから感情について論じる。

II

間主観性の基盤としての感情

1

養育者－子ども間相互行為

この節では、文化的に特徴的な間主観性(intersubjectivity)の基盤として働く感情の表出や経験について論じるために、養育者－子ども間相互行為(Caregiver-Child Interactions: CCI)に注目する。ヒト/人間のコミュニケーションの成り立ちについて幅広く論じてきたトレヴァーセン(Colwyn Trevarthen)は、情動的共感及びコミュニケーションに直接役立つ表現の協応が含まれるように判断基準を広げれば、間主観性は誕生まで遡って観察できるという(Trevarthen 1990: 731[7])。その後、乳児が生後2か月頃から養育者と視線、表情、発声、身振りなどを協応させながら交流する一体的な関係性を第一次間主観性(Trevarthen 1979[8])、さらに生後9か月頃から「人(自分)－人(他者)－対象物」の間で繰り広げる3項間の関係性を第二次間主観性（Trevarthen and Hubley 1978[9]）と呼ぶ。乳児がこうした間主観性を発達させていくためには、乳児の行動を解釈し、働きかけ、共に相互行為を作りあげていく他者が不可欠である。

初期の音声コミュニケーションに関する研究ははじめ、乳幼児に向けた母親の発話に注目した。人類学的言語学者であるファーガソンは、乳幼児に向けた母親の発話についての通言語的な研究のパイオニアである。ファーガソンは、彼が「赤ちゃん語（baby talk）」と呼んだこのような発話を分類学的、言語学的観点から分析した（Ferguson 1964[10]）。ファーガソン自身は、赤ちゃん語の特徴はその他の言語現象と同様、文化的に慣習化されて伝えられると考えた。だが、彼の研究から示唆を得た多くの研究者、とりわけ心理学者は「乳児向け発話（infant directed speech: IDSpeech）」の普遍的特徴を見いだそうとした。そうした特徴には、成人向け発話（adult directed speech: ADSpeech）と比べると、高いピッチ、広いピッチの振れ幅、長い休止、短い発話、多くの韻律的な反復、広がったイントネーション曲線などがある（Fernald and Simon 1984[11]）。

このように、全てではないにしても[3]、多くの言語や文化において養育者が乳幼児に話しかける時に話し方を変えるのはなぜだろうか？ 有力な解釈の1つは、「養育者は、相互行為をスムーズに進めるために、子どもの「最近接発達領域」（適切な指導があれば子どもが達成できることと、指導なしで子どもが達成できることとの間の領域）に働きかけている（Bruner 1983=1988[13]）」というものである。この解釈をさらに進めてファナルドら（Fernald and Simon 1984[11]; Fernald et al. 1989[14]）は、IDSpeechの特徴が実際の子どもの発達にどんな影響を及ぼすのかという問いに対して、次の3つの仮説を提案した：(1) IDSpeechの強調されたピッチ曲線は、乳児の注意を引き、それを維持

3　その後、IDSpeechの普遍性には反証と反論が提示されるようになった。例えば、IDSpeechがADSpeechよりも高いピッチを普遍的に採用しているという主張に対しては、以下のような反論がある。ラトナーとパイ（Ratner and Pye 1984[12]）によれば、キチェ・マヤ（Quiche-Mayan）の大人は、しばしば成人の受け手に敬意を示すために高い音域を使用する。そのため、キチェ・マヤのADSpeechは相対的に高い平均Ｆ０によって特徴づけられ、IDSpeechとADSpeechの差が減少する可能性がある。

するための顕著な音響刺激を提供する(以降、注意喚起仮説)、(2) IDSpeechの韻律的特徴は、乳児の覚醒レベルを調節し、乳児に対する感情を伝達するために用いられる(以降、感情コミュニケーション仮説)、及び(3) IDSpeechにおける韻律的な変形は、発話過程及び言語理解を促進する(以降、言語習得仮説)。

2
感情コミュニケーション仮説

これまで多くの実験的研究が、子どもの様々な発達段階で(1)の注意喚起仮説の正しさを実証してきた(e.g. DeCasper and Fifer 1980[15]; Fernald and Kuhl 1987[16])。これに対して、(2)感情コミュニケーション仮説や(3)言語習得仮説については、実験的な検討が十分に行われてきたとは言い難い。その主たる理由の1つは、実験的研究を行うための方法論上の制約にある。ただし、これらの仮説は相互排除的なものではなく、複数の仮説が正しいこともあり得る。とりわけ本節では、(2)感情コミュニケーション仮説の妥当性を相互行為の人類学と関連づけながら検討する。

日常生活において乳児は、複雑で動的な刺激にさらされている。CCIは間主観的に成り立つもので、社会文化的に価値づけられている。言い換えれば、常に特定の文化における社会的状況の中で実践される(Ochs 1988[17])。感情コミュニケーションが生じるのはそんな状況下である。従って、感情コミュニケーション仮説を検討するには観察研究が有効だろう。

大半の初期音声コミュニケーション研究は観察研究を採用してこなかったが、例外もある。例えばスターンは、2か月児でさえも、視線、顔の表情、発声、及び身振りを調整することで母親とコミュニケーションできることを示した(Stern 1974[18]; 1985[19])。パポウシェクによると、乳児の行動的及び感情的状態、すなわち快適か不快に応じて、2か月児はその発声の音響特性を変化させる。さらに親たちは、その声から乳児がどんな状態なのかを判断できた。さらに、母親は養育の状況に応じてその声の音響特性を変化させていた(Papoušek 1992[20])。これらは、後の発達段階において、養育者と乳児がその発声を相互に調和させていく基盤を提供すると考えられる。生後6か月頃になると、乳児は養育者の発声を音楽的なフォーマットで繰り返し再現することを楽しむ(Trevarthen 1999[21])。

近年、初期音声コミュニケーションの間主観的、感情的、及び時間的特性を探求する研究者が増えつつある。中でもトレヴァーセンら(e.g. Malloch 1999[22]; Trevarthen 1999[21]; Malloch and Trevarthen 2009[23])は、CCIにおける共同的音楽性(communicative musicality)の分析、すなわち養育者と子どもを音楽的対話のパートナーとみなし、その音声的なやりとりの分析を推進している。またトレハブらのグループは、IDSpeechと乳児向け歌(IDSong)を概念的に区別し、後者の特徴と効果について検討を進めている(e.g. Trehub et al. 2015[24]; Cirelli and Trehub 2018[25])[4]。

3

グイ／ガナのあやし

こうした研究と呼応しつつ、筆者はCCIを音楽的対話とみなし、IDSpeechやIDSongの言語的及び音響的な特徴について検討してきた(e.g. Takada 2005[26]; 2012[27], 2020[28]; 高田2019[1])。この試みは、IDSpeechやIDSongの普遍性と文化的特異性の双方に私たちの注意を向けさせる。例えば高田[26][27]は、グイ／ガナの初期音声コミュニケーションの特徴を提示している。グイ／ガナは南部アフリカの狩猟採集民・先住民として知られるサンの下位グループで、ボツワナの中央部にある中央カラハリ動物保護区(CKGR)の付近を生活域としてきた(図1)。グイ／ガナでは、乳児をあやす際、その子の名前が時々変形される。養育者はこの名前を用いて、愉快なやり方で繰り返し乳児に呼びかける。これはグイ語／ガナ語でサオ・カム(文字どおりの意味は「あやす方法」)と呼ばれ、たいてい乳児の近しい女性親族によって行われる。

4　例えばキレリとトレハブ(2018[25])によれば、IDSongとIDSpeechを行う養育者はいずれも14か月齢の乳児の援助行動を引き出しやすいが、その傾向は養育者がその乳児のよく知っている歌を歌っている時により高まる。

ある生後16週齢の乳児（女児）が母親の姉（オバ）から受けたサオ・カムの例では、乳児は母親の膝の上に座り、顔をオバと反対の方向に向けていた（図2）。オバは、乳児の呼称であるTshepo（信頼あるいは希望を意味する）を用いて、サオ・カムを行い始めた。始めオバは、頭を繰りかえし左右に振りながら、サオ・カムを規則的に5回繰り返した。それを見ていた母親も、乳児にサオ・カムを1回発した。しかし、乳児はそれらのサオ・カムに注意を向けていなかった。その直後、オバはサオ・カムの変奏で「遊び」始めた。だが、乳児はやはりそのサオ・カムに注意を払わず、オバはサオ・カムを発することをやめた。

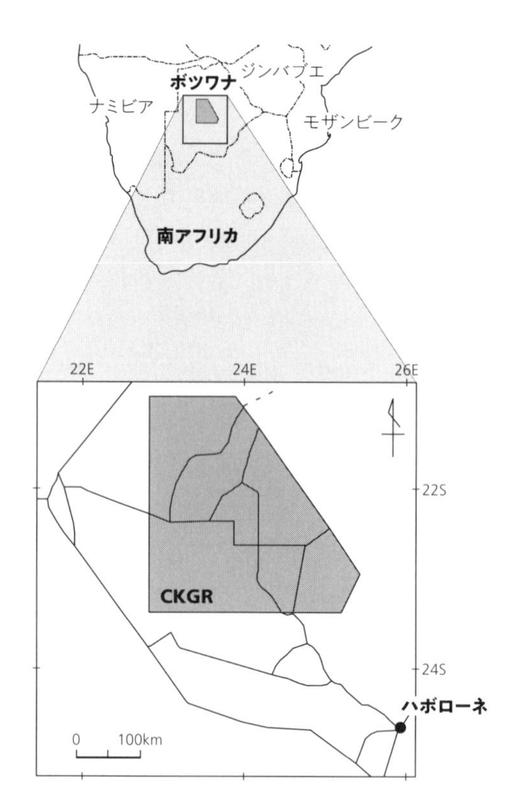

図1　調査地域概観図

上のやりとりから示唆されるように、養育者はサオ・カムを行う際、乳児の応答を期待しており、乳児を生き生きとした感情表出を伴う交流に引き込むことを狙っている。この点で、サオ・カムは乳児との対話を志向している。その結果、サオ・カムの実践では、しばしばある種の構音の反復と変奏のパターンが現れる。高田[26][27]は、これらによってサオ・カムの実践に特徴的なリズムやメロディが生み出された例も報告している。グイ／ガナの養育者は、こうしたやりとりによって乳児に楽しさを与えていると主張していた。さらに、このような活動に関わっている時、しばしば乳児をあやすために「泣かないで」、「眠りなさい」、「静かにして」といったフレーズを挿入していた。まだ言語の理解もままならない乳児にとって、こうした活動やフレーズが意味をなすのはそれが感情と結びついた時であろう。音楽性は、乳児が相互行為に参与することを促す時間的枠組みを提供する。この時期における感情経験や感情表出は、こうした枠組みを発動させ、それに関与することを可能にする様々な動機づけの言い換えだともいえる。そして、この動機づけが適切に満たされた時、第一次間主観性、すなわち生後2、3か月ごろの乳児とその周囲の人々の間に現れる、初期の相互理解もまた達成されたといえるだろう。それは、養育者と乳児の間主観性が次第に複雑に組織化されていくための基盤となっている。

またグイ／ガナのサオ・カムには、高いピッチ、単純な構音、頻繁な繰

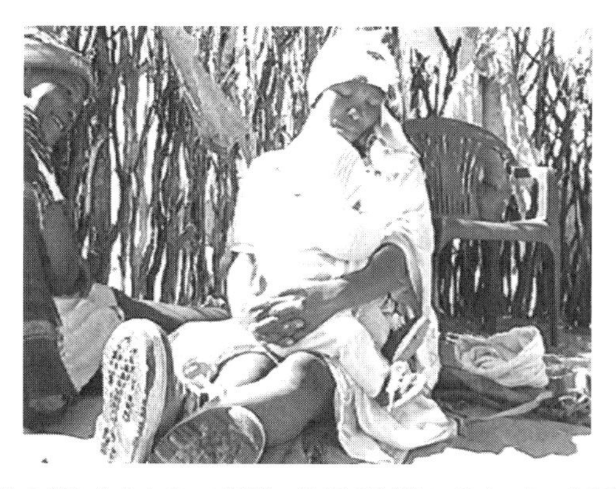

図2　母親(中央)の膝に抱かれる16週齢の乳児(手前)にサオ・カムを行う母親の姉(左)

り返し、基本的な音素の組み合わせ、特定の音調曲線といったIDSpeechの基本的な特徴が認められる。同時にサオ・カムには、グイ／ガナが文化的実践を積み重ねる中で生じてきた特徴的な呼称や韻文的な表現が用いられている。こうしたIDSpeechの通文化性と文化的特異性はいずれも、感情経験や感情表出と結びついており、共同的音楽性を志向している。古くはルソー(Rousseau 1755=2008[29])が、音楽と言語はその起源を同じくし、他者と関わるための精神的な欲求及び情念から発すると考えた。この思想は、それまでの西欧社会では支配的だった神学的な発想から音楽理論を解き放っただけではなく、現代の言語科学やコミュニケーション論の基盤をも形成することになった。上述の共同的音楽性という観点は、こうしたルソーの思想の延長にある。もっとも、「うたう」ことと「話す」ことの関係についての考察は始まったばかりである。様々な社会で長い時間をかけて形作られてきた多様な民俗理論に光をあて、それを反映した文化的実践を丹念に分析することは、音楽と言語の入り組んだ関係を紐解いていくことに繋がると思われる。

III

会話に用いられる感情語彙

養育者からの発話を始めとした働きかけに対して、当初はその韻律的側面に応答していた乳児は次第にその意味論的な側面に興味を示すようになる。(もし全てでなければ)ほとんどの言語には様々な感情を表す語彙がある。この節では、日本のCCIの分析に基づいて、そうした感情語彙が相互行為を組織化するためにどんな働きを担っているのか考える。

1

恥と甘え

ある感情が様々な発話共同体を通して存在するとしても、その発話共同体における支配的価値観と関連づけたその感情の位置づけは発話共同体ごとに異なる可能性がある。東アジアの社会についての研究史においては、ポール・エクマン(e.g. Ekman 1992[30])があげている様々な基本的感情のうち、「恥」に特別の注意が払われてきた。あまりに多くの研究があるので、それらを秩序立てて整理した紹介はできないが、いくつか代表的なものをあげておこう。

ルース・ベネディクト『菊と刀』(Benedict 1946=1967[31])は、第二次世界大戦後の日本社会に最も大きな影響を与えた書物の一つだろう。戦争情報局の日本班チーフだったベネディクトは、米国内の集住キャンプに移住させられた日系人へのインタビューに基づいて本書を執筆した。文化相対主義者だったベネディクトは、日本の文化に特異な目標を探し求めた。そして、日本人は他者からの期待や批判にきわめて敏感で、その社会生活は他者への恩や義理によって強く拘束されていると論じた。ここからベネディクトは、日本の文化は「恥」の感覚を基調としていると特徴づけ、「罪」の感覚を基調とする西欧文化、すなわち絶対的な道徳基準に照らして自らの良心の啓発を頼みにする文化と対比的に理解しようとした。戦時下で日本に赴いたこともなかったベネディクトが、敵国だった日本の人々の精神生活と文化を美しい文体で鋭く分析していたことに多くの日本人は驚嘆した。

高名な精神科医であると共に日本人論の論客として知られる土居健郎の議論には、ベネディクトの影響が認められる。土居はベストセラーとなった著書『甘えの構造』(土居 1971[32])の中で、ベネディクトが恥の文化を罪の文化より劣ったものと捉えているように見えること、また両者の関連について十分な考察がなされていないことには批判的だが、日本の文化が恥の感覚を基調としているという特徴づけ自体は肯定的に受け止めている。その上で恥の感覚は、周囲に暖かく包まれたいと願いながら、その「甘え」(相手が自分に対して好意を持っていることがわかっていて、それに相応しく振る舞うこと(土居 1971: 8[32]))が満たされない状態で衆人環視の状態へ身をさらすことへの悩みからもたらされると論じた。さらに土居(土居 1971[32]; Doi 1974[33])によれば、日本人はこの「甘え」という、幼児期に見られる母親への受身的な愛情の希求に根ざした、他者に認められ、他者との関係を構築・維持していきたいという欲求を核として社会化され、日本の社会もまたこうした価値観を基調として構造化されている。これを反映して、日本語の様々なレベルでの構造（e.g.「甘え」のような語彙の意味論的構造だけではなく、文の様々な要素の省略が許容される、述部や否定を表す小辞が発話の最後に来るといった統語論的構造を含む）は、しばしば日本人の特徴だとされる間接的で婉曲的な表現をし易くしている。さらに、日本人の間では本音と建前、あるいは内と外における態度の不一致が一般的に見られると共にそれが許容されている。そして、両者を一致させようとする米国人とは異なり、日本人は集団内の調和を達成するために本音を人前で明らかにすることをしばしば避けるという。

こうした土居の議論は、日本国内外の多くの研究者による議論を呼び起こした。例えばクランシーは、日本の2歳児とその母親の相互行為を分析し、日本語におけるコミュニケーション・スタイルの獲得について論じた（Clancy 1986[34]）。ここでクランシーは、上記のような土居の「甘え」に関する主張を支持する議論を展開している。クランシー[34]によれば、日本人の母子間相互行為はその文化的信念を反映すると共に強化している。母親はしばしば子どもの望ましい行動を促すため、他者の気持ちに言及し、子どもから共感を引き出そうとする。その際に母親は、自らの気持ちを強調して子どもに伝えるだけでなく、そうした気持ちを持つ他者として、まだ生まれていない赤ん坊や無生物を会話の枠組みに導入することもある。クランシー[34]は、母親はこうした方略によって子どもの共感性、あるいは思いやりを育てる訓練を行っていると主張している。また他者の気持ちに寄り添うことは、同調の圧力をもたらす。母親は子どもの同調性を訓練するため、子どもに他者から笑われることに対する恐れを植えつける。例えば不適切な行動を行った子どもが他者の不承認に直面した場合、その子は「恥ずかしい（ashamed）」と感じることが期待される。母親はそういう時、たいてい主語を明示せず、単に「恥ずかしい（shameful）」と言う。これは、母親がその子どものことを「恥ずかしい」と感じていることを伝えると共に、その子自身が同じように感じるべきだという主張を含意しているという。

2
恥ずかしさについての相互行為

さらに高田[1]は、クランシー[34]では十分に検討されていなかった、「恥」と関連した発話の説明(accounting)としての働きに注目し、日本語における「恥ずかしい(英語では、shameful、shy、awkwardなどと訳されうる)」という感情語彙が、CCIにおいて社会的にどう状況づけられて生じるのか、またそれが社会化の文脈をどう組織化するのか検討している。高田[1]のデータでは、「恥ずかしい」という感情語彙は養育者が子どもの行為を記述する際に多く用いられていた。中でも、子どもが適切な行為を行うことをためらっていると養育者がみなした場合(この場合、英語のshyにあたる意味でよく用いられる)、あるいは養育者が子どもの行った行為を社会的な規範に照らして不適切であるとみなした場合(この場合、英語のshamefulにあたる意味でよく用いられる)に「恥ずかしい」という感情語彙が用いられることが多かった。

前者の例としては、データ収録に同席していた研究者の前で乳児が社会的に望ましい行為(e.g. 拍手する)の遂行をためらっている、という状況で父親が「恥ずかしいの？」という発話を行ったものがある。これによって養育者は、その子どもの行為がその場の状況で生じた一時的な感情によるものだという説明の候補を提示している。これによって子どもは、次により適切なやり方で行為する機会を与えられる。従って、ここでの「恥ずかしい」という発話は、日本における子どもの社会化にとって有用な道具として働いている。

また別の事例では、自身が乳児の時のビデオを観て触発された幼児の行為とその幼児の通常の行為とのギャップを指摘し、からかうという文脈で、母親が笑いながら「いや赤ちゃんなった、恥ずかしい」という発話を行った。この場合、「恥ずかしい」という語はshamefulに近い意味で用いられているが、それはその場の相互行為を協調的かつ楽しい雰囲気で進めていくことに動機づけられている。従って、クランシー(Clancy 1986: 237-238[34])がいうような、子どもに他者から笑われることに対する恐れを植えつけ、子どもの同調性を訓練するという志向性は薄い、あるいは認められない。

こうした「恥ずかしい」を始めとした感情語彙を含むフレーズは、会話の中で用いられることによってその感情を社会的に構築し、その前後の相互行為を組織化する社会的な意味の網の目における結び目(Ingold 2013=2017[35])として働くことができる。つまり、社会的な活動が感情を構築し、相互行為を組織化していくのである。

IV

まとめ

本章の始めに立てた問題は、私たちのリアリティを構成し、それを彩る感情を分析し、より深く理解するためにはどうすればよいか、というものであった。これに答えるためII節では、グイ/ガナにおけるサオ・カムの実践を分析し、感情表出や感情経験が文化的に特徴的な間主観性の基盤を形作ることについて論じた。またIII節では、日本のCCIにおいて養育者が「恥ずかしい」という感情語彙を含むフレーズを用いることで、社会的に「恥ずかしい」という感情を構築し、相互行為を組織化していることを論じた。

感情表出や感情経験が間主観性の基盤を形作ることと、社会的な活動が感情を構築し、相互行為を組織化することは、相互に矛盾しない。むしろ両者の間には、循環的な相互作用が見られると考えられる。民族誌を書くことを通じて両者の関連を分析的に明らかにしていくことで、菅原[6]が構想したような、生き物としての私たち人間が経験する、身体性に貫かれた、生活世界の基盤としての感情論を切り開くことができるだろう。

文献

[1] 高田明.(2019).相互行為の人類学:「心」と「文化」が出会う場所.東京:新曜社.

[2] Sperber, D. (1982). Le savoir des anthropologues: Trois essais. Paris: Hermann.(菅野盾樹訳.1984.人類学とはなにか:その知的枠組を問う.東京:紀伊國屋書店.)

[3] Goffman, E. (1964). The neglected situation. American Anthropologist 66(6): 133-136.
[4] Goodwin, M. H. (1990). He-said-she-said: Talk as social organization among Black children. Bloomington, IN: Indiana University Press.
[5] Barrett, L. F. (2016). "Navigating the science of emotion", Meiselman, H. L. (ed.). Emotion Measurement. Duxford, UK: Woodhead Publishing, 39-84.
[6] 菅原和孝. (2002). 感情の猿=人(enjin). 東京: 弘文堂.
[7] Trevarthen, C. (1990). "Signs before speech", Sebeok, T. A. and Umiker-Sebeok, J. (eds.). The semiotic web 1989. Berlin: Mouton de Gruyter, 689-755.
[8] Trevarthen, C. (1979). "Communication and cooperation in early infancy: A description of primary intersubjectivity", Bullowa, M. (ed.). Before Speech. Cambridge: Cambridge University Press, 321-347.
[9] Trevarthen, C. and Hubley, P. (1978). "Secondary intersubjectivity: Confidence, confiding and acts of meaning in the first year", Lock, A. (ed.). Action, Gesture and Symbol. New York: Academic Press, 183-229.
[10] Ferguson, C. A. (1964). Baby talk in six languages. American Anthropologist, 66(6) Part 2, Special publication: The ethnography of communication: 103-114.
[11] Fernald, A. and Simon, T. (1984). Expanded intonation contours in mothers' speech to newborns. Developmental Psychology 20(1): 104-113.
[12] Ratner, N. B. and Pye, C. (1984). Higher pitch in babytalk is not universal: Acoustic evidence from Quiche Mayan. Journal of Child Language 11(3): 515-522.
[13] Bruner, J. (1983). Child's Talk: Learning to Use Language. Oxford: Oxford University Press. (寺田晃, 本郷一夫訳. 1988. 乳幼児の話しことば. 東京: 新曜社.)
[14] Fernald, A., Taeschner, T., Dunn, J., Papousek, M., Boysson-Bardies, B. and Fukui, I. (1989). A cross-language study of prosodic modifications in mothers' and fathers' speech to preverbal infants. Journal of Child Language 16(3): 477-501.
[15] DeCasper, A. J. and Fifer, W.P. (1980). Of human bonding: Newborns prefer their mother's voices. Science 208(4448): 1174-1176.

[16] Fernald, A. and Kuhl, P. K. (1987). Acoustic determinants of infant preference for motherese speech. Infant Behavior and Development 10 (3): 279-293.
[17] Ochs, E. (1988). Culture and Language Development: Language Acquisition and Language Socialization in a Samoan Village. Cambridge: Cambridge University Press.
[18] Stern, D. N. (1974). "Mother and infant at play: The dyadic interaction involving facial, vocal and gaze behaviors", Lewis, M. and Rosenblum, L. A. (eds.). The Effect of the Infant on Its Caregiver. New York: John Wiley & Sons, 187-213.
[19] Stern, D. N. (1985). The Interpersonal World of the Infant: A view from psychoanalysis and developmental psychology. New York: Basic Books. (小此木啓吾, 丸田俊彦監訳. 1989. 乳児の対人世界: 理論編. 東京: 岩崎学術出版社.)
[20] Papoušek, M. (1992). "Early ontogeny of vocal communication in parent-infant interactions", Papoušek, H., Jürgens, U. and Papoušek, M. (eds.). Nonverbal vocal communication: Comparative and developmental approaches. Cambridge: Cambridge University Press, 230-261.
[21] Trevarthen, C. (1999). Musicality and the intrinsic motive pulse: Evidence from human psychology and infant communication. Musicae Scientiae 3 (1_suppl): 155-215.
[22] Malloch, S. N. (1999). Mothers and infants and communicative musicality. Musicae Scientiae 3 (1_suppl): 29-57.
[23] Malloch, S. and Trevarthen, C. (eds.) (2009). Communicative Musicality: Exploring the Basis of Human Companionship. Oxford: Oxford University Press.
[24] Trehub, S. E., Becker, J. and Morley, I. (2015). Cross-cultural perspectives on music and musicality. Philosophical Transactions of the Royal Society B 370 (1664): 20140096.
[25] Cirelli, L. K. and Trehub, S. E. (2018). Infants help singers of familiar songs. Music & Science 1: 1-11.
[26] Takada, A. (2005). Early vocal communication and social institution: Appellation and infant verse addressing among the Central Kalahari San. Crossroads of Language, Interaction, and Culture 6: 80-108.
[27] Takada, A. (2012). "Pre-verbal infant-caregiver interaction", Duranti, A., Ochs, E. and Schieffelin, B. B. (eds.). The Handbook of

Language Socialization. Oxford: Blackwell, 56-80.
[28] Takada, A. (2020). The ecology of playful childhood: The diversity and resilience of caregiver-child interactions among the San of southern Africa. Cham, Switzerland: Palgrave Macmillan.
[29] Rousseau, J. J. (1755). Discours sur l'origine et les fondements de l'inégalité parmi les hommes. (中山元訳. 2008. 人間不平等起源論. 光文社古典新訳文庫. 東京: 光文社.)
[30] Ekman, P. (1992). An argument for basic emotions. Cognition and Emotion 6 (3/4): 169-200.
[31] Benedict, R. (1946). The chrysanthemum and the sword: Patterns of Japanese culture. Boston: Houghton Mifflin. (長谷川松治訳. 1967. 菊と刀: 日本文化の型. 東京: 社会思想社.)
[32] 土居健郎. (1971).「甘え」の構造. 東京: 弘文堂.
[33] Doi, T. (1974). "Some psychological themes in Japanese human relationships", Condon, J. C. and Saito, M. (eds.). Intercultural encounters with Japan: Communication—contact and conflict. Tokyo: Simul Press, 17-26.
[34] Clancy, P. (1986). "The acquisition of communicative style in Japanese", Schieffelin, B. B. and Ochs, E. (eds.). Language Socialization Across Cultures. Cambridge: Cambridge University Press, 213-250.
[35] Ingold, T. (2013). Making: Anthropology, Archaeology, Art and Architecture. London: Routledge. (金子遊, 水野友美子, 小林耕二訳. 2017. メイキング 人類学・考古学・芸術・建築. 東京: 左右社.)

第5部

人文学

感情が人間存在の重要な要素であることは、多くの人が認めるだろう。しかし、感情はわれわれの認識や意思決定を助けるものなのか、あるいは妨げるものなのか、そして、われわれは感情をどのような方法によって、どの程度制御できるのかといった問いに関しては、人文学においてさまざまな主張が展開されてきた。感情はコアアフェクトとその概念化という二つの層からなると考えるバレットの感情理論は、これらの論争に新たな視点を加えるものと言えるだろう。

第5部では、まず「倫理学」の立場から、バレットの感情理論が倫理学の基本的な問題構成に対してどのような意味をもつのかを、つぎにその応用問題として、「動物倫理学」の立場から、概念が感情の不可欠な要素だと考えるバレットの理論は、概念能力をもたない動物の倫理的扱いにどのような示唆をもつかを論じていただいた。さらに、「キリスト教」および「仏教学」の立場から、伝統的宗教における感情観とバレットの感情理論にはどのような共通点と相違点があるかを論じていただいた。一連の論考から明らかになることは、感情は人間の認識や意思決定を乱すだけのものではなく、さまざまな積極的な役割を担っているということと、感情とのつき合い方についてはいまもなおさまざまな考え方があるということである。

モラルにおける嫌悪の役割を考え直す
——倫理学の立場から

1

OTA Koji, SATO Kodai
太田紘史、佐藤広大

I

序文

古典的感情理論によれば、それぞれの感情には、基盤となる特徴的なパターンやメカニズムが脳内や身体内に存在している。バレットの構成主義はこれを否定するものとして提案されている（Barrett 2017=2019[1]）。構成主義によれば、脳内にも身体内にも一貫した感情の指標は存在しない。たとえば、怖れは扁桃体の働きがあろうがなかろうが感じられる。感情は一群の内受容感覚（身体内の知覚）と外受容感覚（環境の知覚）に基づいて主体自身が構成するものである。ただし、こうした感情の構成は、主体本人が気づかないうちに行われる。そしてそうした構成において本質的な役割を果たすのは、概念である。ある時点における内受容感覚と外受容感覚のセットは特定の感情として（例えば怒りとして）概念化される。こうした概念化によって感情の経験が成立し、これは行動を特定の仕方で動機づけ、そのために身体を準備状態にする（こうした作用をバレットは「身体予算管理」と呼ぶ）。

そしてどのような内受容感覚や外受容感覚がどのように概念化され、どのような感情として経験され、どのように行動が動機づけられるのかは、当該の主体がどのような感情概念のレパートリーを持ち、そしてそれをどのように適用するかしだいだという点で、きわめて可変的である。そうしたレパートリーと適用は、それまでどのような個人的な経験や文化的な学習をしてきたかに依存しており、これは脳における(再)配線のポテンシャルのおかげである。

本論で我々は、こうした感情の本性をめぐる構成主義的な理解が、倫理学における感情の認識的役割についてどのような含意を持つのかを検討する。その事例として、我々はまず、嫌悪の認識的役割をめぐる論争について検討する。嫌悪はとりわけ、生命の尊厳や神聖性に抵触しうるテクノロジーに関連する仕方で表出するとされ、そこで嫌悪が持つ認識的役割は肯定的にも否定的にも論じられてきた。構成主義がこの論争に貢献する仕方を、経験的な面(II節)および規範的な面(III節)から検討する。その後、より一般に感情の認識的な合理性について、構成主義的な感情理解からどのような示唆がえられるかを検討する(IV節)。

II

誰が嫌悪を感じるのか

嫌悪は道徳的知識を提供するものだと肯定的に評価されることがある。その代表的な事例は、アメリカ大統領生命倫理評議会の議長を務めたことで有名なレオン・カスの言う、「嫌悪の知恵」である。とりわけ生殖目的で人間をクローン化することに対してカスが抵抗して言うには、そうしたテクノロジーに対して感じられる嫌悪は、正当な道徳的知識の源泉である。彼の言葉では:

> 私たちが人間をクローン化することに忌避感を抱くのはなぜかと言うと、そうした企ての奇妙さや新しさゆえではなくて、むしろ私たちが正しくも大切にしているものが侵害されているのだと議論抜きに即

座に直観され、またそう感じられるからである。嫌悪は、ここでも他の場合と同様に、人間の意志の暴走に抵抗するのであり、また語りえぬ深遠なものを踏み越えてはならないと警告するのである。実際、自由に行われていることなら何であっても許容範囲だとされ、また与えられた人間性がもはや尊重されることもなく、私たちの身体が自律した理性的意志の道具に過ぎないとみなされてしまっているこの時代においては、嫌悪は私たちの人間性の中心核を守ろうと語りかけてくれる唯一の声なのかもしれない。(Kass 1997: 20[2])

こうした仕方でカスは、道徳的な嫌悪に認識的な役割を与えようとしているわけである。他方で、こうした物言いは、非常に多くの批判に直面してきたのも事実である。とりわけ、嫌悪は道徳的知識の源泉としては信頼できないものだと反論する文献は多数見出すことができる(e.g. Agar 2004[3]; Harris 1998[4]; Kelly and Morar 2014[5]; Nussbaum 2004[6]; Pence 1998[7])。むしろカスと同様に、嫌悪の認識的な役割を積極的に擁護する文献のほうが、少数派であるように見える。とはいえ、後者に属する文献もたしかに生み出され続けている(e.g. Hauskeller 2006[8]; Clark and Fessler 2015[9]; Kahan 1999[10])[1]。

以下で我々は、倫理学分野における嫌悪の認識的役割を構成主義に照らして検討するが、まずはそもそも嫌悪が生殖クローニングという事例に関して実際に生じるのか、そしてそこではどのような感情のバリエーションが観察されるのかという経験的問題に焦点を合わせたい。

嫌悪が生殖クローニングのような生命操作技術について実際に生起するのかという経験的な点は、意外にも、関連する倫理学的論争の中であまり話題になってこなかった。この点を明示的に問うたのが、メイ(2016[14])の研究である。メイは、生殖クローニングが人々において嫌悪を呼び起こ

1　一般に嫌悪は道徳的嫌悪とはかぎらない(例えば不衛生なものに対して感じられる嫌悪は道徳的嫌悪ではない)。我々は、道徳的文脈において顕現する嫌悪を道徳的嫌悪と呼び、それを今回の検討対象としている。しかし実際には、嫌悪と道徳的嫌悪の関係はそれ自体が論争の的である。Bollard(2022[11])、Gert(2015[12])、Giubilini(2016[13])などを参照。

すのかどうかを、シンプルな手法の経験的調査により検証した。その調査において参加者は、まず生殖クローニングについての説明を文章で与えられた(N=226)。そのうえで参加者は、生殖クローニングについてどのような感情反応を感じたかを問われた(自由回答式の問い)。さらに参加者は、5つのネガティブな感情のリストから自身が感じた感情をすべて選ぶように求められ、さらに、それらのうちどれをもっとも強く感じたかを選ぶように求められた(選択式の問い)。ここでの選択肢は、[a]恐怖(fear)、[b]悲しみ(sadness)、[c]怒り(anger)、[d]嫌悪(disgust or repugnance)、[e]不安(anxiety)、[f]なし、であった。

結果判明したところでは、自由回答式の問いにおいては、嫌悪やそれに似た感情を報告した参加者は、11.5%にとどまった。また選択式の問いにおいても、嫌悪やそれに似た感情を報告した参加者は31%にとどまった。むしろ優勢であったのは、不安(44.7%)や恐怖(31.9%)であった。また最も強く感じた感情として嫌悪を報告した参加者は19.9%にとどまり、これよりも不安(26.5%)のほうが優勢であった。このように参加者全体のなかでは嫌悪を感じる人々の割合はかなり低かった。とはいえ、生殖クローニングを不道徳だとみなした参加者に限れば、これらの割合は向上する。自由回答式の問いでは24%、選択式の問いでは59%の人々が嫌悪を報告していた。

この結果は、興味深い示唆を与える。嫌悪がこのようにそれほど優勢な感情反応でないのであれば、そもそも嫌悪に焦点を合わせて生殖クローニングを非難することや、あるいは生殖クローニングに対する生起をもって嫌悪の認識的役割を強調することは、その暗黙的な前提を失うように思われる。その前提とは他でもなく、生殖クローニングに対しては嫌悪が生じるものだという、経験的でありかつ推測的でしかなかった前提である。もちろんカスのような嫌悪を尊重する陣営からは、反論が可能である。調査において嫌悪を経験する人々は一定の割合で確認されたのであって、そうした人たちは生命操作技術が含む重要な価値的特徴に気づき反応することに成功した人である、と。実際、生殖クローニングを不道徳とみなす人に限ってみれば、とくに選択式の問いにおいては59%もの人々が嫌悪を報告しているのであり、これをもって、適正に生殖クローニングについて考慮すれば嫌悪を抱くに至るという主張ができたかもしれない[2](感情における価値的特徴の追跡については、このあとⅣ節でより詳細に検討する)。

いずれにせよ当該の結果から少なくとも言えることとしては、人々において生殖クローニングに対して感じられる感情はさまざまであることは間違いないし、またそれが生殖クローニングに対する道徳判断と相関しているようにも思われる。この点は、人々における道徳的感情のバリエーションを示唆するものである。

このようなバリエーションは、バレットの提唱する構成主義的な感情理論によって、うまく説明できるように思われる。構成主義によれば、経験を通じて学習された内受容および外受容感覚に対する概念化から感情は生み出されるものであり、そのため、例えば生命を操作することに関連する情報がもたらす概念化とそれを通じた感情の生成もまた、個人によって異なりうる。生命操作に対して嫌悪を感じる人は、そうした概念化が生命操作の悪い特徴(とみなされるもの)を含み込めた仕方で展開されており、これを通じて嫌悪が構成されているのかもしれない。例えば、生命の神聖性や、自然さの善さを重視するような人は、生命操作技術に伴う神聖性の侵害や反−自然性といった特徴を知覚しながら概念化しているため、そして何よりもそうした諸特徴を嫌悪と結びつけるような経験や学習をそれまでに繰り返してきたために、生命操作に対して嫌悪を感じるに至るのかもしれない。

加えて興味深いのは、選択式の回答において人々はより多く嫌悪を報告したという点であり、これは単に嫌悪が個人間や文化間でバリエーションを持つということを超えた説明を必要とするように思われる。そして構成主義的な感情理論は、この点においても示唆的である。感情研究の領域には、顔画像に対応する感情を答える課題を用いた一群の研究があり、その

2　とはいえメイが指摘するには、これをもってしても、嫌悪に基づいた生殖クローニングへの非難は正当にはならない。論争上の対立という観点から言えば、生殖クローニングへの反対派は、当該の嫌悪が論敵自身においても生じることに気づかせなければならないからである。詳細についてはMay(2016: 28-29[14])を参照。

手法はさまざまなバリエーションをもって用いられている(バレットはこれを「基本情動測定法」と呼ぶ(Barrett 2017=2019[1]: 原著 7-10, 邦訳24-30)。とりわけ、世界中のさまざまな地域を通じて、こうした課題について一様な回答が得られること(すなわち、ある人が怒っているときの顔の画像に対して、実験参加者が「怒り」という語を高頻度で対応させることができること)は、情動の表出様式が普遍的であり、かつその表出の認識もまた普遍的だというアイデアを強化してきた。しかしバレットが指摘するところでは、こうした課題ではしばしば回答が選択式であり、参加者はいくつかの基本情動の語(怒り、悲しみ、嫌悪など)から一つを選ばなければならない。そして課題をそうした選択式のものではなく、顔画像の感情を自由に回答するものに置き換えてみると、それに対する「正解率」は著しく低下したのだという(Barrett 2017=2019: 原著 45-46, 邦訳85–87[1])。バレットはこれについて、選択式の回答ではプライミングが起こっており、どの感情概念が適用されるかが変化したものとして説明している。メイの調査結果はこれに平行しているように思われる。すなわち、人々は自由式よりも選択式の回答においてより高い頻度で嫌悪を報告するのであり、そこではバレットの説明と同様に、そこで適用される概念が変化したのかもしれない。もちろん基本情動測定法は他者の情動の認識に関するものであり、メイの調査は自己が経験した情動に関するものであるため、その点で両者は異なっている。それでもこの差異は本質的なものにはならない。なぜならば、バレットの構成主義理論では、他者の情動の認識と自己の情動の経験は、感情概念の適用からの産物として統一的に説明されるからである。

個人間やコミュニティー間の差違や、基本情動測定法からの上記のような結果はいずれも、必ずしも構成主義的な感情理論に訴えずとも説明できるかもしれない。それでも構成主義的な理論は、人々は倫理学的な係争点がかかわる問題についてどのような感情を抱くのかについて、新たな解釈を与え、新規な経験的研究手法を促すだろう。そうした展望を具体化するのは別の機会に譲り、ここではより中心的な問題に焦点を合わせることにしよう。それはすなわち、仮に嫌悪がある人やある集団において喚起されたとして、それはどのような認識的役割を果たすのか(あるいは果たさないのか）という規範的な問題である。

III

暴露論証としての嫌悪懐疑論

嫌悪が道徳的知識の源泉として位置づけられるのかどうかという問題の核心にあるのは、正当化に関する係争点だと言えるだろう。すなわち、ある人が何らかの対象について嫌悪を感じたとしたら、そしてそこで道徳的な判断をもってその対象を忌避したとしたら、そこでの道徳判断はその嫌悪のおかげで正当化されるのだろうか？　あるいはそれどころか、まさに嫌悪を感じていることを背景としているがゆえに、その道徳判断は正当化を失うのだろうか？　この論点は、この15年ほど倫理学において進んでいる「暴露論証」の研究で扱われているものと、非常に近いところにある（太田 2021[15]）。それゆえ、嫌悪の知恵をめぐる論点を、この観点から新たに分析することには意味があるだろう。

暴露論証に最も当てはまる形で嫌悪の認識的役割に疑念を突きつけているのは、ケリー（Kelly 2011[16]; 2014[17]）である。そして彼の暴露論証は、他の大半のケースと同様、進化的な起源に訴えるタイプの暴露論証（すなわち進化的暴露論証）である。彼はまず、さまざまな心理学的研究を下敷きにして、嫌悪について進化的な説明を与える。第一に、嫌悪は毒性のあるものを忌避する傾向性と感染性のあるもの（病原菌や寄生虫の顕現）を忌避する傾向性という2点が相互に絡まりながら形成された進化的適応であり、この点に合致して、偽陰性よりも偽陽性を多く発出するように作動するとともに、吐き出し反応や忌避行動をはじめとする反応プロファイルと結びついている。これを彼はエンタングルメント（Entanglement）のテーゼと呼ぶ。また、嫌悪は個人的嗜向や社会的状況によって可変的な仕方で作動するように発達し、結果としてその作動のパターンは多様化しうるものである。これによって嫌悪は、内／外集団を分ける諸特徴や社会規範に反する諸特徴に対しても反応するよう発達しうる。こうした可変性や多様化のありかたを、彼はコー・オプト（Co-opt）のテーゼと呼ぶ。両者をあわせて彼は

「E&Cテーゼ」と総括するのであるが、こうした心理学的および進化的な理解を前提として、ケリーが言うには、道徳的な問題に関する嫌悪の認識的役割は全くないと結論づける。彼の言葉では：

> E&Cテーゼのもとでは、嫌悪システムの大半の性質は理解可能になり、またそれにより次の点が理解できるようになる。すなわち、嫌悪がその主要な機能を遂行するときはその一部の性質は美徳となるが、嫌悪が社会的及び道徳的な指向のある補助的な機能を遂行するときには、まさにその性質が悪徳になる、と。一つの良い例は、汚染に対して自動的に活性化されてしまう懸念である。それは、感染症を回避するうえで直接的に有効ではあるが、社会的なドメインに関してはミスマッチなものであって、そこでは道徳的な汚染や精神的な汚染に関する不合理な懸念を駆動してしまうのである。進化的な観点から提唱されたE&Cテーゼから判明するような、一次的な機能と補助的な機能の区別からわかるのは、<u>あるドメインで特徴的となるような嫌悪のありかたが、ほかのドメインにおいてはバグとなる</u>、ということである。それゆえ嫌悪の価値について私が懐疑するのは、とりわけ道徳的な正当化に関してである。(Kelly 2014: 135[17]. 下線強調追加)

こうした進化的暴露論証はいわゆるローカルなタイプの暴露論証である[15]。本論ではこれが前提とする経験的な問題に焦点を合わせよう。ここでケリーが想定しているのは、嫌悪が複数の起源を持ちながらも単一のメカニズムへと収斂した進化的適応であり、それ固有のパッケージ化された本質を持つものだということである。バレットが指摘するように、こうしたパッケージ化された本質を持つような嫌悪は存在しないのだとすれば、こうした暴露論証の健全性についても難が生じる。

構成主義によれば、感情とは、一群の外受容と内受容の感覚入力に対して特定の概念（例えば嫌悪概念）が適用されて特定の感情として（例えば嫌悪として）経験されたものである。そしてその概念の内実やレパートリーがどのようなものか、またどのような感覚入力に対してどのような概念を適用するかは、個人的な過去の経験や社会において浸透している感情概念に依存して可変的である。もちろん嫌悪がさまざまなものに向かうという可変性は、ケリーのコー・オプトテーゼでも説明されるが、しかしそこでは可変性の背後に一定のメカニズムが想定されている。それは他でもなく、嫌悪は特定の反応プロファイルに結びつく形で作動するという、まさに古典的見解の核の一つになっている想定である。構成主義によれば、そのような行動プロファイルを含んだ嫌悪のパッケージというものは存在しない。

そうだとすれば、ケリーの暴露論証はそれが基本的な前提とするものを失うように思われる。「あるドメインで特徴的となるような嫌悪のありかたが、ほかのドメインにおいてはバグとなる」というケリーの論述にもある通り、嫌悪は進化環境で特定の適応課題にチューニングされた行動プロファイル含みのパッケージであるが、嫌悪は現在そうした課題を超えてさまざまな道徳的問題においても作動するようになっており、そのためそうした作動を通じて生産された道徳的な判断や信念は正当化を失うとされているのである。そして構成主義的観点から判明するところでは、嫌悪はそもそも特定の反応プロファイルで構成されたパッケージではないので、この点で、当該の暴露論証が抱えている経験的前提が失われる。もちろんコー・オプトテーゼで言われる通り、嫌悪は多様な刺激に対して感受的になるよう可変的に発達するので、その意味では嫌悪は特定の適応課題にチューニングされてはいないという側面もある。しかしそれでも、当該論証が進化的暴露論証として成立するためには、そうしたチューニングの側面がどこかになければならない。そしてそれが他でもなく、嫌悪のコアを構成する反応プロファイルであろう。

通例ローカルな暴露論証は、特定の規範倫理学理論やそれに合致する道徳判断を標的とする形で展開されるが、ケリーの暴露論証はそれとは違って、嫌悪という特定の感情とそれを背景とする道徳判断を標的とするという点で独特である。そしてケリーが自ら指摘する通り、道徳判断を何らかの根拠により懐疑にさらすこと自体は珍しいことでない。ローカルな暴露論証が独特な仕方で有意義になるのは、どのような道徳判断が懐疑にさらされるのかを特定するからであり、またその懐疑がどのような根拠によるのかを明確化する点で、心理メカニズムにまで踏み込んだ暴露論証は有意義である(Kelly 2014: 138[17])。こうした暴露論証の特徴に照らして言えば、構成主義は嫌悪にとどまらない示唆を持つように思われる。すなわち、特定種類の感情を背景とする道徳判断を暴露しようと試みても、その背後にある均一な心理メカニズムやそれに結びついた行動プロファイルが存在しない限り、それがどのように問題含みなものであるのかを指摘するのは困難になるだろう。また暴露論証の提唱者がしばしば結びつけようとする進化的観点について言えば、仮に進化的適応であるような内受容感覚が存在したとしても、それに一対一に対応する感情は存在しないので、特定種類の感情に結びついた道徳判断を標的とした進化的暴露論証は不成功に終わるはずである。

以上の考察はもちろん、嫌悪あるいはより一般に感情が有意な認識的役割(とりわけ正当化)を果たしうることについての懐疑をひとつ退けるだけである。次節では、別の仕方での懐疑を、構成主義的な感情理解を通じて検討してみよう。それは他でもなく、感情それ自体は合理性を問えるようなものではないという懐疑である。

IV

感情の認識的な合理性:構成主義からの再編成

当該の懐疑をシンプルに述べてみれば、感情は個々人の感性を表出したものであり、それについて合理性を問うことはできない。例えば、あるものに恐怖を感じるかどうかは、それを怖がる人間の側の感性しだいであって、それゆえそれに恐怖を感じるべきかどうか、またそれにどの程度の恐怖を感じるべきかについて、語ることはできない。このように合理性という観点から感情の認識的役割を疑う見方は、感情と知性を対比することでよりもっともらしく見える。知性が事実をあるがままに把握するという認識的な正確さにおいて評価されるのに対して、そうした評価を感情に当てはめるのが一見難しそうだからである。

しかし実際には、世界の実際のありかたを表すことができるという意味での認識的な合理性(cognitive rationality)は、感情についても評価できるとときに言われてきた(Scarantino and De Sousa 2018[18])。とりわけ感情のそうした合理性は、「適合性」(fittingness)と「根拠性」(warrant)という二つの側面を持つ[3]。例えば、恐れは実際に危険なものに向けられているとき、適合性という次元において合理的である。また、実際に危険かどうかにかかわらず、恐れが危険に見える証拠のもとで喚起されているならば、その恐れは根拠性という次元において合理的である。

バレットの言うように感情が構成されるようなものであれば、感情は認識的な合理性において評価しがたいと思われるかもしれない。というのも、感情は内／外受容感覚に対して概念が適用されることで構成されるものであり、どのような感情が形成されるかはそれぞれの主体が持つ概念レパートリーに依拠するようになるからである。そうすると、どのような感情が構成されるかは、世界の実際のありかたを追跡するというよりも、それぞれの主体がそれまでどのような学習や経験をしてきたかによって可変的である。こうした構成主義的な感情の本質に照らせば、適合性や根拠性を評価できないようなものだと思われるかもしれない。実際バレットが言うには、「情動に指標は存在しない。ゆえに情動の知覚に正確さなどありえない。よくて、コンセンサスを得られるだけだ」(Barrett 2017=2019: 原著140, 邦訳234[1])。

しかし話はそれほど単純ではなさそうである。バレットの感情の構成理論においては、感情概念はそれぞれの文化的背景に根差す「道具」であり、自己の感情を構成したり、また他者の感情を認識したりすることを通じて、身体予算管理をするとともに社会的なコミュニケーションを遂行するとい

3　Scarantino and De Sousa (2018)[18]では、感情の認識的な合理性の第三の側面として、「整合性」(coherence)」が挙げられている。例えば、もしある人が飛行機に乗るのが危険だと信じていて飛行機に乗ることを恐れているなら、つまり、感情の内容と他の心的状態の内容とが一貫しているなら、飛行機に乗ることが実際に危険かどうかにかかわらず、この恐れは整合性という次元において合理的である。また、Scarantino and De Sousa[18]は、認知的な合理性だけでなく戦略的(あるいは賢慮的)な合理性についても言及している。

う機能を果たしている(Barrett 2017=2019: 原著145-148, 邦訳242–247[1])。恐れとして概念化されて表出された感情は、他者に恐れとして知覚され、それはその他者の行動を特定の仕方で動機づける。そしてこうした一群の相互作用が成立せしめるような社会的規範が存在しているおかげで、恐れの概念は消滅せずに共有され、次世代へと継承されていく。このように各文化のなかには、主体が自分の内/外受容感覚をどのように概念化すべきかについて社会的規範が存在していることになる。そうだとすれば、この規範との比較において感情が適切かどうかを問うことはできる。感情を概念化し分類することは、「文化的規範に照らし合わせることくらいならできる」(Barrett 2017=2019: 原著140, 邦訳234[1])[4]。

それゆえそこでは、感情の認識的な合理性を、一定の相対性をもって評価することはできるはずである。例えば、ある社会で危険とみなされておりそれに対して通常恐れが感じられるべきだというような対象があれば、その社会での生活においては、その対象について恐れを抱くのが、先述の適合性および根拠性のいずれの面においても合理的だろう。実際のところ、あるものが危険かどうか(適合性)、また危険性の証拠として数えられるかどうか(根拠性)は、本質的に相対的なものである。例えば、幼児が銃のおもちゃを持っていたとしたら、日本では誰も恐怖に感じないだろうが、それはアメリカであれば周囲の人々に甚大な恐怖を引き起こすであろう。こ

---

4 バレットがここで直接言及しているのは他者の情動をどのように知覚し分類するのが適当かという問題だが、やはりバレットは自己の情動の経験を他者の情動の知覚と同じように説明するので、どのような感情をどの程度の強度で抱くのが適当かという問題は、同様に社会−文化的な問題に帰着することになる。また関連して、ここでのバレットの一次的な主張は、自己や他者の心理状態がどの感情なのかについて事の真相はないということであって、どの感情を抱くのが適当かという問題とは一見異なる。しかしバレットの構成主義的な感情理解のもとでは、これらの間にはつながりが生じる。なぜならば第一に、どのような自己感情を経験するかは、概念化しだいだからである。第二に、どのように概念化するかは、文化的規範と合致するかどうかという点で適当さを評価できる。それゆえ、どのような自己感情を経験するかもまた、文化的規範と合致するかどうかという点で適当さを評価できる。(これと同じ推論は、もちろん自己感情の経験ではなく他者感情の分類についても適用できる。)

れは、アメリカでは銃の見た目をしたものは一般に深刻な危害をもたらしうるという背景的事実があり、その背景によって、銃の見た目をしたものに対して甚大な恐怖を覚えることが規範として成立しているからである。危険性はこのように相対的な性格を持った価値的特徴であるが、それでも世界の一部であることには変わりない。危険性は、あくまでも危険を感じる人ではなくて危険を感じられた側（銃の見た目をしたもの）に帰属するからである[5]。そうした相対的な危険性に向けられた恐怖は、関連する社会的な事実およびそれを背景とした規範に相対的な仕方で、適合性や根拠性を満たしうると言える[6]。

こうした示唆は、道徳的な文脈での感情についても当てはめることができそうである。その事例として、再び嫌悪を取り上げよう。道徳的な嫌悪は、単なる危害ではなく残虐な行為、また尊厳や神聖性を侵犯するような行為に対して喚起されるものだと言われてきた（そしてカスのような論者はそれにより道徳的知識の源泉となると主張してきた）。そして残虐性や神聖性は、危険性よりもはるかに可変的で相対的な価値的特徴に見える。例えば、新潟ではスーパーマーケットでクジラ肉の切り身が日常的に売られているが、これは現代ヨーロッパの多くの国では残虐な所業とみなされており、また（これに対応して）そうした行為に嫌悪を感じるのが適当だという規範が存在す

5　感情が価値的特徴を追跡して感情主体に呈示するという見解は、これまでもさまざまな仕方で繰り返し提案されてきた（e.g. D'Arms and Jacobson 2000[19]; De Sousa 2002[20]; Goldie 2004[21]）。この見解に立つとしても、そこでの価値的特徴が反応依存的であるか否かはまた別の問題である（D'Arms and Jacobson 2006[22]; Prinz 2004[23]）。また感情がかかわる価値的特徴の相対性が反応依存性を巻き込むかどうかもまた別の問題である。例えば危険性の相対性は反応依存性を含意しないと、一見思われる[23]。

6　銃のおもちゃのケースについて言えば、それは実際には危険ではないので、それへの恐怖は適合性を欠くと言えそうである。ただし事情はより複雑である。銃のような危険な道具は、しばしば実際に撃つという行為を伴わなくても危険である。例えば銃で人を脅すという行為においては、その銃は実はおもちゃであっても構わないのであり、そこでは銃の見た目をしているということ自体が新たな層の危険性を実現しているのである。

るだろう[7]。こうした例はいくらでも挙げることができる。こうした著しい相対性のために、嫌悪には認識的な合理性を問う余地はないとみなされるかもしれないが、そうした含意を引き出すのは性急である。ここまでの議論に従えば、嫌悪が追跡する特徴が文化相対的な残虐性や神聖性であったとしても、それ自体は感情の合理性を問えなくするものではない。それはむしろ関連する社会－文化的な背景および規範に相対的な仕方で、その適合性や根拠性を満たしうると言えるだろう[8,9]。

とはいえ、そうした適合性や根拠性に照らしてどのような感情をどの程度の強度で抱くべきかを述べるのは、実際には非常に難しいだろう。というのも第一に、個々の相対的な価値的特徴がそれぞれの社会的な背景でどのように成立して知覚されるか、またその知覚がどのような文化的規範を巻き込みながら感情概念と結びついているのかは、非常に複雑なストーリーになるだろうからである。第二に、それぞれの社会共同体に均一な文化的規範が見出されるわけではなく、実際には多元的で多層的な社会内の集団構造やそれに応じた価値観の多様性が見出されるのに応じて、感情に関連する文化的規範もまた複雑なものになるだろうからである。

いずれにせよ以上から示唆されるのは、感情は個々人次第の無秩序な感性の表出へと限られるわけではないということである。むしろ我々は感情

7　とはいえこれも経験的な問題である。クジラ食に対する否定的な感情がどのような種類の感情として(怒り、恐怖、嫌悪、あるいは各文化固有の何らかの感情として)経験されるのか、その文化間および個人間のバリエーションと社会規範も含めて、すべて本来経験的に確かめられるべきものである。

8　嫌悪とそれが追跡するものの相対性については他の文献でも見られるが(e. g. Hauskeller 2006: 591–592[8])、その相対性が社会的な背景を持つことおよびそれを継承する相対的な仕方で感情が認識的な合理性を評価されるということを、構成主義的な感情理解は含意するだろう。

9　文化や社会共同体に相対的な価値的特徴が感情により追跡されうるとしても、そうした追跡が体系的に誤っているという可能性は残る。例えば、中世ヨーロッパで入浴は危険視されていたが、これは入浴で開いた毛穴からペストが空気感染するという誤った見方に基づいていた。こうした事例は次のように評定できるだろう：入浴に恐怖を覚えるような感情は体系的に適切性を欠いているが、当時の医学的知見を背景とした文化的規範に照らして根拠性を満たしてはいる。

を通じて、相対的ではあるが重大な価値的特徴を認識するのであって、例えば危険性を恐怖により認識し、残虐性を嫌悪により認識する。これはもちろん、感情が不可謬だということを含意しない。危険ではないものに恐怖が感じられたり、残虐性を示唆されてもいないのに嫌悪が感じられたりすることは、当然あるだろう。しかしそれは感情が個別事例において適合性や根拠性を満たさないことがあるというだけであって、感情に対して認識的な合理性を問えないわけではないし、ましてや感情が本来的に認識的な不合理性を抱えているというわけでもない。

V

結論

今回我々は、バレットの構成主義的な感情理解のもとで、感情の認識的役割についてどのような示唆が得られるかを検討した。我々はまず、道徳的文脈における嫌悪に焦点を合わせ、それが顕現する仕方について構成主義的観点からどのような理解が可能かを検討したうえで(II節)、その正当化役割を切り下げようとする暴露論証スタイルの懐疑を構成主義的観点のもとから評定した(III節)。さらに我々は、感情一般が果たす認識的役割をその認識的合理性という観点から検討し、この種の合理性が構成主義的な感情理解のもとでどのように再編成されるかを検討した(IV節)。以上のように検討したところでは、構成主義的な感情理解は、感情の認識的役割についての懐疑を相応に退ける方向へと我々を導いてくれるように思われる。他方で、道徳(反)実在論のような存在論的な問題や、道徳的動機づけのような行為論的な問題については、今回我々は検討しなかった。これらの問題についても、構成主義的な感情理解が示唆を持ちうるかどうか、またどのような示唆を持ちうるのかということは、今後検討されてよいだろう。

謝辞

本研究は、JST RISTEX JPMJRS22J4およびJSPS科研費20H01752の

助成を受けたものです。

文献

[1] Barrett, L. F. (2017). How Emotions Are Made: The Secret Life of the Brain. New York: Houghton Mifflin Harcourt. (高橋洋訳. 2019. 情動はこうしてつくられる—脳の隠れた働きと構成主義的情動理論. 東京: 紀伊國屋書店.)

[2] Kass, L. R. (1997). The wisdom of repugnance: why we should ban the cloning of humans. New Republic 216(22): 17-26.

[3] Agar, N. (2004). Liberal Eugenics: In Defence of Human Enhancement. Hoboken, NJ: Blackwell Publishing.

[4] Harris, J. (1998). Clones, Genes and Immortality: Ethics and the Genetic Revolution. Oxford: Oxford University Press.

[5] Kelly, D. and Morar, N. (2014). Against the yuck factor: on the ideal role of disgust in society. Utilitas 26(2): 153-177.

[6] Nussbaum, M. (2004). "Emotions as judgments of value and importance", Solomon, R. C. (ed.). Thinking About Feelings: Contemporary Philosophers on Emotions. Oxford: Oxford University Press, 183-199.

[7] Pence, G. E. (1998). Who's Afraid of Human Cloning? Lanham, MD: Rowman & Littlefield.

[8] Hauskeller, M. (2006). Moral disgust. Ethical Perspectives 13(4): 571-602.

[9] Clark, J. A. and Fessler, D. M. T. (2015). The role of disgust in norms, and of norms in disgust research: why liberals shouldn't be morally disgusted by moral disgust. Topoi 34(2): 483-498.

[10] Kahan, D. M. (1999). "The progressive appropriation of disgust", Bandes, S. A. (ed.). The Passions of Law. New York: New York University Press, 63-79.

[11] Bollard, M. (2022). Is there such a thing as genuinely moral disgust? Review of Philosophy and Psychology 13(2): 501-522.

[12] Gert, J. (2015). Disgust, moral disgust, and morality. Journal of Moral Philosophy 12(1): 33-54.

[13] Giubilini, A. (2016). What in the world is moral disgust? Australasian Journal of Philosophy 94(2): 227-242.

[14] May, J. (2016). Emotional reactions to human reproductive cloning. Journal of Medical Ethics 42 (1): 26-30.
[15] 太田紘史. (2021). 二つの倫理学領域における進化的暴露論証: 対比と反省. 社会と倫理 36: 107-120.
[16] Kelly, D. (2011). Yuck! The Nature and Moral Significance of Disgust. Cambridge, MA: The MIT Press.
[17] Kelly, D. (2014). "Selective debunking arguments, folk psychology, and empirical psychology", Sarkissian, H. and Wright, J. C. (eds.). Advances in Experimental Moral Psychology. New York: Bloomsbury Academic, 130-147.
[18] Scarantino, A. and De Sousa, R. (2018). Emotion. Stanford Encyclopedia of Philosophy. (https://plato.stanford.edu/Entries/emotion/)
[19] D'Arms, J. and Jacobson, D. (2000). The moralistic fallacy: on the 'appropriateness' of emotions. Philosophical and Phenomenological Research 61 (1): 65-90.
[20] De Sousa, R. (2002). Emotional truth: Ronald de Sousa. Aristotelian Society Supplementary 76 (1): 247-263.
[21] Goldie, P. (2004). "Emotion, feeling, and knowledge of the world", Solomon, R. C. (ed.). Thinking About Feeling: Contemporary Philosophers on Emotions. Oxford: Oxford University Press, 91-106.
[22] D'Arms, J. and Jacobson, D. (2006). "Sensibility theory and projectivism", Copp, D. (ed.). The Oxford Handbook of Ethical Theory. Oxford: Oxford University Press, 186-218.
[23] Prinz, J. J. (2004). Gut Reactions: A Perceptual Theory of Emotion. Oxford: Oxford University Press. (源河亨訳. 2016. はらわたが煮えくりかえる: 情動の身体知覚説. 東京: 勁草書房.)

動物の感情は倫理的に重要か
——動物倫理の立場から

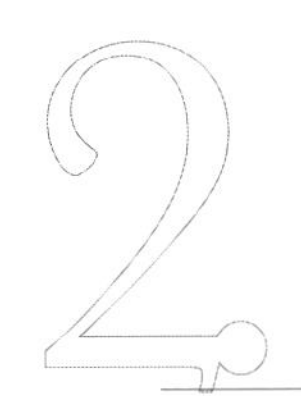

ISEDA Tetsuji
伊勢田哲治

感情の構成において概念の果たす役割を重視する構成主義の立場においては、そうした概念を自ら操ることのない存在、ヒト以外の動物（以下動物と略）やいわゆる限界事例の人々の感情はどのように捉えられるだろうか。それは動物の福利などについての倫理的判断とどう関わるだろうか。これはまだあまり踏み込んだ検討がなされていないテーマであり、本章は、可能な選択肢や考えておくべき課題について、今後の検討の手がかりを提供することを主眼とする。

I
倫理学における価値論と福利論

なぜ感情が倫理学の問題になるかを知るためには、少し回り道にはなるが、倫理学における価値論と呼ばれる領域の議論を知っておいた方がよい。価値論（value theory）という言葉は哲学においていくつかの異なる意味で用いられる。倫理学や美学など価値が関わる哲学の諸領域の総称として用いられることもあるが、ここでは、逆に倫理学の内部の一分野として、何に倫理的な価値があり何にそうした価値がないのかを論じる部門を指す意味で価値論という語を用いる。ただし、本章では経済的な価値や美的な価値の話はしないので、今後は倫理的価値のことを単に「価値」と呼ぶ。以下、倫理学における価値論の基本的な内容を確認しておこう（伊勢田 2008[1]: 第5章）。

価値論において基本となる区別は内在的価値（intrinsic value）と道具的価値（instrumental value）の区別である。道具的価値とは、何か他の価値あるものの手段としてあるものが持つ価値のことであり、たとえば金銭の持つ価値は基本的には道具的価値とみなされる。しかし、あらゆるものの価値が道具的価値だとは考えられない。道具的価値は常に何か他の価値あるものの存在を前提とするので、道具的価値をさかのぼっていけばどこかでそれ自体で価値を持つものにたどり着くはずだからである。この、あるものがそれ自体で持つ価値を内在的価値と呼ぶ。

価値論の大きな区分として主観主義と客観主義を区別することができる。主観主義とは、内在的価値を持つ（ないし発生させることができる）のはわれわれの心の中の要素だけであり、客体はあくまでわれわれがその価値を享受するかぎりにおいて価値を持つという考え方である。それに対し、客観主義とは誰の主観とも関係なく内在的価値を持つものがあると考える考え方である。われわれの身の回りには美術品、学術的発見、原生林などの手つかずの自然、生命など、それ自体で価値があるとみなされるものがあり、一見客観主義が支持されるように見える。しかし、主観主義の立場からは、われわれが美術品や自然を美しいと思ったり、学術的発見を意義深いと感じたり、生命を尊いと思ったりするわれわれの心の作用の側に価値の源泉があることになる。

価値論の中でも、特に価値の一種としての福利（welfare）の概念を検討する領域は福利論（welfare theory）と呼ばれる。なお、「福利」と「幸福」（happiness）は同義的に使う場合もあれば、福利を客観的に、幸福を主観的に捉えるといった使い分けを行う場合もある。現代の福利論では、デレク・パーフィットにならって、対立する福利についての考え方を快楽説、欲求充足説、客観的リスト説に分類するのが一般的である。もちろんそれぞれの立場の中にもさまざまなバリエーションがある。

快楽説とは、福利はわれわれが実際に感じる快（pleasure）や痛み（pain）、苦痛（suffering）によって定義されるという立場である。「痛み」（pain）と「苦痛」はこの議論の文脈では区別される。痛みは生理的に定義された状態であるが、ある程度の痛みはむしろ本人が望む場合もあってその痛みが福利に反するというのは何かおかしい気がする。そのため、生理的な痛みと不愉快な経験としての苦痛を区別する必要が出てくるわけである（細かく言えば快楽説そのものが「痛み」バージョンと「苦痛」バージョンに分かれることになる）。

快楽を多くすることが本当に望ましいことなのかということについては、有名な「経験機械」の思考実験がある。快楽が本当に内在的に価値を持つのなら、快楽を大量に発生させるだけの装置（経験機械）に繋がれて一生を過ごすのが幸せな人生ということになってしまうだろうが、本当にわれわれはそれを幸せな人生だと思うだろうか、という思考実験である。これを考案したロバート・ノジックは、当然誰もそんなものは望まない、と考えてこの思考実験を提案したと思われるが、バーチャルな世界で自己実現することについての認識は大きく変化しており、快楽説の説得力は以前より増しているかもしれない。

欲求充足（desire satisfaction）説ないし選好充足（preference satisfaction）説とは、生理的な現象としての快楽や苦痛ではなく、われわれが何を望むか、そしてそれがどれだけ実現されるかによって福利を定義しようという考え方である。欲求は対象が1つであるのに対し、選好は2つ以上の選択肢の間に成立するという違いはあるが、ここでの議論ではあまりその点は重要ではないだろう。むしろ重要なのは、欲求にせよ選好にせよ、「〜についての」ものである、つまり何かを対象として持つという性質（志向性と呼ばれる）を持つということである。コーヒーが何かを知らない人はコーヒーを飲みたいという欲求を持つことはできない。ある認知主体の認知能力とその主体が持ちうる欲求や選好は密接に関連しているのである。

さて、欲求充足説や選好充足説において、経験機械に繋がれた生を望まない人にとって、経験機械に繋がれることは不幸であり、福利の実現とはならない。日常的な感覚としても「望みがかなう」ことを幸福や福利と同一視するのは違和感なく理解可能である。なお、ここでいう充足というのは欲求や選好の内容が実現するということであり、主観的な経験としての充足を指すわけではない。したがって、遺産の分配など死後の出来事についての選好もまた、それが充足されることが福利ということになる。

他方、単純に欲求の充足が福利だと考えるとさまざまな逆説的な事態が生じる。眼の前のお菓子に毒が入っていることに気づかずそのお菓子を食べたいと欲求しているとき、その欲求を充足することが福利に貢献するだろうか。奴隷以外の生活を知らないために、奴隷のままでいいと思っている人を解放することは福利に反するのだろうか。欲求充足説は、こうした懸念に答えるべく、充足されるべき欲求についてさまざまな条件をつける多様なバリエーションが作られてきた。しかし、それらの試みは必ずしも成功しているとは言えない。

第三の立場である客観的リスト説においては、快楽や欲求といった主観的な要素ではなく、客観的に特定可能な項目によって福利が定義されると考える。ジョン・ロールズの「基本財」のリストやマーサ・ヌスバウムの「機能充足」のリストがこれに分類される。ロールズのリスト（Rawls 2001[2]: 58-59）には、さまざまな種類の基本的権利と自由、地位に伴う権力や特権、収入と富、自尊心の社会的基盤などが含まれる。ヌスバウムのリスト（Nussbaum 2011[3]: 33-34）には、生命、健康、自由といった項目の他に、感覚、想像力、思考、感情、実践理性、所属、自尊心の社会的基盤、遊びなどが含まれる。

本人が実際に欲求するかどうかに関わらず健康や自由に価値を認めることができるという点において、客観的リスト説は欲求充足説への定番の反論を回避できるという効果はある。また、健康や自由などの状態は外面的指標である程度測ることができるので、福利の向上といった目標のためには客観的リスト説の方が使いやすい。実際、ロールズもヌスバウムも、正義にかなった社会をどう構築するかという問題の文脈においてこれらのリストを提示している。

しかし、客観的リスト説では、リストの項目のそれぞれについて、本当にそれが福利の一部といえるのか、なぜ福利の一部と言えるのかと問われたときには、リストの項目の恣意性が問題となってくる。リストの項目が恣意的でないというためには、「合理的な人ならば当然それを望むから」という根拠づけを行うのが自然に思われるが、そうするとある種の合理的な欲求充足説と客観的リスト説の差はあまりないことになる。さらには、たとえば自由を経験したことがないためにそれを望まない人の場合には客観的リスト説がもっともらしく思われるが、自由を十分経験した上でよく考えて奴隷の暮らしを選ぶ人がいた場合、本当にその人に自由を与えるのが福利といえるのかは明らかではない。

II

価値論における感情の位置づけ

さて、以上のような価値論・福利論において感情はどのような役割を果たすだろうか。この問いに対する答えは、どこまでを感情に含めるかで当然変わってくる。客観主義の価値論や福利についての客観リスト説をとる場合、その客観的に価値を持つとされるものの中にある種の感情が含まれる場合がある。ロールズもヌスバウムも自尊心が保てる社会的基盤を重視するが、自尊心そのものが一種の感情と捉えられるなら、その種の感情が保てることが福利の充実した社会の一つの要件となることになる。ヌスバウムはより直接的に豊かな精神生活を送れる条件を整えることを福利の項目に数えており、その一つとしても感情は重要である。

主観主義の価値論の場合、ある客体が道具的価値を持つ持ち方をどのようなものとして捉えられるかで感情との関わりが変わってくる。もしもっぱら純粋に認知的なプロセスとして「価値を認める」という形で客体の価値が主観と関わるとするなら、主観主義でも感情は関わらないことになるであろう。しかし、「価値を認める」ということ自体がある種の感情を含んだ態度であると考えることもまた可能である。また、快楽説や欲求充足説などの主観主義の福利論をベースとする主観主義価値論を考えるなら、客体は快楽の原因になったり欲求の対象となったりすることで価値を持つはずである。その場合、快楽や欲求がどの程度感情と結びつくかが問題となる。

では、快楽説や欲求充足説において感情はどう扱われるだろうか。快楽説において、痛みは感情というよりは生理的反応に近いと言えそうだが、痛みに対する嫌悪は感情の一種と言えそうである。快い経験としての快楽や不快な経験としての苦痛はより明確に感情ないし感情のグループとして扱えるだろう。欲求充足説や選好充足説でいう欲求や選好は、さまざまな選択肢の中からある選択肢を選ぶという選択の部分だけとれば感情というよりは認知的なプロセスのようにも見える。しかし、その選択を裏づけるのは、その選択肢を楽しむ、喜ぶ、あるいは逆に他の選択肢を嫌う、怒るといった感情の働きだと考えられる。

欲求や選好を感情が裏づけるという構造は、そもそもこれらの立場において内在的価値を持つのは何なのか、という問題とも関わる。仮に感情の裏づけのない選択、つまり結果がどうなってもまったく心が動かないような選択をある人がした場合、そもそもその選択は尊重する必要があるだろうか。それはその人にとって「どうでもよい」選択であり、配慮したとしてもその人の福利に特に貢献しないような選択のようにも思われる。

以上の議論から見えてくるのは、価値論において感情というものが現に存在するということが重要な意味を持つということである。とはいえ、感情について構成主義をとったとしても、感情が存在しないというわけではないのだから、大きな影響はなさそうにも思われる。しかし、感情の何に価値の源泉を認めるかによっては構成主義をとるかどうかは大きな違いとなりうるし、動物の感情となるとさらに話が複雑になる。

III

動物の感情についてのバレットの立場

リサ・フェルドマン・バレット『情動はこうしてつくられる』(Barrett 2017 =2019[4])の第12章は「うなるイヌは怒っているのか」と題され、動物の感情を論じている(以下、バレットの邦訳ではemotionを「情動」と訳しているが、本章の他の部分との整合性のために「感情」と訳しなおす)。バレットは著者の友人の飼い犬であるラウディーが少年に向かって唸り、飛びかかったことを例にとり、次の2つの問いを区別する(Barrett 2017=2019[4]: 原著271, 邦訳441)。

「ラウディーは少年の観点から見て怒っていたのか？」
「ラウディーは、ラウディー自身の観点から見て怒っていたのか？」

このように問いを区別することから予想されるように、バレットの答えは最初の問いについては「イエス」、第二の問いについては「ノー」となる。犬の体内でも身体予算を調節するための内受容ネットワークは存在し、それに基づく気分を経験している。しかし、犬自身はその気分を意味あるものとし、予測を可能とするような概念を構築することはできず、怒りの概念も持っているとは考えられない。したがって、ラウディー自身にとってはラウディーが経験する気分は気分にとどまり、感情を構成することはない。他方、ラウディーに唸られた少年は「怒り」の概念を持ち、それをラウディーの行動にあてはめることでラウディーの行動を知覚し、予測をたてる。したがって、少年の観点からはラウディーが怒っていたと言ってかまわないことになる。

こうした解釈と動物倫理の関係についてバレットはどう考えているだろうか。その問いにストレートに答えているわけではないが、同じ章の中で、バレットは動物倫理への興味深い言及を行っている。

「思うに、すべての動物が、何らかの気分を経験していると想定しておくべきだ。この問題には、実験動物の苦痛、工業型の畜産業、釣り針にかかった魚の痛みなどの道徳的な問題に限りなく近づき、科学の領域から倫理の領域へ移行してしまう側面があることを認めざるを得ない。人間の神経系の内部で痛みを緩和する役割を果たしている天然の化学物質オピオイドは、魚類、線虫、カタツムリ、エビ、カニ、そしていくつかの昆虫から見つかっている。小さなハエですら痛みを感じている可能性がある。ハエは、電撃と組み合わされたにおいを回避するよう学習できるのだ。
　一八世紀の哲学者ジェレミー・ベンサムは、快や痛みを感じることが証明できない限り、動物を人間と同じ道徳的範疇に含めることはできないと考えていた。しかし私は、この見方に賛成できない。私の考えでは、動物に痛みを感じる可能性が少しでもある限り、動物と人間を同じ道徳的範疇に含めてしかるべきだ。ならばハエを殺してはいけないのか？　いや、私ならすばやく殺すのだが。」(Barrett 2017=2019[4]: 原著258, 邦訳 419-420)

ここでのバレットのベンサム解釈は疑わしいが、それはあまり問題ではないだろう。注意しておきたいのは、バレットが「可能性が少しでもある限り」(if there is any possibility at all)と述べている点についてである。というのも「可能性」にどこまでを含めるのかによってはこれは無理な主張となる。論理的可能性だけでいえば植物どころか石ころであれ個々の原子であれ痛みを感じる「可能性」はある。動物が痛みを感じることについてはそうした論理的可能性とはまったくレベルの違う強い証拠があり、「可能性が少しでもあるなら」というのはその点でも控えめすぎる表現だろう。

もう一点、これはバレット自身というよりは訳文についてであるが、「ならばハエを殺してはいけないのか？ いや、私ならすばやく殺すのだが」と訳されている箇所の原文は “Does that keep me from killing a fly? No, but I'll make it quick.” で、「このように考えるということは、私はハエを殺せないということだろうか？ いや、殺せないというわけではないが、苦痛をあまり与えないようにすばやく済ませる」というくらいのニュアンスになっている。つまり、バレットが言いたいことは、ためらわずに殺すということではなく、大事なのは苦痛を与えないことなので、苦痛への配慮をするならばハエを殺すことは厭わないということである。

以上のコメントを踏まえた上で、バレットの立場は結局どのようなものだと考えられるだろうか。まず、引用から直接推測できるのは、気分(affect)は価値を持つ、すなわち道徳的配慮の対象となりうる、ということ、そして痛み(pain)は気分の一種である、ということである。ただし、その配慮は、苦痛を与えずに殺すことが許容されるという意味で、人間に対する通常の道徳的配慮と同レベルのものではない。

他方、すでに触れたように、動物個体自身の観点からは感情概念（emotion concepts）が持てない以上、一人称的には感情（emotion）も持たないということになる。バレットは、興味深いことに、「怒り」（anger）だけでなく「幸福」（happiness）もチンパンジーを含めた動物には理解できない感情概念の例として上げる（Barrett 2017=2019[4]: 原著264, 邦訳 429）。倫理的な価値論において幸福を福利と同一視し、さらに福利を客観的リストで解釈する立場もあることは紹介したが、ここでバレットが「幸福」という言葉で想定しているのはおそらく「幸福感」のような特定の主観的体験だと思われる。

では、一人称的な感情は気分とは別個に福利としての価値を持つのだろうか。選択肢としては、（a）まったく価値を持たない、（b）気分と同等以下の価値を持つ、（c）気分よりも価値を持つ、という選択肢があるだろう。おそらくバレットも人間を生命・身体の自由などの権利主体だと認識し、人間を苦しめずに叩き潰すというような扱いを許容しないであろうことからすれば、ある種の感情（将来設計や自尊心など）が高い価値を持ち、高度な配慮の対象となるとバレットが考えている可能性は高い。つまり、バレットの立場は（c）である可能性が高い。ただ、もちろん気分や感情に配慮して「すばやく済ませる」ならば人間を殺しても道徳的に問題ない、という立場もバレットが明示的に述べていることと矛盾しているわけではない。

他方、ラウディーの事例では、バレットは、少年から見た二人称的ないし三人称的な意味（どちらもありうるが以下では「三人称的」で統一する）でなら「怒り」という感情を持ちうることを認めている。これにあえて言及するということは、三人称的な感情も何らかの意味で重要だと考えている可能性はある。三人称的な怒りについても、気分と別個の価値を持たない、気分と同等以下の価値を持つ、気分よりも価値を持つという選択肢があるほか、一人称的な感情と比べて、より小さい価値を持つ場合、同等の価値を持つ場合、より大きい価値を持つ場合、といった可能性がある。

さらに、福利論で重視されるさまざまな項目（快楽、苦痛、欲求、選好、自尊心など）がそれぞれ気分なのか、感情なのか、どちらでもないのかについてもさまざま選択がバレットが明示的に述べていることと整合的である。ただし、幸福が感情の側に含められていることからすれば、通常快楽や苦痛と分類されているものの多くが感情とみなされる可能性がある。また、欲求や選好はすでに述べたように志向される対象についての認知能力を要求するものと考えられており、気分のような原初的な状態と同一視するのは難しい（もちろん感情と別カテゴリーだと考える選択肢は残る）。自尊心についても同様のことは言えるだろう。

以上のような選択のポイントを組み合わせることで、無数の立場がありうることになるが、ある程度もっともらしいものをいくつか挙げる。

(1) 道徳的配慮の対象になるのは気分のみであり、感情は概念的に構成されたものであるから配慮する必要はない。快楽説で配慮の対象となる快楽や苦痛の大半も感情なので通常の快楽説よりもさらにミニマルな配慮のみが求められる。（以下これを気分説と呼ぶ。）

(2) 道徳的配慮の対象になるのは気分と一人称的感情であるが、一人称的感情が気分より重要というわけではない。殺されない権利のようなものが発生するわけではなく、「殺されたくない」という感情やそれと対応する気分への配慮が必要となるだけである。（以下、気分＝一人称説と呼ぶ。一人称的感情は気分ほどではないが配慮の対象となる、という序列を想定する場合には気分＞一人称説という表記を行う。）

(3) 気分と一人称的感情の両方が価値を持つという点では(2)と同じだが、ある種の一人称的感情を持つ存在は生命・身体の自由などの権利主体となりうる。犬の怒りやチンパンジーの幸福感は一人称的感情ではないので、権利主体というレベルでの配慮の対象とはなりえない。（以下一人称説と呼ぶ。）

(4) 一人称的感情が高度な配慮の対象となるという点では(3)と同じだが、三人称的感情にも同等のことを認める。犬の怒りやチンパンジーの幸福感も犬やチンパンジーを権利主体と認める根拠となりうる。（これを一人称＝三人称説と呼ぶ。）

(5) (3)と(4)の中間として、三人称的感情は一人称的感情と気分との中間程度の配慮の対象になると考える立場もありうる。（これを一人称＞三人称説と呼ぶ。）

このうち、人間と動物に厳然たる道徳的地位の差を設定する日常的な道徳と近いように思われるのは（3）の一人称説や（5）の一人称＞三人称説かもしれない。しかし、そう結論する前に考えに入れるべき動物倫理の基本的な論点がある。それが次に見る「限界事例」（marginal cases）からの議論である。

IV

限界事例からの議論と一人称説

限界事例からの議論は、動物に人間と同様の道徳的配慮や権利を認めるべきだという「動物解放論」（animal liberation）ないし「動物の権利」（animal rights）の主張（以下では動物の権利論で代表させる）に対する定番の反論への定番の再反論、という位置づけで使われる（伊勢田 2008[1]：第2章）。

動物の権利論においては、まず、動物もまた人間と同じく快楽や苦痛を感じる能力を持ち、この能力を持つことが人間が権利主体であることの根拠であるからには動物もまた権利主体である、というような形で動物に権利を認めるための第一次の議論がなされ、それに基づいて、肉食や動物実験などの社会的実践が許容できない不正であると結論される。この議論に対して、動物には人間と同じような権利を認めないという立場からは、しばしば、人間にあって動物にない何らかの能力への言及が行われる。よくあるのは、「権利主体であるためには言語能力が必要であるが、どんなに高度な知能をそなえた動物も人間のような言語能力は持たないので権利主体には数えられない」というような主張である。これは肉食や動物実験が許容できないわけではないという結論に繋がる論拠として想定される。

しかし、このように権利主体たる要件を設定したならば、生物学的にホモ・サピエンスであるような個体の中にも権利主体とならない個体（これが限界事例と呼ばれる）がいることになる。たとえば、動物の権利論に反対して、言語能力を根拠にホモ・サピエンスのみが権利主体になる、と主張するなら、そこでいう「言語能力」はたとえばチンパンジーでも持たないような非常に高度な言語能力だということになる。しかし、幼児、認知症患者、重度の精神障害者など、ホモ・サピエンスの個体でも同じ基準で評価して言語能力を持たないと判断されざるをえない個体は存在する。となれば彼らは権利主体ではない、したがって食用や実験に利用することが許容される、ということになるだろうか。

限界事例からの議論は、ある種の帰謬法的な議論として用いられる。すなわち、ホモ・サピエンスの個体はすべて平等に（優劣や程度の差などなく）人権を持つ、という現代の民主主義社会の権利概念はゆるがせにできない大前提として共有されている。しかし、動物の権利論に対して何らかの能力差に基づいて反論するような議論は、この大前提と矛盾する含意を持つ。これを示すのが限界事例からの議論である。よく誤解されるところではあるが、決して動物の権利論側が何らかの意味で権利主体としての地位が怪しい存在として限界事例の人々を挙げているわけではない。むしろ、反対者の側がそういう暗黙の前提をたてて動物の権利論に反論してくる場合に、応答として限界事例という存在をクローズアップすることが求められるのである。

さて、限界事例からの議論を紹介したのは、一人称説や一人称＞三人称説を人間と動物の別扱いをするための根拠として用いようとした場合に、同じ問題が生じることが予想されるからである。具体的には、何らかの根拠によって、権利主体となるためには自ら感情概念を用いて自らの感情を捉えることができる必要がある、と論じる人がいたとしよう。一般に限界事例として挙げられる幼児、認知症患者、重度の精神障害者などの中には感情概念をうまく操作できない者も当然いるだろう。一人称説などをこのように用いるなら、そういう人々は権利主体ではなく、たとえば痛みに配慮しつつ命を奪うことは特に問題ないことになる。もちろん、一人称説などの使い方はこれに限られるわけではないので、これらの説そのものが限界事例からの議論で論駁されるわけではない。

V

構成された感情は価値を持つのか

さて、前節で見たような、人間と動物の扱いに差をつけたい、といった下心を一旦脇においたとき、一人称的ないし三人称的に構成された感情は価値論的・福利論的にどう捉えるのが適当だろうか。

この問いに答えるには、主観主義的な価値論や福利論が、快楽、苦痛、欲求、選好などの何をもって価値の源泉とみなしているかが必要になる。一つの答えは、こうしたものに伴う意識やクオリア（感覚質）といった、一人称的にしか捉えることができないものにこそ価値がある、というものである。外面的に通常の人間とまったく同じ反応をするにもかかわらず、それをクオリアという形で主観的に経験していない存在を「哲学的ゾンビ」と呼ぶが、この考え方では哲学的ゾンビの外面的な「苦痛」や「欲求」は何ら配慮の対象とならないことになる。

構成主義がクオリアをどう扱うかは必ずしも自明ではないが、少なくとも三人称的感情については感情概念を適用することにともなうクオリアが犬やチンパンジーや限界事例の人々の側に生じないのは間違いないだろう（自分では適用しないのだから）。他方、「怒り」や「幸福」の概念を自ら自分の気分に適用して「怒り」や「幸福」の感情を形成する場合、その適用によって意識内容が影響を受け、特有のクオリアが発生することは十分考えられる。つまり、意識やクオリアを価値の源泉と考えるなら、一人称説や一人称＞三人称説などが日常的な道徳にある程度（限界事例を除いて）合致するということと別の角度からの根拠を得ることになる。

主観主義的価値の根拠を哲学的な意味でのクオリアに求める考えの最大の問題は、仮に哲学的ゾンビが存在してもわれわれにはクオリアを経験する個体と区別がつかず、誰を配慮すればいいのか判断する手がかりがなくなってしまうことである。つまり、価値論が実践性を持たない抽象論となってしまう危険を持つことになる。

実のところ、福利論でクオリアが直接言及されることは少ない。実際に行われる議論はたとえば以下のようなものである。利益の概念を分析するなら、ある人の利益とは「その人にとってためになる」ものである。しかし、何かがその人にとってためになる上では、その人が何らかの意味でそのことを望むことが論理的な要件となる。快楽、苦痛、欲求、選好などはこの意味で利益の成立要件となりうるため、価値の源泉として扱われる。このような筋道で概念分析に基づいて主観主義的福利論を取る場合、感情概念が一人称的に適用されるか三人称的に適用されるかの区別は重要でない可能性がある。たとえば、「怒り」の概念が犬に適用できるなら、適用するのが誰かに関わらず、その怒りの原因を除去することがその犬にとっての利益であると言いうるように思える。この筋道で福利をとらえるなら、一人称＝三人称説への道も開かれるだろう。もちろん、さらに細かく検討することで、利益の要件となるのは一人称的感情のみであるという結論になる可能性が排除されているわけではない。

もう一つ、構成された感情の価値論的含意を考える上で提起しておくべき論点は、概念枠組みに対する相対性の影響である。構成主義では、どういう概念枠組みをあてはめるかでそれがどのような感情かが変わることになる。気分やその他の内的状態が同じでも、「怒り」の概念をあてはめるなら「怒り」の感情となるが、他の概念をあてはめるなら「興奮」だったり「高揚感」の感情となるかもしれない。感情の「強さ」はどの概念をあてはめるかによらずある程度決まっているだろうが、その感情がプラスかマイナスかということはどう概念化するかにかなり依存しそうである。

一人称的感情については本人がどの概念をあてはめたかによって感情の向きも決まるが、動物や限界事例の人々が持つ三人称的感情についてはそうした一意性は担保されない。これについては、ある種の相対性を認めた上で判断者が適用する感情概念にそった価値を三人称的感情も持つと考えるという方向や、多様な可能性の最大公約数をとるといった方向もあるだろう。しかし、三人称的感情につきまとう恣意性を重視するならば、三人称的感情は利益の基礎とはなりえない、という判断も十分ありうるだろう。

以上、感情を構成主義的に捉えることが価値論・福利論や動物倫理にどういう含意を持ちうるかを考察してきた。現時点ではこれらの論点の接続のさせ方について多様な選択肢がひらかれており、考察を深めていくにも、まずある程度選択肢をしぼることから始める必要がある。ただ、限界事例からの議論など、既存の議論を参照せずにしぼりこみを行うと大きな回り道をすることにもなる。本章ではそうした今後の作業のための手がかりをあたえることを目的とした。

文献

[1] 伊勢田哲治.（2008）. 動物からの倫理学入門. 名古屋: 名古屋大学出版会.

[2] Rawls, John.（2001）. Justice as Fairness: A Restatement. Kelly, E.（ed.）. Cambridge, MA: Harvard University Press.（田中成明, 亀本洋, 平井亮輔訳. 2020. 公正としての正義 再説. 岩波現代文庫 学術418. 東京: 岩波書店.）

[3] Nussbaum, Martha C.（2011）. Creating Capabilities: The Human Development Approach. Cambridge, MA: Harvard University Press.

[4] Barrett, L. F.（2017）. How Emotions Are Made: The Secret Life of the Brain. New York: Houghton Mifflin Harcourt.（高橋洋訳. 2019. 情動はこうしてつくられる―脳の隠れた働きと構成主義的情動理論. 東京: 紀伊國屋書店.）

感情論再考
——キリスト教学の立場から

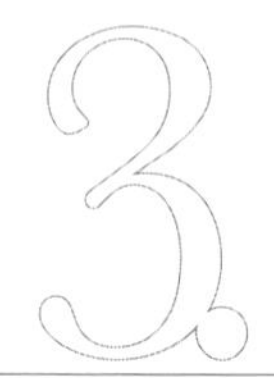

MATSUMURA Ryosuke

松村良祐

I

はじめに

偶像崇拝に走ったイスラエルの民に対して向けられた神の激しい怒りや困窮する群衆に対するイエスの憐れみ、愛し合う男女がお互いに対して向ける情熱的な愛など、聖書は多くの感情によって彩られている。感情はキリスト教思想において古くから論じられてきたテーマの一つであるが、現代に至るまでそこに様々な議論を見ることができる。本章ではバレットの感情理論が古代・中世のキリスト教思想の研究にどのような意義をもつものであるのかを見ていくことにしたい。

II

バレットの感情理論

『情動はこうしてつくられる』におけるバレットのおもな主張はすでに

他の章でもまとめられているが、本章に関わりのあるものを改めて書き出しておきたい（Barrett 2017=2019[1]; 太田 2020[2]; 大平ら 2017[3]）。

第一に、バレットが自著における最も斬新な考えの一つとする構成主義的な感情理論についてである。バレットによれば、恐怖や喜びといった感情は心理的プロセスの相互作用を通じて人間によって作り出されたものであるが、その心理的プロセスの中心におかれているのがコアアフェクト（core affect）の形成とそのカテゴリー化である。すなわち、コアアフェクトとは身体内部に起こった発汗や動悸、体温の変化などを知覚することで生じた神経生理学的な状態のことであるが、それは快－不快、活発－不活発といった特徴で表わされる。そして、コアアフェクトがいわば「感情のもと」となり、その状態をこれまでの経験や知識、外の情報（光や音、皮膚の強ばりなど）から読み解き、そこに怒りや憎しみといった自身が保有する感情概念を割り当てる、つまりカテゴリー化することで、感情が作り出されるという。

ここで注意すべきことは、コアアフェクトの形成が生物学的なメカニズムに基づく、全ての人に共通の活動であるとされるのに対し、カテゴリー化が個人の保有する記憶や知識に基づく主観的な活動として捉えられている点である。つまり、バレットにおいて、怒りや憎しみといった感情は生まれつき全ての人に備わっているような生得的なものではなく、それに対応する感情概念がその人のうちに存在することではじめて経験できる人工的なものなのである。もちろん、特定の状況におかれることで、興奮や不快、活発といった特定のコアアフェクトが全ての人に生まれていることはたしかである。しかし、そこで経験する生理的な状態を怒りとして解釈し、認識することができるのは、怒りという感情概念をあらかじめ知っている人に限られる。それゆえ、感情は、紙幣などと同様に、人間が作り出した概念にお互いが同意し合うことで成立するに至った「社会的現実（social reality）」なのである。そして、感情が人間によって作り出されるものであるとすれば、感情概念の種類や数はその人が所属する社会や文化、歴史、時代に応じて自ずと異なったものになる。

第二に、人間の本性についての見方をめぐって、バレットは感情を人間がもつ動物的な本性の一部と見なし、理性によって抑えるべきものとして捉える古典的な見方を批判している。こうした見方はプラトン以来、われわれにとって馴染み深いものであるが、脳神経学の領域でも、人間の脳は本能、感情、理性をそれぞれに司る爬虫類脳、大脳辺縁系、新皮質が層を重ねるように進化してきたとする「三位一体脳(triune brain)」説が唱えられてきた。たしかに理性や感情を司る部位が脳のなかで特定の場所を占めているのだとしたら、この種の見方は人間の生物学的な特性に適ったものであるといえるかもしれない。

しかし、哺乳類の新皮質に相同の部分が哺乳類以外の脊椎動物に確認されたことで、この説は現在では否定されている。つまり、感情や理性の働きに特化した部位が脳に存在しているという考えは、科学的なフィクションなのである。むしろ、バレットが強調するのは、感情が思考や記憶といった働きと同様に自らによって作り出される制御可能なものであるという点である。つまり、脳は膨大な数のニューロンから構成された一つの巨大なネットワークのようなものであるが、多くの場合、ニューロンは記憶や知覚、言語、意思決定、苦痛、感情など、複数の働きを担っている。感情や認知、知覚といった区別はそこには見られない。そして、ニューロン群が回路を結び、情報を伝達することで、それらの働きを構成するわけであるが(Barrett 2020=2021[4])、そこで感情を構成するのは自分がおかれた社会や環境、文化を通じて作られた感情概念を受け入れ、それをいまある状況に当てはめようとする自分自身である。それゆえ、バレットによれば、感情は理性の支配を押し退けて突発的に生じるような制御不可能なものなどではなく、思考や意思決定などの働きと同様に自らが作り出すところの制御可能なものなのである。

こうした構成主義的な感情理論をもとに古典的な人間観の刷新を試みるバレットの主張が含意するものは大きい。感情と理性の対立構造のもとで人間を捉える古典的な見方は現行の法制度や政治、経済、人間関係などあらゆる領域に及んでいる。バレットによれば、アメリカの法制度には、犯罪行為の責任をめぐって、感情によって突発的に生じたものよりも理性によって計画的に練られたものを重く捉える見方があるが、それは感情を制御不可能なものと見なす古典的な見方に支えられているという。それゆえ、バレットの感情理論は現行の社会制度、さらには人間をめぐる社会通念の見直しを迫り、それらを新たな視点から捉え直すことのできる実践的な可能性をもったものであるといえる。

III

バレットの感情理論に学ぶ：キリスト教思想との交差点

それでは、こうしたバレットの感情理論はキリスト教思想にとってどのような意義をもつものなのだろうか。一見すると、実験や観察を通して人間の心の実証的な解明を目指す神経科学や心理学と、文献の解読とその批判的解釈を通じてそこに迫ろうとする人文学的研究では、感情の捉え方やアプローチが異なり、そこに接点を見いだすことは難しいように思われる。しかし、先に見たように、バレットにおいて感情はコアアフェクトという人間に共通のメカニズムを基盤としたうえで、それぞれが暮らす環境や社会、文化の影響を受けて主観的に作り出されたものとして捉えられ、感情概念は個々の社会や文化において異なることが指摘されていた。この点について、他人の失敗や不幸を喜ぶことを意味する「シャーデンフロイデ(Schadenfreude)」というドイツ語や、日本語の「ありがた迷惑」など、バレットのあげる例はわかりやすい。そして、このような視点のもとで当時の文献を読み解き、個々の社会が共時的あるいは通時的にもっている感情の再構成を試みるのであれば、人文学的研究が心理学から示された知見に応え、その協調関係のもとで人間の感情を探求することも可能であるように思われる(大平 2020a[5]; 大平 2020b[6])[10]。

アメリカの中世史家であるローゼンワインが提唱する「感情の共同体(emotional communities)」という概念はバレットの感情理論に符合する部分

10 感情はいま多くの分野で関心が寄せられているトピックであるが、現在の研究動向を把握し、今後の研究の方向性を考えるうえで、大平[6]、森田(2016[7]; 2018[8]; 2020[9])、伊藤・後藤(2017)[10]の論考は特に示唆に富む。

をもつものであるかもしれない(Rosenwein 2002[11])。感情の共同体とは感情表現に対する同じ規範を共有し、同一の感情に同じ価値を認める(あるいは認めない)人々の集団のことであるが、ローゼンワインが強調するのはその複数形である。つまり、感情の共同体は一つの時代や社会であっても家族や居住区、教区、ギルドなど複数存在している。そして、それら感情の共同体は、個人的な感情の表出を慎む共同体がある一方で、その表出を当然のことと見なす共同体があるなど、それぞれに異なる感情規範をもち、人々はそれらを行き来することで多様な規範に関わっている。さらに、ローゼンワインによれば、この規範は不変的なものではない。それは人体における「ゲノムのモザイク構造」のようなもので、既存の構造をベースとしたうえで、それを一部組み替えたり、再統合したりすることで時代とともに緩やかに変化していくという(森田 2016[7]; Rosenwein and Cristiani 2018=2021[12])。

ところで、感情が文化や社会の影響を受けて作られるものであるとしたら、新たに生まれる感情もあれば、消える感情もある。ドイツの近現代史家フレーフェルトが『歴史の中の感情』で注目するのは歴史における感情の消失という問題であるが、たとえば、中世において大罪の一つとして捉えられ、「アケディア(acedia)」と呼ばれた怠惰は、うつ病という新しい精神状態に翻訳される過程において次第に消失していったとされる。現代人もしばしば無気力ややる気のなさを感じるが、現代では中世の修道士がそうしたように、それを発熱や手足の痛み、足の脱力感といった肉体的な症状と結びつけることも、それらの症状を悪霊からの干渉を示すものとして受けとめることもない(Frevert 2011=2018[13])。

さらにバレットは、感情と理性を対立的に捉える古典的な見方に代わるものとして、感情を自らによって構成された制御可能なものとして捉える新たな感情理論を提示していた。バレットに限らず、1990年代後半に起きた人文学・社会科学の諸学問における「感情論的転回(affective or emotional turn)」のもとで、いまだ支配的な感情と理性の二項対立を乗り越えようとする試みは多い(伊藤・後藤 2017[10]; Boddice 2014[14])。たとえば、脳神経学者であるダマシオは、発汗や硬直など、感情に伴う身体的な反応は人間の意思決定を助ける重要な信号であるというソマティック・マーカー仮説を提唱している(Damasio 1994=2010[15])。そこで、以上のような歴史学的な視点から考察するというだけでなく、バレットの問題関心を受け取り、感情と理性の関係についての古典的な見方を人文学の立場から再考するといったことも可能であるかもしれない。すぐ後で見るように、キリスト教思想には感情と理性を併せもつ複合体としての人間を肯定したうえで、感情を人間が人格的な成長を遂げ、幸福へと到達するために不可欠な要素として捉える固有の視点がある[12]。以下でこれら二つの視点を手掛かりとして、古代・中世のキリスト教思想における感情の取り扱いを見ていくことにしたい。

IV

古代キリスト教思想における感情

キリスト教がギリシア・ローマの哲学を仲立ちとし、ときにそれとの対決を通じて自らの立場を彫琢してきたことはよく知られている。なかでも、道徳的な生における感情の役割を問ううえで、古代における多くの教父が関心を寄せたのがストア派の立場である。ストア派において感情とは理性の働きを妨げる魂の病気である。感情が揺れ動くなかで正しい判断や行動をすることのできる人間はいない。それゆえ、人間の生の理想はいかなる感情によっても影響されることのない「アパテイア(ἀπάθεια)」と呼ばれる超然とした心の境地に求められる。そして、このようなストア派の立場において、聖書で称賛されている「憐れみ(misericordia)」という感情は魂を締めつける苦悩の一つに数えられ、それを抱く者の心の弱さを示す悪徳にほかならないとされる(Seneca 2009=2006: 第2巻第4–6章[16])。

こうしたストア派に対する批判的な姿勢の萌芽は初期のラテン教父であるラクタンティウスのうちに見ることができる(Boquet and Nagy 2015[17])。4世紀初頭に著された『神的教理(Divinae Institutiones)』のなかで、ラクタンティウスはストア派の憐れみ理解を批判しつつ、感情と理性を併せもつ人間という存在を神による創造の秩序に基礎づけている。ラクタンティウスによれば、感情の根絶を目指すストア派の考えは人間をその生来的な姿から異なったものに作り変えようとする愚かな企てであるという。

「したがって、ストア派は感情を抑制するのではなく取り去り、人間をその本性の内に植え付けられたものから何らかの仕方で切り離そうと望む狂気の人々(furiosi)である。これは鹿から臆病さを、蛇から毒を、野獣から激怒を、そして牛から優しさを取り除きたいと望むようなものである(Lactantius 2011: 第6巻第15章[18])。」

ラクタンティウスによれば、憐れみという感情が悔い改める者に対する寛大さや困窮する者に対する施しといった有徳な行いを生じさせる原動力となるように、感情は人間が徳という豊かな実りを手にするために神から与えられた肥沃な土壌のようなものである。もっとも、人間が天上的なものから離れ、地上的なものに関心を向けることで、その土壌に悪徳という茨が生えてしまう場合があることはたしかである。しかし、そうした場合があったとしても、感情を人間から取り去るべきであるということにはならない。実際、感情を過度に露わにすることが悪徳であるとしたら、有徳な振る舞いとはそれを抑えることであるが、抑えるべき悪徳が存在しないのであれば徳も存在しないことになる。それゆえ、ストア派のように人間から感情を取り去ることは、徳が成立する基盤そのものを取り去ることになるとラクタンティウスは考えるのである。

このようにそれが神へと向けられるという条件のもとで感情に彩られた人間の生を肯定する態度は、ラクタンティウスからおよそ1世紀後のヒエロニムスやアウグスティヌスにも受け継がれている。アウグスティヌスが『神の国(De civitate Dei)』で関心を向けるのは、感情の道徳的な基盤としての意志のあり方についてである。アウグスティヌスによれば、個々の感情の背後には何かを望み、また遠ざけようとする意志の働きがある。それゆえ、意志の働きが転倒したものであれば感情も転倒したものとなり、意志が正しいものであれば感情も正しく、称賛に値するものになる(Augustinus 1955=1983: 第14巻第6章[19])。

もっとも、古代の教父が上述のような態度を共有していたわけではない。感情との絶えざる闘いの必要性を説き、ストア的なアパテイアを理想とする態度は2世紀の教父アレクサンドリアのクレメンスにも見られるが、ヒエロニムスやアウグスティヌスと同時代においてでさえ彼らと異なる立場が存在している。例えば、東方の修道生活を西方に伝えたことで知られるカッシアヌスにおいて、感情は人間の心を蝕み、罪へと誘惑する罪源としての性格が強調されている。そこで理想的な境地として求められるのが「心の清らかさ(puritas cordis)」である。

> 「それゆえ、すべてのことは心の清らかさのために行われ求められなくてはならない。この清らかさのために、断食、徹夜、労働、自己放棄(nuditas)、読書、そして他のすべての徳を追求しなければならない。これらによって私たちは自分の心を整えることが可能となり、すべての有害な感情から心を安全に保ち、愛(caritas)の完成へと辿り着く段階に至ることができるのである(Cassianus 1955=2019:第1巻第7章[20])。」

ここでカッシアヌスが考える「心の清らかさ」は彼の師であったエヴァグリオスから着想を得たものであるが、その源流はストア的なアパテイアに求められる(Nguyen 2018[21])。しかし、それはストア派が考えるような人間から感情が取り去られた空白の状態のことではない。むしろ、その心は神へと向けられた愛によって満たされ、それゆえに背徳的な感情の誘惑を斥ける抵抗力が生まれている。

このように感情に対する評価をめぐって同時代であっても異なる立場が併在していることは、ローゼンワインのいうような個々の社会や文化における感情規範の多様性を示唆するものであるかもしれない。しかし、ここで理性と対立するものとして感情を捉える古典的な見方とは異なった理解が示されていることに注目したい。人間的な生が完徳を目指す戦いのなかにあると考えるカッシアヌスにおいても、その理想となる状態は愛という感情によって支えられている。つまり感情と理性の二項対立的な図式はそこには当てはまらず、むしろ感情は人間が幸福に到達するために不可欠な要素として考えられているわけである。それでは、トマス・アクィナスの立場をもとに中世において感情がどのように捉えられているのかを次に見ることにしたい。

V

中世キリスト教思想における感情：トマス・アクィナスの感情論

ところで、感情が理性と調和して働くことで道徳的な働きの源泉となる一方で、ときに理性と反目し、破壊的な衝動をもたらす原因となることはわれわれの日常的な経験からも明らかである。感情に対する評価はそのどちらを重視するかによって変わってくるが、バレットが問題としていた古典的な見方は、その後者の視点から感情を捉えたものだといえる。これに対し、トマスの感情に対する眼差しは前者の視点におかれている（『神学大全』第1-2部第56問題第4項[22], Lombardo 2010[23]）。もちろん、感情が理性に反発し、理性の判断を脅かすといった事態が意識されていないわけではない。トマスにおいてそれは原初の罪によって人間の自然本性が負った傷として理解される。しかし、感情（あるいはその基体となる感覚的欲求）は自らに備わる運動性をもとに自ずと理性の判断にしたがう傾向をもち、それは原罪以降の人間においても完全に失われてはいないという（『神学大全』第1部第95問題第2項[22]）。

このように感情に備わる傾向性に根本的な信頼をおくトマスの感情論には興味深い論点が多く存在している。なかでも、いわゆる「情感的な認識（cognitio affectiva）」あるいは「親和性による認識（cognitio per connaturalitatem）」と呼ばれるものは道徳的な判断と感情の関係を考えるうえで現代でも有益な論点を提供するように思われる。トマスは人間が正しい判断へと至るためには、理性の完全な使用によるものと、自分と判断する対象との親和性（connaturalitas）によるものの二つがあると述べている（『神学大全』第2-2部第45問題第2項[22]）。前者が理性的な推論を積み重ねることで対象に関する正しい認識を獲得するものであるのに対し、後者は一言でいえば愛や欲求の完全性に導かれた非推論的な認識のことである。つまり、親和性とは一種の愛であるが、愛は愛の対象を完全に所有するように愛する者を駆り立てる。そして、高潔な行為を愛する者が自ら高潔な者になるというように、愛する者は自分がそのものになることでその対象に関わる事柄についての認識を獲得するのであるが、これが情感的な認識あるいは親和性による認識と呼ばれるものである。

トマスはこの種の認識の例として道徳的な認識をあげている。

> 「たとえば、貞潔（castitas）に関わる事柄について、理性の探求によって正しく判断するのは道徳の学（scientia moralis）を学んだ人であるが、これに対して、その事柄に対する何らかの親和性によってそれについて正しく判断するのは貞潔の習慣を有する人なのである（『神学大全』第2-2部第45問題第2項[22]。）」

貞潔という徳にしたがって行為すべき事柄について、道徳の学を学んだ人とその習慣を有する人はともに正しい判断を行っている。しかし、前者が学習を通じてなぜ当の事柄が貞潔に属するのかを理解しているのに対して、後者はその事柄が自分の愛する貞潔という徳に適った望ましいものであることを認識しているに過ぎない。貞潔の習慣を有する人の判断はその事柄が自分にとって親和的であるか否かを根拠とした非理性的なものである。しかし、このような形態の知はわれわれの道徳的な生活において重要な役割を果たしている。実際、窓から身を乗り出そうとしている幼児を目にしたとき、事態の緊急性や周りの状況、自分の身体能力などを勘案してしまうと手遅れになってしまう場合がある。そこで、目の前の事態に対して、このような知のかたちに基づいて感情が直接的に反応することで、われわれは道徳的に正しいと思われる行為を迅速かつ確実に行うことができるのである（周藤2004[24]）。

こうした情感的な認識という概念は、近年においてアメリカを中心に注目が高まりつつある「徳認識論（virtue epistemology）」の関心とも合致する。

徳認識論の議論において、われわれの認識が感情と強い結びつきをもつものであること（周藤 2004[24]; Zagzebski 1996[25]）、そして、そのうちの或るものは推論を経ない場合でも正当化されるべきものであることが強調される（周藤 2004[24]; Greco 2000[26]）。トマスが情感的な認識について説明を行っている箇所はそれほど多いものではないが、感情が道徳的な判断において重要な役割を担っていることを指摘するトマスの考えは現代でも有意義なものであるということができるだろう。

トマスの感情論には他にも興味深い論点が多く見いだされる[11]。古典的な見方との対比ということからすれば、感覚的欲求と徳の関係を検討することは、トマスの感情論の特徴をより明確にすることにつながる。同時代の神学者たち（ラ・ロシェルのヨハネスやボナヴェントゥラなど）が感情を非理性的なものと見なし、倫理的な徳を理性や意志のうちにおくのに対し、トマスは徳が生まれる重要な場の一つとしてとして、理性を分有する限りでの感覚的欲求を考えている（松根 2020[28]; Chenu 1981[29]）。トマスにとって徳とは感情と理性のどちらか一方にのみ関わるようなものではなく、両者の生来的な傾向をもとに、それら二つの要素を包含し、われわれの存在全体を幸福に向けるものなのである[23]。

ところで、トマスは自身の考えを一般的な経験に基礎づけているが、それは現代の感情理論にすぐさま取って代わることのできるようなものではないし、現代において説得力をもつためには現代哲学や実験心理学をはじめとする他分野からの検証作業も必要になるだろう。しかし、以上に見たように、トマスを含め、キリスト教思想には感情を人間に与えられた自然なものとして捉え、感情が幸福や道徳的行為に対して果たす役割に注目する固有の視点がある。そして、それはバレットが問題とする古典的な見方に代わる新たな見方を探るうえでの検討材料となるもののように思われ

11 心理学とトマスの感情論の関わりを考えるうえで、トマスの感情論が認知心理学者であるマグダ・アーノルドに与えた影響を考察する Cornelius (2006)[27] の論考も興味深い。アーノルドによる感情の分類や、対象の認知的な評価とそれに伴って主体の内に生じる対象への接近と忌避といった行動に関する説明はトマスの感情論の影響を受けたものであるという。

る。

VI

おわりに

最後に、バレットの感情理論がキリスト教思想にどのような意義をもつものであるかという冒頭の問いに戻り、本章の考察をまとめておこう。

心理学がその出発点において医学や生理学、哲学と密接な関わりをもち、学際的な研究が行われていたことはよく知られている。バレットの感情理論も個々の学問領域の垣根をこえ、学際的な研究が行われるにあたってのプラットフォームとなる可能性を予感させるものである。バレットの構築主義的な感情理論は感情をコアアフェクトという人間に共通のメカニズムを基盤としたうえで、それぞれが暮らす環境や社会、文化の影響を受けて作り出された「社会的現実」として捉えるものであった。そして、このようなバレットの主張は、キリスト教思想にとっても、個々の社会や文化における感情規範の相違に注目する歴史的な視点を提供するものであるといえる。つまり、先に見たように、キリスト教思想には感情に対する評価をめぐって同時代であっても異なる考えが併存しているわけであるが、バレットの主張はそうした個々の社会がそれぞれに持つ感情のあり方を鮮やかに浮かび上がらせるものである。

さらに、バレットは人間の本性に関する古典的な見方に再考を促し、それに代わる新たな見方を提示していた。しかし、バレットの考えるように、感情を理性の働きと同様に制御可能なものとして位置づけることだけが、感情と理性の対立を強調する古典的な図式から脱却する唯一の道ではない。本章を通じて見てきたように、キリスト教思想には感情と理性の緊張関係を認めつつも、感情と理性を併せもつ人間という存在を肯定し、感情を人間が幸福に到達するために不可欠なものとして捉える思索がある。そして、人間の精神的な活動や経験に対する考察を通じて人間の本質を探究することがキリスト教思想を含めた人文学の役割である。その意味で、バレットの感情理論は人間をめぐる古典的な見方に再考を促すことで、人文学の個々の領域に道を開き、その活発な議論を期待させるものであるということができるだろう。

文献

[1] Barrett, Lisa Feldman. (2017). How Emotions Are Made: The Secret Life of the Brain. New York: Houghton Mifflin Harcourt. (高橋洋訳. 2019. 情動はこうしてつくられる―脳の隠れた働きと構成主義的情動理論. 東京: 紀伊國屋書店.)

[2] 太田陽. (2020). 基本情動説と心理構成主義. Contemporary and Applied Philosophy 11: 23-57.

[3] 大平英樹, 木村健太, 白井真理子, 藤原健. (2017). 座談会: 感情の心理学的構成主義に見るこれからの感情研究. エモーション・スタディーズ 3(1): 38-51.

[4] Barrett, Lisa Feldman. (2020). Seven and a Half Lessons about the Brain. Boston: Mariner Books. (高橋洋訳. 2021. バレット博士の脳科学教室 7½章. 東京: 紀伊國屋書店.)

[5] 大平英樹. (2020a). 特集「歴史と感情」巻頭言. エモーション・スタディーズ 5(1): 1-3.

[6] 大平英樹. (2020b). 文化と歴史における感情の共構成. エモーション・スタディーズ 5(1): 4-15.

[7] 森田直子. (2016). 感情史を考える. 史學雑誌 125(3): 39-57.

[8] 森田直子. (2018). 感情史の現在. 思想 1132: 21-35.

[9] 森田直子. (2020). 歴史学は感情をどう扱うのか――罵りをめぐる感情史の一試論. エモーション・スタディーズ 5(1): 45-55.

[10] 伊藤剛史, 後藤はる美編. (2017). 痛みと感情のイギリス史. 東京: 東京外国語大学出版会.

[11] Rosenwein, Barbara H. (2002). Worrying about Emotions in History. American Historical Review 107(3): 821-845.

[12] Rosenwein, Barbara H. and Cristiani, Riccardo. (2018). What is the History of Emotions? Medford, MA: Polity Press. (伊東剛史訳. 2021. 感情史とは何か. 東京: 岩波書店.)

[13] Frevert, Ute. (2011). Emotions in History: Lost and Found. Budapest: The Central European University Press. (櫻井文子訳. 2018. 歴史の中の感情―失われた名誉／創られた共感. 東京: 東京外国語

大学出版会.）
[14] Boddice, Rob.（2014）. “The Affective Turn: Historicizing the Emotions”, Tileagă, C. and Byford, J.（eds.）. Psychology and History: Interdisciplinary Explorations. Cambridge: Cambridge University Press,147-165.
[15] Damasio, Antonio R.（1994）. Descartes' Error: Emotion, Reason, and the Human Brain. New York: G. P. Putnam's Sons.（田中三彦訳. 2010. デカルトの誤り―情動, 理性, 人間の脳. 東京: 筑摩書房.）
[16] Seneca.（2009）. De Clementia, edited with translation and commentary by S. Braund. Oxford: Oxford University Press.（小川正廣訳. 2006. “寛恕について”, 大西英文, 小川正廣訳. セネカ哲学全集2―倫理論集II. 東京: 岩波書店, 103-163）
[17] Boquet, Damien and Nagy, Piroska.（2015）. Sensible Moyen Âge: Une histoire des émotions dans l'Occident médiéval. Paris: Éditions du Seuil.
[18] Lactantius.（2011）. “Divinarvm institvtionvm libri septem”, Heck, E. and Wlosok, A.（eds.）. Bibliotheca scriptorum Graecorum et Romanorum Teubneriana. Berlin, Boston: De Gruyter.
[19] Augustinus.（1955）. “De civitate Dei”, Dombart, B. and Kalb, A.（eds.）. Corpus Christianorum Series Latina, vol. 47. Turanhout: Brepol.（服部英次郎訳. 1983. 神の国（3）. 岩波文庫. 東京: 岩波書店.）
[20] Cassianus.（1955）. Conférences I-VII. Introduction, texte latin, traduction et notes par E. Pichery. Sources Chrétienne 42. Paris: Éditions du Cerf.（市瀬英昭訳. 2019. “霊的談話集”, 上智大学中世思想研究所編訳. 中世思想原典集成 精選2. 東京: 平凡社, 419-464.）
[21] Nguyen, Joseph H.（2018）. Apatheia in the Christian Tradition: An Ancient Spirituality and Its Contemporary Relevance. Eugene, OR: Cascade Books.
[22] Thomas Aquinas.（1888-1906）. “Summa Theologiae”, Leonine Commission.（ed.）. Opera Omnia, vol.4-12. Rome: Leonine.（高田三郎ほか訳. 1960-2012. 神学大全. 東京: 創文社.）
[23] Lombardo, Nicholas E.（2010）. The Logic of Desire: Aquinas on Emotion. Washington, D.C.: The Catholic University of America Press.
[24] 周藤多紀.（2004）. 徳と認識: トマス・アクィナスにおける親和性による認識. 哲學研究 577: 56-79.
[25] Zagzebski, Linda.（1996）. Virtues of the Mind: An Inquiry into

the Nature of Virtue and the Ethical Foundations of Knowledge. Cambridge: Cambridge University Press.

[26] Greco, John. (2000). Putting Skeptics in Their Place. New York: Cambridge University Press.

[27] Cornelius, Randolph R. (2006). Magda Arnold's Thomistic Theory of Emotion, the Self-Ideal, and the Moral Dimension of Appraisal. Cognition and Emotion 20: 976-1000.

[28] 松根伸治. (2020). "トマス情念論による伝統の理論化", 伊藤邦武, 山内志朗, 中島隆博, 納富信留編. 世界哲学史 4. ちくま新書. 東京: 筑摩書房: 109-136.

[29] Chenu, Marie-Dominique. (1981). "Body and Body Politic in the Creation Spirituality of Thomas Aquinas", Fox, M. (ed.). Western Spirituality: Historical Roots, Ecumenical Routes. Santa Fe: Bear and Company, 193-214.

「こころ」と「感情」の概念とそのありかた
——仏教哲学の立場から

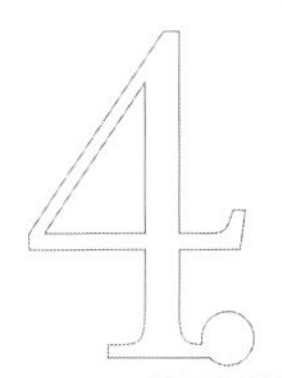

KUMAGAI Seiji
熊谷誠慈

I
イントロダクション

本稿では、仏教哲学の観点から、こころや感情の概念と、善きこころや感情のありかたについて概観する。こころについては、洋の東西を問わず、いろいろな解釈や味わいがあるが、本稿では、仏教哲学的な視点から1つの視座を提供したい。

2020年の初頭より、コロナ禍で社会は大きく変革した。対面でのやりとりが困難な状況が続いたことで、オンラインでのやりとりや会議など、新しいテクノロジーサービスの社会実装が一気に進んだ。また、2022年11月に公開された生成系AIのChat GPT3.5の登場により、機械学習させた膨大なデータ量と、より自然な言語生成が組み合わさり、いわば世界一の物知り博士とのチャットを楽しめるようになった。また、調査や文書作成の手間を大幅に削減することができ、労働生産性の向上に繋がりつつある。

こうした科学技術や情報技術の発展によって、人類は大きな利便性と物質的豊かさを享受できるようになってきた一方で、例えば、インターネットのニュースコメントやSNSなどでは誹謗中傷が繰り返され、うつになったり、果ては自殺までしてしまう若者たちが出てきているのも事実である。特にコロナ禍においては、自殺者数やうつ病の患者数が増加したといわれているが、こころの問題は、しばしば放置されがちである。また、Chat GPTなどの生成系AIの登場により、偽の情報や個人情報などが拡散されてしまうなどの、新たなリスクや不安も生じている。

利便性や物質的、経済的な豊かさは、幸福感を高めるために重要な要素であるが、それだけでは究極的な幸福は達成されないであろう。真の幸福の達成のためには、外部環境を改善していくことに加え、こころの問題にも目を向けていく必要があるのではなかろうか。

こころについては、すでに長い歴史の中で、多くの賢人たちが論じてきたが、その中でも、仏教は、こころの構造を詳細に扱った伝統知として着目に値するだろう。本稿では、こころを重視する「仏教」という伝統知に着目し、仏教哲学的にこころを再解釈したうえで、本書のテーマである「感情」についても切り込みたい。

なお、本書の背景として、近年の認知科学・脳科学分野における、感情の普遍主義と相対主義との論争が存在する。前者は、ポール・エクマンらに代表されるものであり、人類に共通して、幸福、悲しみ、怒り、驚き、嫌悪、恐れという6種類の基本感情が存在し、それらは固有の反応を生じさせる生得的かつ生物学的なプログラムであるという基本感情理論である。他方、後者は、リサ・フェルドマン・バレットらに代表される心理構成主義といわれる立場である。バレットらは、6つの基本感情それぞれに対応する特有の脳部位や脳機能ネットワークというものが存在せず、特有の生理反応や表情も存在しないと主張し、感情と呼ばれる現象は、内受容感覚や外受容感覚、概念化など様々な心理プロセスの相互作用をとおして構成されると考える。今後、この心理構成主義が優勢になっていく可能性も大いに想定される。

では、仏教思想的にはいずれの主張が正しいといえるのか。結論からいえば、仏教のこころと感情の理論は、双方の主張とそれぞれ一部重複しているものと思われる。その理由については後述することとし、まずは仏教のこころおよび感情の理論について概観していきたい。

II

仏教とは

そもそも「仏教」とは何なのか。一言に「仏教」といっても、人それぞれ味わいも解釈も異なるものと思われる。漢字をそのまま開けば、「仏の教え」ということになる。一般に、「仏教」というときの「仏」とは、仏教の開祖ゴータマ・シッダールタという約2500年前の人物のことを指す。仏教の教えの目的、実践の目的を一言でいえば、「精神的な苦しみを除去すること」(すなわち解脱)である。言い換えれば「精神的な幸福を獲得していく、実現する」というのが仏教の目的だといえるであろう。

その方法論とは、苦しみが生じるメカニズム、その因果関係を特定し、そのうえで、苦しみを引き起こす主原因を除去し、苦しみが起こらないようにしていくというものである。「X」というものが原因となって苦しみという結果が起きているということであれば、この「X」を除去してしまえば苦しみを取り除くことができるというのが、仏教的な苦の生成メカニズムとその対処法ということになる。

では、苦しみを引き起こす原因とは何なのか。仏教では、「煩悩」が、苦を引き起こす主たる原因であると考えられている。「煩悩」とは「悪しき精神作用」ということである[12]。一般的に、悪しきこころとか、善きこころというものは、人それぞれ解釈も異なり、環境によっても異なる。正義が、国や文化、人それぞれに違うのと同様である。

他方、仏教において、「悪しき精神作用」とは苦しみを生じさせるこころの働きのことであり、それと逆のこころの働きが「善き精神作用」とい

12 『佛教語大辞典』(中村 1981: 1273[1])では、「悪い心のはたらき」「心身を苦しめ、わずらわす精神作用の総称」等と説明している。

うことになり、それが、仏教的な倫理観にもとづく善し悪しということになる。しかし、仏教倫理にもとづく「善し悪し」は、私たちの世俗的な社会でいわれるところの「善し悪し」とは必ずしも一致するわけでなく、時として相反する場合もあるため、注意が必要である。

例えば、「ワクワク感」や「高揚感」といったものは、一般的に良い感情とみなされるだろうが、仏教的には「躁状態」(掉挙)は煩悩(悪しき精神作用)に位置づけられ、抑制されるべき感情とみなされる。とはいえ、遠足の前夜に眠れないほどワクワクする気持ちになっている子どもたちに「気分を高揚させてはならない」と述べたところで、彼らからは理解を得られないであろう。また、高揚感と期待感をもって入社したモチベーションの高い新入社員たちに、「諸行無常だから弊社は明日には倒産するかもしれないので、何事にも期待しないように」「高揚感を抑えるように」などと言うと、希望を失って会社を辞めてしまう社員が出てくるかもしれない。

なお、仏教哲学において煩悩とみなされる精神作用であっても、現実生活を生きていくうえで時に必要となる場合もあり、仏教において是とされるものが必ずしも世俗において是であるとは限らない点には注意が必要である。本稿では、世俗社会の基準ではなく、「仏教倫理」の基準に基づく善し悪しの点から論を進めていくことをお断りしておく。

いずれにせよ、仏教とは「こころが幸せになるための教え」の1つといえるであろう(図1)。その教えの中でも、本稿では、非宗教的な側面に限っ

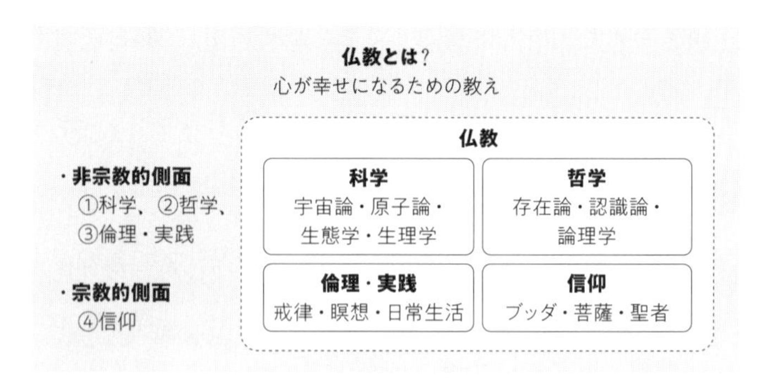

図1 仏教の諸側面

て説明したい。というようなことを言うと、「そもそも仏教とは宗教ではないのか。四大宗教の1つなのだから」と思われる方もおられるであろう。

確かに、信仰や祈りなどの側面は、宗教的側面といえるであろう。例えば、阿弥陀仏や観音菩薩を信奉するといった行為などである。ただし、「私は観音菩薩を信仰しているが、これは大事だからぜひあなたも信仰した方が良い」と、非仏教徒に勧めても、共感を得ることは難しいであろう。他方で、「慈愛や慈悲の大切さ」などの倫理・実践的な側面であったり、科学や哲学的な側面、すなわち非宗教的な側面については、異教徒や無神論者とでも、意見を共有したり議論をしたりすることができるのではなかろうか。

このように、非宗教的な側面で議論をしていけば、宗教の違いを超えた対話もしやすくなるものと思われる。

III

「こころ」とは

続いて、「こころ」とは何かということを考えていきたい。詳しくは「こころ」を文献学的に概説した拙稿(熊谷 2016[2])を参照して頂くとして、ここで少し、こころの定義について簡単に説明しておきたい。

日本の「こころ」という語には、大よそ以下の4つの意味が含まれている。

①精神(精神的側面):知・情・意など。

②心臓(身体的側面)

③中心(空間的側面)

④本質・自然(質的側面)

一般に「こころ」といえば精神的な側面を指すものと思われるが、物質的・身体的な臓器としての心臓も「こころ」の語義に含まれる。また、空間的な中心や中央という語義、さらには、ものごとの道理や本質など質的な中心という語義も含まれる。

以上のとおり、日本語としての「こころ」は、一義的な定義をもたず、多義的な概念ということになる。よって、「こころとは何か」という質問に対しては、「こころとはこれだ」と一義的に回答することはできず、「こころには○○の意味と、□□の意味と、△△の意味などがある」と多義的に説明していくしかない。

IV

仏教哲学にもとづく「こころ」の位置づけ

では、仏教哲学において、「こころ」とはどう説明されるのであろうか。私たちのいう「こころ」は、仏教でいわれる「心」（しん）と「心所」（しんじょ）を合わせたものに相当すると説明できるだろう。

仏教で言われるところの「心」という術語は、サンスクリット語でチッタ（citta）という語に相当するが、対象を認識する根源的な「認識主体」と言い換えることができよう。他方、「心所」とは、心とともに働く「精神作用」のことである。認識主体（心）と精神作用（心所）とで複合的に構成されたものが、一般的に「こころ」と呼ばれるものに相当する。

では、こころ（心と心所）は、人間や世界の構造の中でどのように位置づけられるのであろうか。以下、仏教のカテゴリー論（範疇論）の哲学にもとづいて、こころの位置づけを明確化したい。

仏教の伝統的な宗派に、説一切有部（Sarvāstivādin）という学派がある。日本の宗派でいうと、奈良仏教の倶舎宗にほぼ相当する宗派である。ここでは、その説一切有部のカテゴリー論にもとづいて、こころをマッピングしてみたい。同論にもとづき、すべての存在、すべての現象をひもといていくと合計75種の存在要素（法）に細分される。

まず、存在は「無為」（むい）と「有為」（うい）の2種に区分される。そのうち、「無為」とは、原因や条件によって作られないものであり、計3つの存在要素があるとされる。例えば、「虚空」（ākāśa: 空間、スペース）は、原因や条件によって作られないものだと仏教では考えられている。もちろん「ここからここまでのスペース」などという限定的な空間は、原因と条件によって設定することはできるが、スペース一般、空間一般というものは、原因や条件によって作られるものではないということである。作られたものではないのであれば、それは永遠なものであり、よって、壊れることもない。

ここで、仏教は「諸行無常」を説くのだから、永遠不滅な存在を認めるのはおかしいのではないかという疑問を持つ方もおられるかもしれないが、その疑問については、以下に続く「有為」の説明の中で回答させて頂きたい。

私たちの日常生活に関わるほとんどのものは、「有為」と呼ばれるもので、原因と条件から作られるものということになる。有為なるものは、作られたものであるから、いつかは壊れるものであり、よって、無常なものということになる。なお、「諸行無常」というときの「行」(saṃskāra)とは、「有為」(saṃskṛta)と同類の意味である[13]。「諸行無常」という漢文を日本語訳する際に「すべてのものは無常である」と訳しているケースが散見されるが、これは正確な訳とはいえない。「有為も無為もふくめたすべてのもの(存在)が無常である」というのではなく、「すべての有為なるもの(=行)は無常である」と理解する必要がある。逆に、「すべての無為なるものは(無常ではなく)恒常である」ということになる。仏教が永遠性を認めるのかと驚く方もおられるかもしれないが。

さて、その有為なるものをさらに分解していくと、おおよそ3つのグループに分けることができる。1つが「色」(しき)と呼ばれる物質的・エネルギー的な要素のグループであり、計11の存在要素に細分される。そして、2番目は、こころに相当する「心」と「心所」のグループである。心は1種のみであるが、心所は計46の存在要素に細分される。そして、3番目は、「心不相応行」(しんふそうおうぎょう)と呼ばれるカテゴリーであるが、これは物質でも精神でもないものであり、計14の存在要素に細分される(図2)。

それらの3カテゴリーのうち、「色」という語については聞いたことのある方が多いのではないか。『般若心経』で「色即是空、空即是色」というとき

13 両者とも「集まる」という意味の前置詞(sam)と「作る・する」という意味の動詞語根(kṛ)から派生した語彙であり、saṃskāraは名詞形、saṃskṛtaは過去分詞形なだけで、語源は同じ。

の色とは、ここでいわれる「色」である。「色（物質的なもの）は空（非実体的）である」というのが「色即是空」ということなのである。

色は計11種の存在要素に細分される。眼（視覚的感覚器官）、耳（聴覚的感覚器官）、鼻（嗅覚的感覚器官）、舌（味覚的感覚器官）、身（触覚的感覚器官）という5種の感覚器官と、（狭義の）色（視覚対象）、声（聴覚対象）、香（嗅覚対象）、味（味覚対象）、触（触覚対象）という5種の認識対象、さらに無表色という認知されない物質・エネルギーの計11種である。最後の無表色については、将来の行動を引き起こすための潜在的なエネルギー（業）などが含まれるが、例えば、宇宙物理学でいわれるところのダークマターやダークエネルギーなども、この無表色のカテゴリーに入るかもしれない。

続く、こころのカテゴリーについては次のセクションで見ていくことにし、心不相応行のカテゴリーを説明しておきたい。心不相応行とは、物質でも精神でもないものであるが、例えば、「名」「句」「文」といった名称や文章表現のような存在要素が含まれる。筆者の苗字は熊谷であるが、熊谷という名称はラベルにすぎず、それは筆者の身体そのものでも精神そのものでもない。身体や心は同じままで、熊谷姓を鈴木姓に改名すればその日から熊谷さんは鈴木さんになるし、白石姓に改名すれば白石さんになる。また、生（生起）・住（存続）・異（変化）・滅（消滅）という、存在の生滅プロセスにおける4つの状態も、心不相応行のカテゴリーに含まれる。

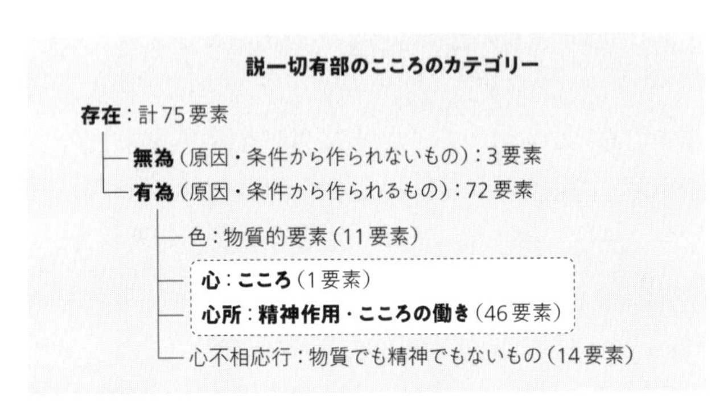

図2　説一切有部の存在カテゴリー

V

仏教におけるこころの構造と機能

では、残る「こころ」の構造とその機能について見ていきたい。

最初に、仏教とは、こころを重視する伝統知だと述べたが、その理由は以下のとおりである。例えば、上述の説一切有部の系統では、すべての存在を75の存在要素に分解する中で、こころに関係する要素が約6割(計47)存在することを認める。このように、仏教は、こころに重点的に焦点を当てて現象一般を論ずるという点で、「こころの宗教」や「こころの哲学」などと呼ぶこともできるであろう。以下に、こころが対象をどのように認識するかについて説明していく。

仏教では、「心」(認識主体)が「心所」(精神作用)と共に働き、「根」(感覚器官)を媒介して、「境」(認識対象)を捉えるという認識の構造を説く。例えば、視覚であれば、「眼識」(視覚的な認識主体)が、「眼根」(視覚器官)を通じてテレビ画面などの「色境」(視覚対象)を捉えるという構造で認識が成り立つとされる。

「心」が対象を認識するプロセスを時系列的に説明してみよう。図3は、まだ「心」が対象を認識していない状態を図示したものである。仏教では、「心」は必ず何らかの対象を認識すると説くため、これは現実的には存在し得ない状態なのだが、構造的に理解をして頂くために、便宜的に仮の状

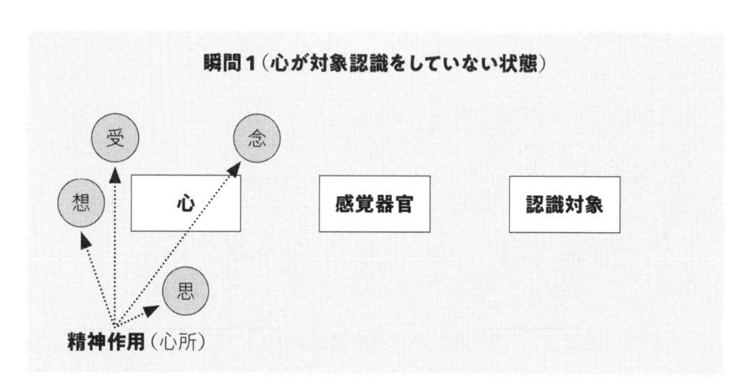

図3　心が対象認識をしていない状態

態として設定してみた。

「心」の周りに複数の精神作用の存在要素が存在しているが、まだ「心」と接合していない状態であるため、(これも現実的にはあり得ない状態だが)「心」が何の作用も起こしていない状態ということになる。

図4では、「得」(とく)という心不相応行の存在要素が、「心」と「心所」の存在要素を結びつけるという機能を働かせることにより、「心」が「心所」と結びついた状態である。ただ、「心」が対象と結合するという機能をもつ「心所」が結合していないために、「心」はまだ対象を認識していない状態である。これも筆者が説明のために勝手に設定した構造にすぎず、現実的には存在しない状態である。

図5では、「触」(しょく)という「心所」が「心」と接合した状態である。「触」は、「心」を対象に接触させるという作用を持っているため、この時点で、ようやく対象認識が成立したことになる。

図6では、「忿」(ふん)という「心所」が「心」に接合した状態である。忿は、対象に対して怒りを抱かせる作用を持っているため、対象を認識したうえで、その対象に対して怒っているという状態ということになる。

怒っていた人が、急にふっと怒りがやんだというケースは、「忿」が「心」から切り離された状態(図5など)ということになる。しばしば「心が怒っている」「心がイラついている」といった表現をしてしまいがちだが、仏教の認識論においては、「心」そのものが怒ることはない。心という存在要

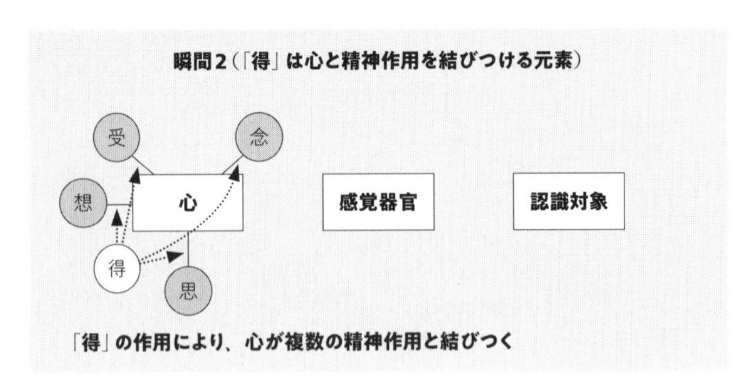

図4　心と心所が結合した状態

素は、あくまで対象を認識する根本的主体にすぎず、「忿」という存在要素が「心」にくっついたときに、「その人は怒っている」というふうに見える現象が発生することになる。逆に「心」から「忿」の存在要素が切り離されてしまえば、怒りが冷めた状態ということになる。これらは、いわゆる分子の構造と似たようなものである。一酸化炭素分子に酸素原子がくっつけば、二酸化炭素という異なる分子になり、分子全体の性質が全く変わってしまうというのと似ている。こうした仏教のこころの構成理論を、本稿では「こころの分子理論」(Theory of mental molecules)と名づけることにしたい。

では、「心」と一緒に働く「心所」(精神作用)にはどのような種類が存在するのだろうか。以下に、瑜伽行唯識派のカテゴリー論にもとづいて、「心所」

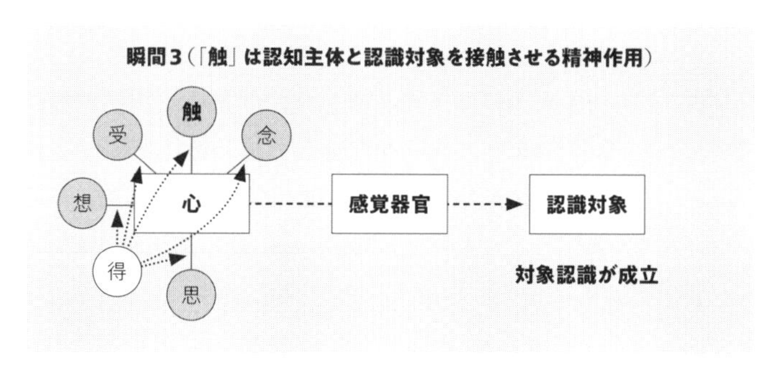

図5　触の作用により心が対象と結合した状態

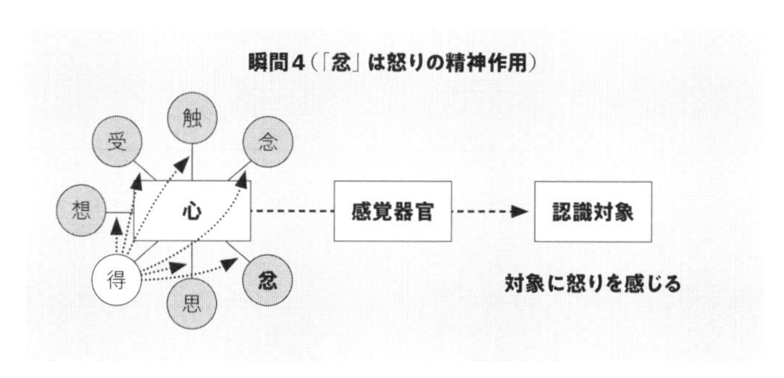

図6　忿の作用により対象に怒りを感じる

の一覧を列挙したい。なお、瑜伽行唯識派は、日本の奈良仏教の法相宗にほぼ相当する宗派である。

瑜伽行唯識派は、「心所」を6つのカテゴリーに分けたのち、それらを計51の存在要素に細分する。すなわち、①遍行心所(「心」に常に伴う精神作用)として5要素、②別境心所(他の精神作用が持たない特別の対象を持っている精神作用)として5要素、③善心所(善なる精神作用)として11要素、④煩悩心所(根本的な煩悩)として6要素、⑤随煩悩心所(副次的な煩悩)として20要素、そして、⑥不定心所(善・悪が不確定な精神作用)として4要素を挙げる(表1)。

VI

仏教における感情の位置づけ

以上、仏教哲学における心と心所の概念や分類について概観してきた。それらのうち、感情とみなされるものはどの程度あり、さらにそれらはどこに位置づけられるのか。以下に試論を提示したい。表1の心所の一覧表に、感情関連と知性関連との区分を設定しておいた。感情の定義は多様であろうが、ここでは身体反応や行動に直結する情動を含む心の作用を「感情関連」とした。以下、思考実験として、心所のうち感情関連の存在要素を、筆者の「独断」にもとづき、ラッセルの円環モデル上にマッピングしてみた(図7)[14]。

このマッピングにおいて、「仏教的な悪しき感情」は大よそ、覚醒度の高い不快感情、或いは、覚醒度の低い不快感情のどちらかに位置づけた。他方、「仏教的な善き感情」は大よそ、覚醒度の高い快感情、或いは、覚醒度の低い快感情に位置づけた。

但し、前者の一部(掉挙・驕・慢)は覚醒度の高い快感情に位置づけられ、後者の一部(慚・愧)は、覚醒度の高い不快感情に位置づけられるものと思

14 日本電信電話株式会社・社会情報研究所と京都大学人と社会の未来研究院との共同研究「アジアの伝統知とICTの融合によるコミュニティのウェルビーイング支援と評価に関する研究」(2024年度)に参画する、研究メンバーたちから、マッピングの修正に関する多数の有益なフィードバックを頂いたことを記して御礼申し上げる。

表1　瑜伽行唯識派の心所

①遍行心所(「心」に常に伴う精神作用):5要素

- 触(認識主体と感覚器官と認識対象という三者を接触させる作用, sparśa)
- 作意(注意/心を対象に向けて働かせる作用, manas-kāra)
- 受(快・不快・両者がない状態を感受する作用, vedanā)
- 想(対象の特性を把握する作用, sañjñā)
- 思(思考作用, cetanā)

②別境心所(他の精神作用が持たない特別の対象を持っている心作用):5要素

- 欲(欲求, chanda)
- 勝解(確定的な知, adhimokṣa)
- 念(記憶/留意, smṛti)
- 定(専心, samādhi)
- 慧(識別知, prajñā)

③善心所(善なる精神作用):11要素(うち感情関連10要素)

- 信(仏法を信ずること, śraddhā)⇒感情関連:信じたくなる気持ち
- 精進(善行を頑張る気持ち, vīrya)⇒感情関連:やる気
- 慚(悪行を自律的に恥じる気持ち, hrī)⇒感情関連:恥ずかしい気持ち
- 愧(悪行を他律的に恥じる気持ち, apatrāpya)⇒感情関連:恥ずかしい気持ち
- 無貪(貪欲でないこと, alobha)⇒感情関連:貪欲でない
- 無瞋(嫌悪しないこと, adveṣa)⇒感情関連:嫌悪感のない
- 無癡(愚かでないこと, amoha)(※知性関連)
- 軽安(軽快感, praśrabdhi)⇒感情関連:軽快な気持ち
- 不放逸(専念, apramāda)⇒感情関連:勤勉な気持ち
- 捨(平等性, upekṣā)⇒感情関連:偏らない気持ち
- 不害(不傷害, avihiṃsā)⇒感情関連:害意のない

④煩悩心所(根本的な煩悩):6要素(うち感情関連4要素)

- 貪(貪欲, rāga)⇒感情関連:貪欲さ
- 瞋(嫌悪/敵愾心, pratigha)⇒感情関連:嫌悪感・敵愾心
- 無明/癡(無知, avidyā)(※知性関連)
- 慢(慢心/思い上がり, māna)⇒感情関連:他者と比べた慢心状態
- 疑(真理に対する疑念, vicikitsā)⇒感情関連:疑念状態
- 見(誤った見解, dṛṣṭi)(※知性関連)

⑤随煩悩心所(副次的な煩悩):20要素(うち感情関連19要素)

- 忿(憤怒, krodha)⇒感情関連:憤り・短期的な怒り
- 恨(恨み, upanāha)⇒感情関連:恨み・長期的な怒り
- 覆(隠蔽, mrakṣa)⇒感情関連:隠匿したい気持ち
- 悩(憤懣, pradāśa)⇒感情関連:暴言を吐きたくなる他害的な怒り
- 嫉(嫉妬, īrṣyā)⇒感情関連:嫉妬
- 慳(物惜しみ/けち, mātsarya)⇒感情関連:物惜しみの気持ち
- 誑(欺瞞, māyā)⇒感情関連:(自分を良く見せるために)だましたい気持ち

・諂（不正直，śāṭhya）⇒感情関連：過失などをごまかそうする不正直な気持ち
・驕（傲慢／驕り，mada）⇒感情関連：自己称賛的な傲慢
・害（害意，vihiṃsā）⇒感情関連：他者への害意
・無慚（悪行を自律的に恥じる気持ちの欠如，āhrīkya）⇒感情関連：恥ずかしくない
・無愧（悪行を他律的に恥じる気持ちの欠如，anapatrāpya）⇒感情関連：恥ずかしくない
・惛沈（気鬱／落ち込み，styāna）⇒感情関連：気分の落ち込み・うつ状態
・掉挙（浮つき，auddhatya）⇒感情関連：気分の浮つき・躁状態
・不信（善の存在要素を信じないこと，āśraddhya）⇒感情関連：不信感
・懈怠（怠慢，kauśīdya）⇒感情関連：怠惰な精神状態
・放逸（注意散漫，pramāda）⇒感情関連：注意散漫な精神状態
・失念（失念，muṣita-smṛtitā）⇒感情関連：気づきや記憶を留められない心的状態
・散乱（気が散ること，vikṣepa）⇒感情関連：気が散っている状態
・不正知（無思慮／是非を判断できない状態，asaṃprajanya）（※知性関連）

⑥不定心所（善・悪が不確定な精神作用）：４要素（うち感情関連２要素）

・悪作（後悔，kaukṛtya）⇒感情関連：後悔しさ
・睡眠（眠気，middha）⇒感情関連：眠さ
・尋（粗い考察，vitarka）（※知性関連）
・伺（微細な考察，vicāra）（※知性関連）

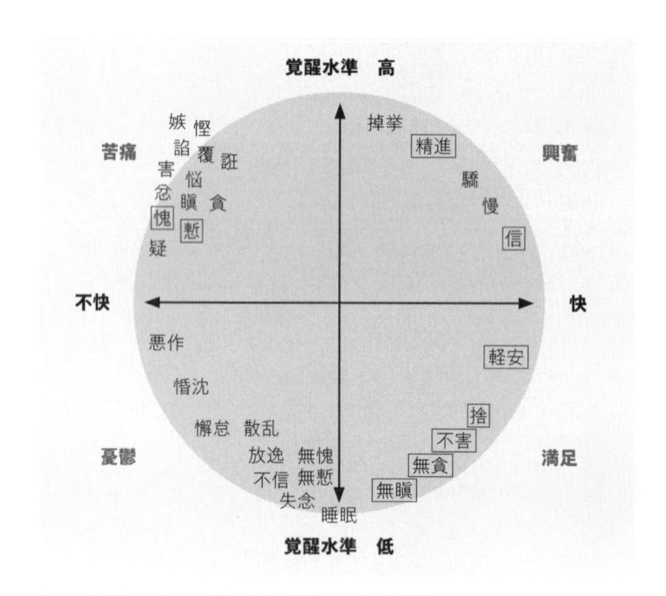

図７　ラッセルの円環モデルに位置づけた善心所と煩悩心所

われる。よって、仏教的な善悪観に固執すると、一部の快感情が損なわれ、一部の不快感情が増大するケースが生じてしまう可能性もある。仏教的観点にもとづく善い感情と悪しき感情が、一律、世俗一般的な快と不快に対応しているわけではない。このように、仏教的価値観と世間的価値観が必ずしも一致するわけではない点には注意が必要といえる。

VII

基本感情理論と心理構成主義のいずれが是であるか

本稿の冒頭で、基本感情理論と心理構成主義のいずれが是であるかという問いを設定し、仏教思想的には双方ともに重複する部分があると述べたが、その根拠について少し説明しておきたい。

上記のとおり、仏教の「こころの分子理論」は、一種の基本感情理論ともいえる特徴を持つものといえよう。しかし、感情の種類はエクマンらの挙げた6種類よりも圧倒的に多い。本稿では、法相宗がネガティブ感情だけでも23種の精神作用（但し、知性関連の精神作用を除く）を挙げていることを確認した。さらに、本書では記載していないが、それらの基本感情もさらに複数の微細な感情に分類される[15]。よって、仏教の「こころの分子理論」は、基本感情理論の一種とはいえるが、感情の種類に関していえば、エクマンらの挙げる6種類は数的に圧倒的に少ないことになる。

他方、バレットらが主張するように、感情と呼ばれる現象は、内受容感覚や外受容感覚、概念化など様々な心理プロセスの相互作用をとおして構成されるという主張についても一定の関連性があるといえる。例えば、心理構成主義の立場に立てば、「恐怖」や「怒り」という概念は、恐怖経験に関連する様々な感覚様相の記憶が統合されたものだとされる。仏教においても、「念」（smṛti, マインドフルネス）という存在要素が存在するが、この念は、記憶や気づき（意識）の作用をもつ。恐怖や怒りという感情が発生している

15 例えば、慢には、七慢（慢・過慢・慢過慢・我慢・増上慢・卑慢・邪慢）のような細分が存在する。

ときには、この念が心に結びついていることになる。また、怒りを覚えたのちに、暴力的な行動に出る場合には、「害」という精神作用が心と結びついていることになる。仏教思想的には、世の中で「感情」と呼ばれている現象を構築する要素の1つに、後天的な記憶等が存在していることは認められる。この点で、基本感情理論でありながら心理構成要素とも矛盾しない。すなわち、仏教的には、複合的な要素が組み合わさって「感情的現象」が構築されているからといって、基本感情（精神作用の存在要素）が存在しないということにはならず、非常に微細な感情系の存在要素が組み合わさって生じた現象を、人々が「感情」と呼んでいるという理解になる。

VIII

仏教倫理観にもとづく善きこころと感情のあり方

以上、仏教のカテゴリー論にもとづいて、こころと感情の構造について概観してきた。サイエンスにおいては、こころのメカニズムを解明することが1つのゴールともなりうるが、仏教においては、こころの構造の解明はあくまで手段にすぎず、そのメカニズムを利用して煩悩を解消し、解脱を得ることがゴールとなる。煩悩の解消のためには、悪しき感情を抑えて善き感情を増幅させることが必要となる。

仏教における「善きこころ」や「善き感情」とは何かといえば、それは、「善心所」に加えて、悪しき精神作用たる「煩悩」と逆のこころということになる。煩悩とは、前セクションで挙げた6つの根本煩悩や20の随順煩悩ということになる。仏教においては、それらの煩悩がこころの苦しみを引き起こすと考えられているため、そうした悪しきこころや感情の働きを除去し、改めることが求められ、それが善きこころのあり方ということになる。

また、こころや感情は行動に繋がる。すなわち、悪しきこころが悪しき行為を引き起こし、善きこころが善き行為を引き起こすということである。しばしば、「こういう悪いことが起こった」とか「こういう課題がある」と、表面的な行為や現象だけを見てしまいがちであるが、その背景にはこころがあり、悪しきこころが悪しき行動を引き起こすということであるため、やはりこころや感情に焦点を当てることには一定の意味があるだろう。

コロナ禍においても、いろいろな問題が起きた。新型コロナウィルス発生当初には、マスクやトイレットペーパーを買い占めるといった問題が起こった。その背景には煩悩が介在していたといえよう。マスクはコロナ対策に必須だが、トイレットペーパーは、必ずしも大量購入は必要ではないのに買えるだけ買っておこうといった執着心（貪）があったように思われる。また、特にコロナ禍の初期には、コロナ罹患者の方々に対する強い差別や嫌悪感（瞋）が存在していたように思われる。また、何人以上での会食はやめてくださいと言いながら、政治家の側が大規模会食を行っていたといったことは、慢心（慢）から起こったことであろう。そうしたことが起こると、政治の側が何か隠しているのではないかといった疑いの心（≒疑）が起きてしまう。あとは、誤った見解（≒見）によっていろいろなデマが起きてしまうといったこともあった。

こういった様々な社会問題がコロナ禍で発生したといわれているが、実はその背景には、私たちのこころの問題というものが存在している。仏教では、先ほど述べたように、苦しみを引き起こす煩悩を区分したわけだが、それらの煩悩を抑えていくためにはどうしたらよいのだろうか。それらを論じるには紙面が足りないため、その詳細は別紙に譲るとして、3種の対処法を挙げて本稿を締めたい。

まず1つ目は、それらに「気づく」（マインドフル）ということである。何となくイライラする、何となくこころが落ち着かない状態だというときに、そのときのこころの状態が、果たしてうつ状態なのか、怒りなのか何なのか、そういうことを自分の中で気づいていけば、「それらを鎮めていこう」などと対応ができるようになる。よって、まずは「気づき」が大切だと思われる。

2つ目に「戒律」も大切である。煩悩の存在に気づいても、それを直すということは簡単ではないため、自動的に煩悩が起こりにくい環境を作ってやろうというのが、戒律なのである。そのルールにもとづいて生活すれば、ルールがないときよりも負の感情が起きにくくなる環境を作り、維持するという役割・機能を、戒律は持っている。

3番目は、瞑想や呼吸法などの対処療法である。怒りや執着などの気持ちが起こってきた場合に、それを鎮めていくために、呼吸法や瞑想などを実践する。

但し、これらの方法は、あくまで仏教修行のためのこころの調整法であり、一般社会において必ずしも有益かつ万能なものとは限らない点には注意されたい。

文献

[1] 中村元. (1981). 佛教語大辞典. 東京: 東京書籍.
[2] 熊谷誠慈. (2016). "「心」と「こころ」―文献学的手法に基づくこころ学の構築", 吉川左紀子, 河合俊雄編. こころ学への挑戦. 東京: 創元社, 101-128.

あとがき

タイトルが目立つため、本書を手にとってはみたものの、読んでみようかどうしようか迷っている方もいるかもしれません。読み始めてから「そんなつもりではなかった」ということにならないように、まず、この本が何についての本ではなく、何についての本であるのか、をあとがきで述べておくことにします。私自身もそうですが、あとがきを先に読んでから、本を読むかどうか決める人も多い、と予想しています。

「朝起きてからのこの不愉快な気持ちはどこからきたのだろう？」といったように、私たちは、自分の今の感情がどのように起きているのかを自問することがあります。自問の結果、「そうか、朝からこんなに不愉快なのは、昨日、同僚のあの嫌味な一言が理由だったんだな」とか、「昨日飲み過ぎて吐き気もするし、睡眠不足も関係して、こんな不愉快なんだな」と、その原因に思い至ることもあります。そして、自分の中から沸き起こってきた自分自身の感情は、実は、同僚の心無い一言によって、あるいは、血中に残っている代謝の途中のアルコール（アルデヒド）によって「つくられている」と感じることがあります。

ただ、感情とは、自分の心や脳の中から自然に浮かんでくるだけでなく、外部の原因によって「つくられる」ものなのだ、というだけであれば、目新しい主張ではありません。この特に目新しくもない主張のことを、「感情はつくられる：当たり前版」と呼ぶことにします。

「当たり前版」のほうは当たり前とはいうものの、これはこれで重要なテーマです。他人の言葉や状況に左右されずに自分の感情を穏やかに保つにはどうしたらよいか、といった、実生活に直結した問題と関係してきます。ただ、本書では、この観点は扱っていたとしても中心の話題ではないので、そちらに関心のある方は、別の本を探していただくのがよいでしょう。

本書が話題にしていく「構成主義的情動理論」は「当たり前版」よりは、もう一段階、思い切った主張です。これを「感情はつくられる：斬新版」と呼ぶことにします。「当たり前版」と比べると、私たちの日々の悩み事とは少し離れた話になります。

「昨日の同僚の嫌味による今朝の怒り」という例について、「感情はつくられる：当たり前版」では、次のようなことが起きていると考えます。

> 昨日の同僚の嫌味が頭にこびりついて離れない。寝ている間は忘れていられたが、朝になってまた同僚の口調や言い回しが鮮明なイメージでよみがえってきた。そのイメージが私の心（あるいは脳）の中でその出番を待っていた「怒り」の感情パターン（あるいは「怒り」の脳回路）のスイッチを入れた。そして、私の「怒り」が私の怒鳴り声として爆発した。

これに対して、本書が扱う「感情はつくられる：斬新版」は、次のように考えます。

> 私の心（あるいは脳）の中には、その出番を待っているような「怒り」の感情パターン（あるいは「怒り」の脳回路）は存在しない。昨日の同僚の

嫌味が私の心(あるいは脳)に引き起こしたのは、「何ともいえないいやな感じ」といった程度でしか表現しようのない「ぼんやりした気分」である。このぼんやりした気分は、怒りかもしれないし、悲しみかもしれないし、不安かもしれない。心(あるいは脳)の中のこのぼんやりとした反応を見ているだけでは、その気分を体験している当の私自身でさえ、それが怒りなのか、悲しみなのか、不安なのか、判断できない。ところが、私自身(あるいは私自身の脳)は、現実の状況(さっきから「くそっ!」とか変な独り言を言ってるぞ、私は)とか、実際の記憶(そういえば、昨日、同僚がこんなことを言っていたぞ、あの時の同僚の表情といったら!)を、私のぼんやりとした気分と結びつけて、自分の感情が『怒り』であると気づいたのである。

直前の一段落だけで、もうこの本を読むのはやめよう、と思われた方もいるかもしれません。たしかに、こんな話よりも、「自分のこの感情は誰のせいなのか! 他人に惑わされずに自分の感情をコントロールするにはどうしたらいいのか」といった話(つまり、当たり前版)のほうが、実生活には近い面白いテーマでしょう。

しかし、少し待ってください!「感情はつくられる:斬新版」は、なかなか面白い話なのです。このような発想からは、様々な方向に想像が膨らみます。私自身が勝手に膨らませたのは次のような発想です。

私の感情は私の心のうちにあって、誰にも読み取られることのない、私自身の秘密の部分だ。嘘発見器は私たちの心や脳の中の微妙な信号を読み取って、私たちの感情を暴き出す。嘘発見器の仕事は、嘘を言っているのか否かの判定に限られている。しかし、この技術の精度をもっと上げていけば、今日の嘘発見器は、嘘をついているかどうかだけでなく、その都度の感情が何であるかを判断できるような「感情測定機」へと進化するかもしれない。実際、今日、人の感情を読み取るための技術開発が盛んに行われている。スマートウオッチで私たちの自律神経活動や身体の動きの情報を大量に集め、AIに感情の判定をさせようというのだ。私自身の感情の刻一刻の変化を、たとえば10秒単位で、「怒り、怒り、怒り、普通、悲しみ、悲しみ、不安、不安、不安、普通、喜び……」と報告してくる、そういう機器が開発されるかもしれない。

では、近い将来、そのような「未来型感情測定機」が開発されたとしたら、私の感情、という私自身のプライバシーの根幹は失われるのだろうか？

このような問いに対する回答パターンは、大きく次の3つの立場があります。第1の立場は、「未来型感情測定機」はそもそも技術的に不可能だという立場です。第2の立場は、「未来型感情測定機」は技術的に十分可能だけれども倫理的な意味でそんな開発はすべきではないという立場です。第3の立場は「未来型感情測定機」は技術的に十分可能であり、かつ、注意深く用いれば倫理的な意味でも問題ない、という立場です。

本書が話題にする「感情がつくられる：斬新版」の立場は、これら3つの立場のいずれとも異なります。この立場では次のように考えます。

感情の読み取り技術の開発は可能である。ただし、本人の自律神経反応や運動のログとして、本人の生体情報を詳しく集めても、それはうまくいかない。生体センサーは本人に向けるのではなく、むしろセンサーの向きを内外逆にして、外部に向ける必要がある。本人が刻一刻体験している外部情報を読み取れば、本人の感情の推定はむしろうまくいく。もちろん、そこに、本人の自律神経反応を組み合わせると機器の精度はあがる。それでも、外部に向けられたセンサーがむしろ主役であり、生体センサーは脇役である。

感情の読み取り技術に反対する人は、感情は個人の奥底にある一番プライベートなものなので、そのようなものをセンサーで暴き出すのは倫理的によくないだろう（上述の第3の立場）と考えるでしょう。しかし、「感情がつくられる：斬新版」の立場では、そもそも、感情は、個人の脳や心の中ではなく、初めから個人の外部に（おおよそ）存在する、と考えるのです。

この立場からすると、守るべきプライバシーは心（あるいは脳）の中にはなく、最初から外部にあると言えます。考えてみれば、未来を待たなくても、現在、私たちはすでにそういう時代を生きています。誰かが、私自身の一日の感情の動きを事細かに知りたければ、私自身の自律神経や脳活動を探るよりも、私のスマホのログ（ラインの通信歴やWEBの検索履歴など）を盗みとるほうが、予測精度は高そうですから。だとすると、たしかにプライバシーは大切ですが、私が「私の感情」という私にとっての重要なプライバシーを守ろうとするならば、ポーカーフェースのトレーニングをするよりも、スマホのセキュリティに気をつけたほうがよい、ということになるのです。

私が私自身の感情を知りたいと思うとき、私は自分の心の中を覗き込んで自問します。「私は、今、怒っているのかな？」と。ところが、「感情はつくられる：斬新版」の主張を私なりに展開すると、自分の感情を知りたければ、自分のスマホのログを解析したほうがよいと、という話になるのです。そもそも私が自分の心（あるいは脳）の中を覗き込んでも、そこにあるのは、ぼんやりとした不快感（あるいはぼんやりとした自律神経信号）程度のものです。それを、昨日の記憶や、現在の状況などの外部情報と結びつけて、「私、今、怒っているんじゃないかな」という気になっているのです。そんな私が、私のスマホログを解析する機能を搭載した未来型感情測定機をオンにすると、そこには「あなたの今の感情は、悲しみ70%、怒り30%です」と表示されます。そうなると、「私は、今、怒っていると思っていたけど、私の勘違いだった、どちらかといえば悲しかったんだ」と、私であれば思ってしまいそうです。

このことは、私が、こんな怪しげな機器に騙されて私自身の本来の感情を見失ってしまっているということなのでしょうか？「感情がつくられる：斬新版」に従うなら、そういうことではない、ということになりそうです。そもそも、私の感情が何であるのかの絶対的基準は、私がどう思っているか、というところにしかありません。だとすると、私がそういう機器に頼って、自分の感情を、機器の推定するままだと判断したとしたら、それ以上、どうすればよいのでしょうか。今や未来型感情測定機に頼り切ってしまっている私の判断を覆すには、未来型感情測定機のヴァージョンアップをするしかなく、もはや、自分の心（あるいは脳）の中を真摯に覗き込む、というところに私自身が戻ることはなくなるかもしれません。

いかがでしょうか？

ここまで読まれて、そんなことよりも、自分の感情をコントロールする方法に興味がある、という人は、他の本を読まれたほうがよいでしょう。書籍代のこともありますが、誰だって読書にあてられる時間には限りがありますので。

一方で、構成主義的情動理論には興味があるが、私が上で述べたような雑な話はうんざりだ、もっと学術的な話に興味がある、という方はご安心ください。「あとがき」という気楽なページを拝借して私が挙げたストーリーは構成主義的情動理論という、しかるべき科学的裏付けを持ち、かつ理論的にも洗練された仮説を、ちょっと大げさに最大限わかりやすくしたものです。本書のすべての章は、極めて学術的な話です。構成主義的情動理論は、私が上で述べたような単純な話ではなく、より精緻な議論があり、また多くの限界もあります。本書の各章では、そうした限界についての慎重な吟味もなされています。

上記の2パターンの方だけではなく、もしかすると、私の雑な話に興味を持ってくださった方も、多少はいるかもしれません（そういう方もいていただけると、少し嬉しいです）。そういう方は、この先、本書を読み進めていくと、なかなか難しくて、読書が進まない、という感想を持たれるかもしれません。それぞれの論説は本格的であり、かつそれぞれに専門分野の異なる著者の論説ですので、すべてを潔く理解することはそんなにたやすいことではありません。もし読書に躓きそうになったときは（私自身が、この原稿を書きながら行っていることですが）、「感情がつくられるものだとしたら世界はどうなるのか」というタイトルの問いに関連して、ご自身の問いをたててみてください。どんな問いをたてるのが面白そうかは、本書の各所にヒントがあるでしょう。そして、ご自身の関心に引き付けて考えた問いやその回答を、是非、関連するテーマを扱う論者の本格的な論考と照合していただければ、と思います。結果、「感情がつくられるものだとしたら世界はどうなるのか」にどう回答するのかはともかく、この問い自体が面白い問いだと感じていただけたとしたら、編集の立場としては、企画成功ということになります。

編者を代表して
村井 俊哉

索 引

欧文

和文

あ行

か行

さ行

た行

な行

は行

ま行

や行

ら行

感情がつくられるものだとしたら世界はどうなるのか

バレットの構成主義的情動理論をめぐる，さまざまな領域からの考察

2025年4月30日　第1版第1刷 ©

編集……………植野仙経 UENO, Senkei
佐藤弥 SATO, Wataru
鈴木貴之 SUZUKI, Takayuki
村井俊哉 MURAI, Toshiya

発行者…………宇山閑文

発行所…………株式会社金芳堂
〒606-8425 京都市左京区鹿ケ谷西寺ノ前町34番地
振替　01030-1-15605
電話　075-751-1111（代）
https://www.kinpodo-pub.co.jp/

装釘・組版……宗利淳一 ＋ 齋藤久美子

印刷・製本……シナノ書籍印刷株式会社

落丁・乱丁本は直接小社へお送りください．お取替え致します．

Printed in Japan
ISBN978-4-7653-2051-1